U0352200

后浪出版公司

健身饮食

的科学 POWER EATING

第 4 版 4th Edition ｜ [加]苏珊·克莱纳 (Susan Kleiner) 著　翁静琪 译

科学技术文献出版社
SCIENTIFIC AND TECHNICAL DOCUMENTATION PRESS

·北 京·

图书在版编目（CIP）数据

健身饮食的科学：第 4 版 /（加）苏珊·克莱纳 (Susan Kleiner) 著；翁静琪译 . — 北京：科学技术文献出版社，2021.10（2023.10 重印）

书名原文：POWER EATING，4th Edition

ISBN 978-7-5189-8140-3

Ⅰ . ①健… Ⅱ . ①苏… ②翁… Ⅲ . ①健身运动—基本知识②饮食营养学—基本知识 Ⅳ . ① G883 ② R155.1

中国版本图书馆 CIP 数据核字 (2021) 第 150901 号

著作权合同登记号 图字：01-2021-3491

健身饮食的科学：第4版

责任编辑：帅莎莎　袁婴婴	责任出版：张志平	筹划出版：银杏树下
出版统筹：吴兴元	营销推广：ONEBOOK	装帧制造：墨白空间

出　版　者　科学技术文献出版社

地　　　址　北京市复兴路 15 号　邮编 100038

编　务　部　（010）58882938，58882087（传真）

发　行　部　（010）58882868，58882870（传真）

邮　购　部　（010）58882873

销　售　部　（010）64010019

官 方 网 址　www.stdp.com.cn

发　行　者　科学技术文献出版社发行　全国各地新华书店经销

印　刷　者　天津中印联印务有限公司

版　　　次　2021 年 10 月第 1 版　2023 年 10 月第 4 次印刷

开　　　本　720 × 1030　1/16

字　　　数　405 千

印　　　张　26

书　　　号　ISBN 978-7-5189-8140-3

定　　　价　68.00 元

谨以此书纪念我的父母，
感谢他们教会我如何发现并运用自身的力量。

前　言

　　《健身饮食的科学》第四版付梓，我很兴奋。人类基因组的发现引发了科技爆炸，也使我们对身体运作方式的理解得以加深，运动营养学和运动生理学领域由此蓬勃发展起来。在这一版，我对食物、植物药和补剂如何使基因激活和失活，进而影响我们增肌、燃脂、提升训练的能力进行了阐释，同时讨论了如何利用大脑的力量，借助食物、口味、情绪、训练、环境和人际关系来推动新陈代谢。

　　读者的意见素来宝贵，我应要求新增一篇交叉训练菜单的章节。所有章节及菜单均经修订更新，这保证了本书对竞技运动员、健身新手和偶尔进行健身运动的人来说，始终是立足于科技前沿的内容。

　　《健身饮食的科学》无疑已在同类书中占领高地，因为在本书落笔成文时，我所展示的不仅是最新发表的研究成果，还有世界各地实验室正在进行研究的详情。然后，我向读者说明了如何把这些内容整合起来实现自己的健身目标。这一版从真正业内人士的视角出发，为读者提供关于科学饮食、增肌补剂、补剂使用策略的最新进展，以帮助读者更好地获取能量、塑造肌肉线条、提高情绪和集中精神。

　　本书是指导你完成全年训练周期的引路者。书中菜单和食谱的细节详尽无比，但又专为繁忙的个人生活定制，易于遵循。无论你是想维持体形、增肌、减重，抑或练线条，本书所提供的饮食计划均能让你的身体在预期时间内达到自己理想的状态，让你保持健康、安全。只要努力训练，随《健身饮食的科学》而吃，这一切都可以达成！

致　谢

自1998年《健身饮食的科学》首版问世，二十多年来一直备受读者信赖。读者们通过面对面或网络、电子邮件或手写笔记的方式与我分享的故事，给了我灵感，鼓励我动笔写成全新的第四版，这一版又一次在追求力量和爆发力的道路上开辟新天地。向我的伙伴玛吉·格林伍德-鲁宾孙（Maggie Greenwood-Robinson）致以谢意，感谢你同我一起创作此书。作为知名作家，你的写作技能更加精进。如果说写书好比一场耐力接力赛，而你的帮助正是赛程中一次次的顺利接棒，让我一路不费吹灰之力便到达终点线！向杰出的猎药师和草药医生阿曼达·麦奎德·克劳福德致谢，感谢你分享草药方面的专业知识。感谢我亲爱的朋友——在有药检制度的国际奥林匹亚健美大赛中，连续两次摘得"自然健美小姐"头衔的沙尔·索，感谢你在《健身饮食的科学》第四版中分享的快捷、美味又营养的食谱。向本书策划编辑贾斯廷·克卢格致谢，感谢你认真采纳我出版新版的提议，并用理解与热情在出版过程中悉心予以指导。人体运动出版社（Human Kinetics）的所有工作人员都十分敬业。我深知正是漫长而细致的编辑过程，才能铸就非凡的图书。向安妮·霍尔、马莎·古洛、泰勒·沃尔珀特、金·麦克法兰、苏·奥特洛等人致谢，感谢你们对我出版《健身饮食的科学》所给予的坚定支持，以及为此所做的卓越贡献。向我所有家庭成员致谢，我发自内心感谢你们的支持与爱。出版《健身饮食的科学》，是我与大家共同经历的一段奇妙旅程。

目　录

第一部分　理论基础

第二部分　营养补剂

第一部分

理论基础

　　自《健身饮食的科学》第三版问世以来，短短数年，业界对力量训练营养学，特别是食物"神经生物学"的研究取得了巨大进展。食物"神经生物学"指食物如何对大脑控制身体和食欲的方式产生影响，以及同食物建立的积极关系将如何有助于强健身体，而非对身体造成损害。解决食物神经生物学问题现在是提高比赛成绩、恢复体能，以及促进肌肉生长的关键策略。当把最新的营养学知识应用到实践中时，人体将处于巅峰。排毒和清洁机制将以最佳状态运作，脂肪燃烧、能量代谢和肌肉生长都将快速进行。这是运动营养学领域激动人心的时代，因为我们已从分子和基因层面认识了肌肉的营养需求，凭借这些知识，运动员可以发挥出前所未有的高水准。第1～第6章对这些前沿信息展开了探讨，并指导读者如何加以运用。

第 1 章
为力量而吃

请思考你理想的外观和感觉。试着想象，你健康结实、肌肉匀称；再想象，你拥有支撑日复一日运动行为的充沛精力。

请把想象中的画面留在脑海里。本书将为你呈现如何从最重要的健康因素——营养入手，通过一些小技巧把想象变成现实。但我们并非同大家讨论任何类型的营养学。本书旨在为想要通过力量训练塑造体形、参加比赛，抑或想要提高运动能力的人提供指导。换句话说，如果你每周举重数次或为参赛而训练，你便是位力量训练者。而作为力量训练者，根据个人训练的类型或强度，每一位都有特定的营养需求。

那么，你是哪种类型的力量训练者？是健美运动员、力量举运动员、奥运举重选手、进行体能训练与交叉训练的运动员，还是通过健身塑造体形的训练者？这些运动有各自不同的生理及营养要求，因此本书第 12～第 16 章列出了数种具有不同针对性的力量训练饮食。但是从竞技选手到业余爱好者，所有力量训练者都存在一个共同点：增加去脂肌肉。

什么能增肌

力量训练无疑能增肌，但要使肌肉量变多，则必须为人体提供必不可少的营养素：蛋白质、碳水化合物和脂肪。在新陈代谢过程中，人体分解这些营养素，将其产物转变成肌肉生长与维持生命所需的能量。

代谢时蛋白质被分解成氨基酸，细胞根据人体遗传控制系统脱氧核糖核酸（简称DNA）提供的指令，利用氨基酸制造新的蛋白质。DNA提供了氨基酸如何排列串联的信息。一旦这些指令被执行，细胞就会合成一个新的蛋白质。

基于蛋白质的代谢过程，原理上摄入蛋白质越多，身体便能长出越多肌肉，但事实绝非如此。多余的蛋白质将被转化成碳水化合物，为人体提供能量，或转化成脂肪储存在体内。

让肌肉生长的方法并非只是大量摄入蛋白质，而是要将蛋白质加以运用，也就是说，让蛋白质的作用得到更加充分的发挥。肌肉吸收包括蛋白质代谢产生的氨基酸在内的营养，方能生长。如果刻苦训练并为肌肉生长提供全面的营养支持，肌细胞将合成肌肉所需的蛋白质。

什么是肌肉燃料

要努力锻炼肌肉，则必须为肌肉提供恰当的燃料。肌细胞与其他细胞一样，依靠一种被称为三磷酸腺苷（简称ATP）的高能化合物活动。ATP使肌肉收缩，传导神经冲动，并促进其他细胞能量过程。肌细胞通过将氧气与食物中的营养素（主要是碳水化合物）结合来产生ATP。脂肪也被肌肉用作燃料，但是脂肪仅在有氧气时分解。肌细胞更喜欢燃烧碳水化合物、储存脂肪，并利用蛋白质进行生长与修复。

细胞通过三种能量系统中的任一种产生ATP：磷酸原系统、糖酵解系统，以及有氧氧化系统。

磷酸原系统

磷酸原系统通过提供一种叫作磷酸肌酸的化合物来重新合成ATP。一旦ATP耗尽，就必须通过额外的食物与氧气补充。在短时高强度的爆发性运动中，如举重训练和短跑，工作肌群会耗尽可用的氧气。这时，磷酸肌酸就开始为几秒的短时运动提供能量。

当细胞中的ATP耗尽时，磷酸肌酸可帮助产生该物质。任何持续3～15秒的高强度运动都会迅速耗尽肌肉中的ATP与磷酸肌酸，因此必须立即替换这两类化合物，而人体其他能量系统则负责二者的补充。

糖酵解系统

糖酵解系统通过膳食消化过程中碳水化合物的分解，或肌糖原和肝糖原（碳水化合物的储存形式）的分

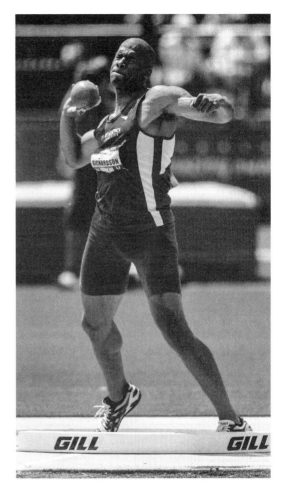

诸如铅球这一类的高强度运动依靠磷酸肌酸来补充耗尽的ATP

解，为肌肉提供葡萄糖。在糖酵解过程中，糖原在肌肉中分解成葡萄糖，并通过一系列化学反应最终转化成更多的ATP。

肌肉中的糖原储备可以提供一次2～3分钟的短时爆发性运动所需的能量。如果体内供氧充足，葡萄糖将生成大量ATP。如果氧气缺乏或供应不足，肌肉就会在消耗葡萄糖时产生一种名为乳酸的代谢废物。肌肉中堆积的乳酸会使肌肉产生烧灼感，乳酸堆积也是导致肌肉疲劳、停止收缩的原因之一。当氧气充

足且可以补充磷酸肌酸与ATP时，乳酸便会从肌肉中排出。短暂的休息可以让身体有时间向肌肉供氧，所以随后身体又能继续进行运动。

有氧氧化系统

第三个能量系统为有氧氧化系统。该系统为有氧运动和其他耐力活动提供燃料。虽然有氧氧化系统可应付耐力运动的能量需求，但所有能量系统均在一定程度上参与耐力运动。在力量训练中，磷酸原系统与糖酵解系统占主导地位。

氧气并非运动的直接能量来源，而是参与从其他能量来源中产生大量ATP的过程。有氧氧化系统的工作原理如下：人体吸入氧气，随后血液从肺部将氧气吸收；心脏将富含氧气的血液泵入人体组织，包括肌肉；含铁的血红蛋白将氧气输送至细胞，使细胞产生能量；肌红蛋白是另一种含铁蛋白，主要向肌细胞输送氧气；在肌细胞内部，一系列产能反应将碳水化合物与脂肪转化为能量。

正确的训练饮食和锻炼计划可以提高身体利用任何一种能量系统的能力，最终成为燃脂、增肌的新陈代谢系统的一部分。

力量训练者的营养原则

如果你想增强体质并改善力量训练表现，那么你会想尽办法来达到目的。然而，如今对力量训练者的建议鱼龙混杂，我想通过分享几个原则来区分其真假。所有力量训练者都可以遵循这些原则来塑造体形，并达到个人的最佳状态。二十多年来，我一直向世界级运动员、奥运选手和业余力量训练者宣扬同样的原则，让我们回顾一下。

摄入足够热量

感觉精力充沛的一个关键是摄入适量热量，为身体提供进行高强度训练的能量。在美国，"卡路里"和"能量"二词经常互换使用。而在美国以外的其他地方，通常将焦耳作为能量的单位。本书用千卡作为度量单位，可将千卡值乘以4.1868来转换成千焦耳值。热量摄入不足，势必会让你在训练结束时感觉身体像一块湿抹布般沉重。例如，一日三餐的热量若是低于1600千卡，那么这样的餐食通常无法提供保持健康、预防疾病和保持良好体能所需的全部维生素与矿物质。持续两周以上的低热量饮食极有可能对健康有害，并且不能满足基本健康所需的膳食营养素参考摄入量（简称DRIs）要求。

过去，推荐每日营养素供给量（简称RDA）指膳食中所含用于防止营养缺乏症，维持生长和健康所需的碳水化合物、蛋白质、脂肪、维生素与矿物质的国家标准。设立DRIs是基于更具功能性的标准，而非以营养缺乏症为基准。DRIs关注的不是如何防止疾病，而是精神与体能的最佳状态。但在压力、疾病、营养不良和运动等条件下，人体需要摄入更多的某些营养素。研究表明，运动员对多种营养素的需求超过DRIs。据部分竞技健美运动员估计，在非赛季，他们每天摄入的热量超过6000千卡，约为普通人DRIs（女性每天2000千卡，男性每天2700千卡）的三倍。

人对每种营养素的需求量取决于诸多因素，包括年龄、性别、训练强度，以及个人是竞技或业余力量训练者。我们发现力量训练者通常需要摄入更多的蛋白质、更多正确种类的碳水化合物，以及更多正确种类的脂肪。此外，训练者有时也明智地摄入抗氧化剂和某些矿物质来补充饮食。当你阅读本书时，你将学到更多关于这些事项的内容。如果你正试图增肌和减脂，那么摄入足够的热量和营养素将决定成败。

摄入所需碳水化合物

众所周知，大多数运动员，包括力量训练者，均未摄入足够的碳水化合物，而碳水化合物是身体的主要燃料。大多数运动员的饮食安排中，碳水化合物不足每日摄入总热量的一半。但人体每日每公斤体重应摄入5～7克碳水化合物，占运动员每日摄入总热量的一半以上，这对重量级竞技健美运动员或奥运举重选手极其重要。许多健美运动员采用摄入极低量碳水化合物的饮食方案，因为他们认为这能更快减重。这类饮食的问题在于其消耗糖原，而糖原是人体碳水化合物的储存形式。糖原储备一旦耗尽，身体便会开始燃烧组织（包括肌肉组织）中的蛋白质，以满足能量需求，结果便是失去来之不易的肌肉。

许多有健身意识的人不吃高碳水化合物的食物，他们认为这类食物会使人发胖。部分由于这一误解，导致力量训练饮食中碳水化合物、脂肪和蛋白质的比例失衡，通常蛋白质过高。训练者在控制体重和增肌时应当遵循的碳水化合物摄入规则为：尽可能选择未经加工的天然复杂碳水化合物，而非精加工的那一类。二者有何区别？举个例子，蓝莓属于前者，而蓝莓松饼则是加工过的碳水化合物。

天然食品比加工食品更好的一个重要原因在于其高纤维含量。纤维是植物性食品不能被身体消化的残余，它使你的排便保持规律。纤维也是一种得到证实的抗脂肪物质。例如，研究表明，健康的高纤维饮食者腰围更小，也能够更好地控制体重。最重要的是，摄入正确种类的碳水化合物可以帮助你管理体重。你唯一应该回避的碳水化合物是糖以及精加工食品。即便如此，当有针对性地加以利用时，糖会成为运动员的最佳伙伴，可在正确的时间提供恰当的燃料。但要是没有计划地随意摄入糖，则会使人发胖。

你将在第3章学到更多关于碳水化合物的知识，特别是如何在恰当的时间摄入适量正确种类的碳水化合物，以便获取足够的能量来为肌肉供应燃料，而不会增加脂肪。

运动营养学真相与谣言：碳水化合物是否使人发胖？

关于碳水化合物是否使人发胖，存在许多错误信息。事实是吃过多会使人发胖。此外，摄入含糖食品和精加工食品，加上单独摄入碳水化合物（不含蛋白质与脂肪），是导致脂肪增加的原因。相反，正确种类的碳水化合物，即天然的、未经加工的碳水化合物，则有助于增肌和瘦身。更重要的是，这类食物热量低，并且对减肥、预防疾病和提高体能均有帮助。最健康的饮食须同时结合碳水化合物、蛋白质和脂肪。所以问题不在于高碳水化合物食物本身，而在于选择了错误的碳水化合物与食物。

丰富饮食种类

你或许羡慕杂志上健美运动员的体格，他们肌肉发达、线条分明、比例近乎完美——看上去就是健康的象征。然而，健美运动员许多时候都遵循极不健康的饮食习惯。我进行的第一项研究调查了男性竞技健美运动员的训练饮食，发现他们每日摄入约6000千卡甚至更多的热量。令人担忧的是，这些运动员平均每日脂肪摄入量超过200克，几乎等同于两根黄油棒的脂肪含量！这些脂肪短期内便足以让多数人身体不适。若长此以往，将导致心脏病。

健美运动员的膳食结构，尤其是在赛前的饮食，往往过于单调，总是重复同样的食物。我见过一个健美选手，他在备赛时的饮食是我所知的例子中最不恰当的一种：连续三天只吃鸡肉、甜椒、醋和米饭。这类饮食的问题在于缺乏多样性，如果摄入食物种类过于单一，那么人体便会缺乏达到最佳健康状态所需的营养素。到比赛时，身体功能也就容易出现问题。

绝大多数健美运动员摄入的水果、乳制品和红肉不足。其实，水果富含抵抗疾病、构筑健康需要的抗氧化剂和植物化学物质；乳制品提供强化骨骼的钙质以及促进去脂肌肉生长的营养素，如生物活性蛋白；而红肉则是铁和锌等矿物质的重要来源。

当人们限制或避免食用上述食物时，潜在的健康问题将开始显现。从我及其他人士对此展开的研究来看，运动员身体最为常见的问题是缺钙和缺锌，尤其在赛季前。许多女性健美运动员体内长年严重缺乏这些矿物质。长期缺钙将使人体骨密度严重变稀，增加患骨质疏松症的风险。尽管女性对于锌的需求量小（每日8毫克），但体内的锌含量充足能有效预防疾病和感染。简言之，体内矿物质的缺乏将对健康和体能造成损害。不过好在脱脂牛奶、红肉和深色禽肉有助于缓解这些问题。1份90克的瘦牛后腰脊肉大约含锌6毫克;1杯240毫升的脂肪含量为1%或2%的低脂牛奶,约含1毫克锌;90克深色火鸡肉的锌含量约为4毫克。

健美运动员的另一个营养问题是限制液体补充。比赛前运动员不怎么喝水,他们担心饮水过多会使身体浮肿,导致肌肉分离度不够。许多参赛选手会服用利尿剂和泻药,让身体排水量增加,而排水的同时也流失身体必需的矿物质(电解质)。比赛时他们通常处于脱水的状态。有一次观赛,我看到两位选手在舞台上昏倒:一位是因为严重脱水,另一位则是因为电解质失衡。

赛后,运动员往往容易胡吃海喝。这般放纵饮食几天或一周,只要时间不长,就不会对身体产生太大影响。但若是长此以往,将导致体脂增加。

不过,多数健美运动员都能正确安排饮食,尤其是在训练期。其中一例,他们全天都吃多餐,这是营养学家向公众推荐的饮食法。

安排用餐时间,将食物与营养素相结合

为练成完美身材,达到最佳运动表现,请放弃一日三餐的饮食习惯。训练频繁的人必须全天为自己补充能量,每两三个小时少量进食或食用零食,进食时间最好依据训练计划来安排。下文我们将了解到,这样的膳食安排并不只是包括某些固定种类的食物。

实行少量多餐时,需要在每一餐中结合蛋白质、碳水化合物和脂肪,例如:火鸡肉三明治、发芽谷物面包配花生酱、苹果配坚果。少量多餐还可促进饮食多样性,保持血糖水平,避免人体血糖值全天在峰谷间剧烈波动(血糖峰谷循环会促进脂肪储存)。

在进餐和吃零食时摄入少量蛋白质,可以控制食欲,更有效地为肌肉提供养分,并在减脂时维持肌肉含量,同时也可以更好地燃烧脂肪,因为蛋白质和少量多餐可促进热效应,即身体将摄入的卡路里及储存的脂肪转化成热的过程。另外,少量多餐对精神表现有利。有规律的定时进餐有助于训练者更有效地思

考和处理信息，提升注意力，提振情绪。

总之，每日少量多餐是燃脂、增肌的最佳策略，训练者可以把其融入自己的生活方式。表1.1介绍了如何正确安排用餐时间及其好处，表中所列补剂将在本书的第二部分进行详细讨论。

表 1.1 安排用餐时间

全天
液体：每天 8～12 杯（2～3 升）；其中，饮水至少 5 杯（1 升）
早餐：一定要吃这餐！早餐能改善体能与精神表现，并有助于管理体重
每餐：每 2～3 小时一餐，少量多次摄入蛋白质-碳水化合物餐食和零食
运动前
液体：运动前至少摄入 240 毫升
运动前进餐：至少在运动前 4 小时进行，以便身体吸收足够的碳水化合物供肌肉消耗
运动前零食：运动前 30～90 分钟食用，热量须为 200～400 千卡，包括 30～50 克碳水化合物、10～20 克蛋白质，以及不超过 5～7 克的脂肪 零食可以是食物或代餐补剂 零食将提供额外的能量、延长耐力，并减少运动导致的肌蛋白分解
运动中
液体：每 10～20 分钟摄入 210～300 毫升
葡萄糖-电解质运动饮料：训练期间饮用可延长耐力；增肌时饮用，若减脂则不饮用该类饮料
运动后
液体：每流失 0.5 公斤水分，补充 480～720 毫升水或运动饮料
碳水化合物：根据自身所处训练阶段，每公斤体重摄入 0.5～1 克
蛋白质：每公斤体重摄入 0.5 克蛋白质以协同碳水化合物促进肌肉生长 代餐饮料可作为运动后零食，该饮料应含 0.5～1 克每公斤体重的高血糖生成指数及高血糖负荷碳水化合物，以及 0.5 克每公斤体重的蛋白质 运动后 2 小时内进食含大量天然碳水化合物及优质蛋白质（如鱼肉、瘦肉、低脂乳制品、鸡蛋）的食物
体能恢复补剂，食用代餐时摄入以下补剂：肌酸（2～5 克）、谷氨酰胺（4～10 克）、维生素 C（最高 500 毫克）、锌（最高 25 毫克）、β-丙氨酸（摄入量取决于每日总剂量）、益生菌

运用食物计划

任何旨在减脂和增肌的营养方案都应建立在强调精益蛋白质、天然碳水化合物和优质脂肪的食物计划的基础上。它还应该包括样本菜单与食谱，以及如何根据你的生活方式做出个性化健康选择的信息。食物计划既不应过于严格以至于让人难以坚持，也不应过于松散以至于令人困惑。这些正是读者将在本书看到的食物计划的准则。

更具体地说，如果你的目标是在减脂的同时发展去脂肌肉，那么食物计划应考虑几个因素：平衡蛋白质、碳水化合物和脂肪，增加饮水，安排多餐，定时用餐，加入若干膳食补剂。

你必须准确了解你的食物并做出正确的选择。摄入的每一卡路里热量都应以结果为导向。例如，为驱动身体燃脂和减重，你需要摄入特定食物，如乳制品、乳清蛋白、鱼肉、大豆、坚果、橄榄、橄榄油、绿茶等。根据上述信息，你可以制订减脂、增肌的健康饮食方案。

蛋白质、力量、增肌

历代运动员一直坚信高蛋白质饮食能增加力量。这种信念可以追溯到公元前6世纪一位著名的希腊运动员——克罗托内的米洛。米洛是希腊最强壮的男子之一，在5届奥运会和许多其他赛事中都是摔跤冠军。根据传说，他通过每天举起一只成长的小牛来进行渐进抗阻训练。当这头小牛长到4岁，米洛举着它跑完一个奥林匹克体育场的长度，接着把它宰杀，烤熟，吃掉。据记载，米洛日常的肉类摄入量约为9公斤。

在20世纪六七十年代，健美类杂志对蛋白质大肆宣传，许多人将其视作一种神奇的食物。健美运动员及其他运动员的饮食主要由肉、牛奶和鸡蛋组成。受洛奇·巴尔博厄影响，生鸡蛋奶昔尤其受人们欢迎。为何人们甘愿喝下这种生鸡蛋和牛奶的混合物？答案很简单：被虚假消息误导。当时的文章和广告错误传达了这样一种观念：生食（尤其是鸡蛋）中的蛋白质相较于熟食中的蛋白质，更易于被人体吸收，从而有助于肌肉生长。

这种想法完全错误而且危险。吃生鸡蛋可能对人体有害，因为鸡蛋可能会被沙门菌污染，而将鸡蛋煮熟则可以杀灭细菌，消除感染沙门菌的风险。训练者们应当彻底避免食用生鸡蛋。如果要在补剂饮料中添加鸡蛋，更安全的做法是加入经过巴氏杀菌的蛋清制品，而非生鸡蛋。这种蛋白亦可用于烹饪。

烹饪亦使蛋白质更易被人体吸收。蛋白质分子是像一串珍珠一样连接在一起的氨基酸链。将两链珍珠缠绕在一起互相扭绞，看上去与蛋白质分子类似。加热或烹饪会使蛋白质分子分解为氨基酸链，使其变直，成为小块。这是蛋白质热变性过程，与化学变性（也就是消化）过程类似。烹饪含蛋白质的食物相当于提前开始消化过程，能减少身体消化食物时所消耗的净能量。

蛋白质在饮食中极其重要，但其本身并非增肌的灵丹妙药。相反，同时摄入蛋白质与碳水化合物，尤其再结合正确种类的脂肪，才能有助于增肌。换句话说，训练者必须在饮食中对正确种类的蛋白质、碳水化合物和脂肪一视同仁。这些营养素协同作用，有利于训练者打造出紧实的肌肉。

为塑造紧实、优质的肌肉，训练者需要进行力量训练刺激肌肉生长，同时可以遵循我推荐的饮食法，其中包括摄入精益蛋白质以修复受损组织、补充碳水化合物为重建过程提供燃料。除了这类关键因素，增肌成败最终还取决于训练者的恢复能力，即从训练中恢复到正常状态的速度和效率。

训练能引发身体发炎。炎症的两种主要类型为典型性炎症与全身性炎症。典型性炎症伴随身体损伤，导致肿胀和疼痛，这些症状为身体保护与修复过程的一部分，被认为是相对良性的。而肉眼不可见的全身性炎症则会增加患多种疾病的风险，包括过敏、癌症、关节疼痛、心脏病、阿尔茨海默病、牙周病和肠易激综合征。最近的研究表明，系统或组织的全身性炎症或许为发病率增长最快的可预防疾病——2型糖尿病和肥胖症的根源。因为与其相关的危险因素已被研究发现，而良好的生活习惯（饮食和锻炼）被证明有助于预防和逆转这类疾病，这两种疾病普遍被认为属于生活方式病。

这两种炎症不同程度地存在于体内，并受外因影响，比如你吃的食物、你做的训练，乃至你呼吸的空气。韩国研究人员发现，即使仅在某几顿餐食中摄入大量糖和脂肪，也会导致血液中的自由基浓度增加，从而引起炎症。

健身档案：热量来源

热量对于增加肌肉量无疑是重要的，然而，如果你想最大限度地增肌同时减脂，那么热量来源至关重要。举一个相关的例子：有一名职业橄榄球新秀想要减重以提高自己在赛场上的速度，除非他减轻体重，否则加入球队的机会十分渺茫，因此他需要一次大规模的营养救援。

这位橄榄球运动员每日摄入的热量略多于7000千卡。将这一卡路里值细分，其中蛋白质约占17%，脂肪约占32%，碳水化合物约占49%。按克数计，他每日摄入的脂肪高达250克。他减脂的障碍是摄入热量的构成。我把他的饮食调整为每日摄入5680千卡总热量，其中15%来自蛋白质，25%来自脂肪，60%来自碳水化合物。在这一组合中，他每日摄入的脂肪被减至更为健康的142克。

此前他从诸如炸鸡、全脂牛奶和快餐之类的食物中摄取了大量不健康脂肪。我们以去皮鸡胸肉、含1%脂肪的牛奶，以及沙拉和冻酸奶等低脂快餐食品来代替高脂食品。另外，我们把他最喜爱的菜肴，如番薯派，调整为更健康的版本。他也开始大量食用含有复杂碳水化合物的食物，如糙米、全麦面包、水果和蔬菜。此外，他还选择了更多样的、更精益的蛋白质来源。

这些饮食的变化使得他成功减重，加入球队，并度过了一个完美的赛季。时至今日，他仍然是一名职业橄榄球运动员。

揭秘补剂与功能性食品

很多人问我，如果饮食已经足够完整，为何还需要补剂？我们可以从营养人类学中找到答案。根据对早期人类生活方式的调查，我们的祖先每天摄入并消耗大约3500千卡的热量，至少平均水平如此。他们并非每天都摄入这么多热量，但他们的食物营养丰富、热量低。总的来说，早期人类日常饮食由大量富营养食物构成。早期人类多进行短时爆发性的运动，比如用梭镖捕猎；或超长时低强度的运动，比如跟踪猎物；或长时中强度的运动，比如寻找新狩猎场或搜寻根块类食物和浆果。同时，人们运动后有较长的时间恢复。

今天，大多数人若是每日摄入3500千卡热量，将会使体脂大幅增加。而且，任何每日以运动消耗掉3500千卡热量的人，身体会没有足够的时间恢复。但人类祖先则通过每日消耗如此多的热量，摄入了足够的营养、纤维和植物化学物质来保持健康。他们的身体构造与我们相差无几，但是因为现代人每日摄入热量不足3500千卡，无疑无法获得身体所需的全部营养。而如果我们把每日能量需求替换为3500千卡，身体又得不到所需的营养素密度以及恢复的时间。破解这一难题的答案在于补剂。我们需要摄入补剂以达到最佳体能状态，并使体能与健康持续增强。

如今，补剂行业已认识到消费者在寻找更优质的补剂。一些公司依靠自身力量振兴补剂行业，他们对补剂纯度以及效果做第三方实验室检测，来提高消费者的期望值和质量保证。这类公司甚至对自家产品进行了科学研究，以确保产品纯度高并且有效。这些是补剂行业极具前景的发展。

另一引人注目的发展出现在一种被称为功能性食品的食物类别中。这类食品或食品成分可预防疾病或改善健康，例如众所周知的钙强化橙汁和添加纤维的麦片。但实际上，从牛奶、蛋白质奶昔，到巧克力，所有食物都通过添加广为人知的营养素，如钙、抗氧化剂、ω-3脂肪酸和益生菌，而升级成为功能性食品。其他食物，如希腊酸奶、绿茶、浆果和大多数蔬菜，则均天然具有功能性。功能性食品提供额外的维生素、矿物质、蛋白质、植物化学物质、酶和其他元素，为身体提供能量，帮助对抗疾病和衰老，还能帮助力量训练者增肌。因此，除了食用纯净天然的食物外，服用有针对性的优质补剂，同时用功能性食品来改善饮食，无疑能为你带来好处。

素食者如何进行健身饮食计划

当我在美国旅行时，最常被问到的问题之一就是，素食者如何遵循我的健身饮食计划？如果你仍食用鱼类、牛奶和鸡蛋，那么对你来说执行这一计划并不难，无须食用肉类或家禽。如果你在菜单中看到精益或极精益蛋白质，以鱼类或豆类的植物蛋白代替即可。半杯豆子等同于一份精益蛋白质加上一份淀粉。

如果你不吃鱼类、乳制品和鸡蛋，那么或许你已认识到自己需要付出更多努力来遵循这一饮食计划。你可用大豆制品代替菜谱中的鸡蛋，二者都含有重要的磷脂（脂肪的类型），对大脑健康至关重要。一定要吃含有所有天然脂肪的大豆制品，如大豆、毛豆、豆腐、丹贝，以及全脂豆浆或豆酸奶。

以其他食物代替乳制品如同代替蛋白质一般简单，可以选择饮用豆浆或其他植物性乳制品，如米浆、扁桃仁奶或椰奶。确保这类饮品强化了钙、维生素 A和维生素 D，这三者对大脑和身体健康具有重要作用。豆浆以外的奶类并非极佳的牛奶替代品，因为这类奶往往蛋白质含量低，而脂肪和糖含量高。但如果将这类奶纳入饮食，它们提供的强化钙和维生素无疑能使你受益。

不幸的是，尚无其他食物可完美替代鱼类。亚麻籽和其他蔬菜来源中的 ω-3 脂肪酸（α-亚麻酸，简称 ALA）仅有 5% 能转化为鱼肉中发现的两种 ω-3脂肪酸（二十二碳六烯酸，简称 DHA；二十碳五烯酸，简称 EPA），这是心脏、大脑、中枢神经系统，以及全面健康所必需的两种关键脂肪。鱼类中所含的蛋白质十分有益，你可以用其他蛋白质替代，获得同样的益处，但目前我们还未找到海生动物油脂的替代品。

如果你因个人口味偏好而不吃鱼类，可以选择服用鱼油补剂。如果你对鱼过敏，那么在服用补剂前务必咨询医生。我有一些纯素食客户（他们不食用任何动物制品）已决定服用鱼油补剂，因为摄入鱼油对健康十分重要，而且他们能够感受到服用这类补剂时与不服用时的差异。但选择服用鱼油补剂与否完全取决于个人。

还有一种补充DHA的藻类来源。这种藻类经过转基因，可产出海生动物油脂DHA，但仅能从补剂形式获取DHA，而非直接食用该藻类。目前，这种补剂价格非常昂贵，由于每片补剂中DHA的含量有限，你需要每日服用5～10片才能摄入足够身体所需的量。在没有其他选择时，可以考虑服用这种补剂。由于消费者需求增加，这类补剂产品的成本迅速下降，而每片剂量则迅速增大。

如果不吃任何动物制品，那么你必须补充一些重要营养素。要在饮食中添加维生素B_{12}和维生素D，你可以购买强化这两种维生素的食品，或者服用复合维生素矿物质补剂。对于训练频繁的女性来说，尤其难摄入足够的铁和锌，可对这两种营养素进行补充，多食用含钙和铁的深绿色叶菜。此外，选择钙强化豆浆和橙汁，服用补剂也可以满足身体对钙的需求。

采用植物性素食是很好的减重策略。减重最困难的事情之一就是坚持。一些研究已确认了多种可帮助减重的饮食计划，但问题在于难以找到一项能让人坚持数月以上的计划。某些研究表明，进行素食减重计划的人比那些使用流行节食法的人能坚持更长时间。一项在北卡罗来纳大学教堂山分校进行的调查绝经后女性的研究，参与者被分为两组，其中一组进行严格素食，而另一组则采用较宽松的低脂饮食方式，对比两组对象在一年后和两年后减重效果的差异。该研究还对获得小组随访支持的女性与没有随访支持的女性进行比较。调查结果显示，一年后与两年后，严格素食者相比另一组体重减得更多，且保持更佳的减重效果。而接受随访支持的参与者，其减重效果甚至保持得更好。

于2008年发表在《国际肥胖杂志》（*International Journal of Obesity*）上的一项研究显示，采用蛋奶素饮食模式的参与者在18个月内的体重减轻或维持的程度并不比采用标准低热量低脂饮食的参与者高。然而，研究人员指出，那些遵循素食模式的人"摄入的动物蛋白显著减少，植物蛋白以及膳食纤维则显著增加，这些变化都对减重有益"。

在饮食中强调多摄入水果、蔬菜和全谷物，对人体健康大有裨益。植物性饮食可预防多种癌症，包括乳腺癌、卵巢癌、肺癌、结肠癌、食道癌和胃癌。而素食可能预防心血管疾病、糖尿病、老年性黄斑变性，并能降低整体死亡率。

这些研究提出了许多问题。运动员以及试图增加肌肉体积、力量和爆发力的人是否应该限制动物蛋白食物的摄入？他们能否通过采用素食或严格素食模式来达到目标？或者他们是否应该采用更多样化的饮食，遵循更杂食性，包括动物蛋白和植物蛋白的饮食模式？

营养学界在相关方面已展开诸多研究，但这些问题大都未被解答。

研究表明，两种饮食方式都有助于增肌。然而，通过亲自实践，我发现，严格素食者（即不吃任何动物产品）很难制定高效的营养方案。如果你是一名独自生活并自己负责安排饮食的运动员，那么你需要花费过多时间来购买、计划和准备素食。素食富含纤维，有助于健康。然而，摄入过多纤维使人腹胀，难以用最佳运动能力进行锻炼。在哲学和理论上，严格素食的概念听上去很好，但在实践中，几乎不可能实现。当然，部分人总是把著名的严格素食运动员作为自己想要遵循严格素食的理由，这不足为奇，但采用严格素食的成功运动员屈指可数。这样的运动员不多，是因为在如此严格的饮食模式下保持健康与竞争力实为困难。

运动营养学真相与谣言：有机食品是否对人体更有益？

由于力量训练者需摄入大量食物，他们中的许多人选择有机食品，以避免摄入很多食品中残留的化肥、农药，以及使用的添加剂。你是否能从消费有机食品得到好处？

一般来说，有机食品在富含有机肥而非合成化肥的土壤中生长，其生长过程中只使用非合成农药。有机农场采用土壤养育计划，该计划可提升土壤活力，促进植物健康生长，它通常包括轮作和虫害生物防治。

我们总认为"有机"一词仅与水果和蔬菜有关。然而，有机食品也包括有机肉类、家禽和蛋制品。这类食品来自经过检测的农场，以确保食品符合严格标准，该标准要求使用有机饲料，禁止使用抗生素，并允许动物户外活动、呼吸新鲜空气和照射阳光。

通过查看包装标签可以区分有机食品与传统食品。美国农业部（简称USDA）制定了严格的标签规则，以帮助消费者了解食品确切的有机配料含量。在食品外包装上找找是否有美国农业部的有机标志，它表示该食品有机配料含量至少达到95%。

有机食品相较于传统食品有一些优势。以下为相关方面的最新研究结论：

· 有机食品营养丰富，该类食品中维生素C、矿物质、抗氧化剂和植物化学物质的含量可能更高。

· 食用有机食品似乎降低了人们对农药污染的健康危害的担忧。一项研究表明，食用有机食品和果汁的儿童的尿液中农药副产物的含量仅是食用传统食品的儿童的1/6。因此，人们有重要的安全理由选择有机食品。

· 有机食品农药残留少，相对于非有机食品可能更安全。一项研究发现，在传统农业中使用杀虫剂的农民，其体内农药浓度更高。可以想象，有机农业的持续发展将有助于保护农民免于暴露在不健康的工作环境中。

· 有机食品不仅对人体有好处，对地球亦然。同传统耕作方法相比，有机耕作法对环境的危害小。有机耕作使用天然产品，这有助于改良土壤。有机虫害防治一般依靠诸如轮作和生物控制等措施，这类方法对地球及野生动物几乎不造成威胁。一项调查显示，与主流农业相比，有机农业被认为更环保、更可持续，有机食品消费者认为他们在为更美好的未来和改善环境做出贡献。

此外，有机农产品通常比非有机农产品更美味。我居住在西雅图，这里的很多有机食品都是本地种植的。农产品无须长途运送，因此非常新鲜。

无论你是否选择有机食品，从健康观点来说，最重要的是多吃水果和蔬菜，而不是食品是否有机。多项研究表明，人们可以通过食用更多的植物性食品来改善自身健康状况并提高生活质量。尽管生产植物性食品往往使用农药，但大量摄入水果和蔬菜的人群患癌症和其他致命疾病的概率比很少食用水果和蔬菜的人群更低。

最终，选择权在个人。购买有机食品不仅仅是营养问题，也与政治、社会和私人问题息息相关。如果你想善待地球，保护农民免受农药侵害，那就用钱付诸行动，购买有机食品。

有机农产品价格更高，所以如果预算不多，也可以购买新鲜的传统农产品，同时遵循以下减少农药残留的指南：

· 用清水清洗新鲜农产品。使用刷子擦洗，然后用流水彻底冲洗。

· 用刀给橙或葡萄柚削皮，切勿连皮咬进嘴里。

· 丢弃叶菜的外叶，例如卷心菜和生菜。

· 将打蜡水果和蔬菜去皮。外皮的蜡清洗不掉，农药残留能封存其中。

· 必要时将蔬菜（如胡萝卜）和水果（如苹果）去皮。（去皮能去除残留在农产品外皮上的农药，但也去掉了外皮中的纤维、维生素和矿物质。)

成功的纯素食运动员往往具备运动的遗传天赋，他们通常有一个支持团队来帮助他们安排食谱、购买和烹饪食物。只要有可能，我会鼓励客户遵循以植物为主但不全为植物的混合蛋白质饮食。

你处于哪一阶段

分析你当前的饮食，看看自己到底吃了什么，尤其是就三种能量营养素而言。你还应当分析自己喝了多少水，因为水是至关重要的营养素。以上这些将使阅读下文的章节更具针对性和趣味性。例如，当读到蛋白质相关内容时，你可能想知道自己目前蛋白质的摄入量。通过简单分析，你能很快找到答案。

运用附录A所提供的表格，记录你在三天内吃的所有食物。选择最能代表自己典型饮食的日子，尽可能准确地记下所吃食物的数量，然后利用第10章和第11章中的信息来计算营养和热量。

第 2 章

生成肌肉

人体内每天都会发生一个奇妙的自我修复过程，这与蛋白质完全相关。蛋白质是负责构建和维持身体组织的营养素。

蛋白质存在于人体的各个部分——肌肉、骨骼、结缔组织、血管、血细胞、皮肤、毛发和指甲。由于正常的生理损耗，蛋白质不断地流失或分解，因此必须加以补充。例如，肌肉组织中大约一半的蛋白质每150天便会被分解和替换。

人体修复发生的机制相当神奇。在消化过程中，食物中的蛋白质被蛋白酶分解成亚单元，称为氨基酸。然后氨基酸进入细胞，其他酶根据DNA的指令，把细胞内的氨基酸重新组合起来，成为构建与修复组织所需的新蛋白质。事实上，世界上没有其他系统能完成如此完美的自我修复。这一过程每一天都在进行，生命因此而延续。

在任何生长阶段，如儿童期、妊娠期、肌肉生长期，身体产生的细胞都比失去的细胞多。有碳水化合物或脂肪等能量来源，身体可以制造许多生成新细胞所需的材料。但要替换蛋白质和制造新蛋白质，人体必须从食物中获取蛋白质。与碳水化合物和脂肪不同，蛋白质含有氮，而氮是合成新蛋白质必需的元素。

因此，蛋白质对于身体组织的维持、替换和生长必不可少。但蛋白质也有其他用途。人体可以利用蛋白质来调节激素分泌，维持身体水分平衡，预防疾病，将营养素送入和送出细胞，运送氧气和调节凝血。

蛋白质与增肌

蛋白质是修复与构建肌肉组织的关键因素，我们已经从分子层面了解到更多关于如何使用蛋白质来驱动合成代谢（组织构建或生长）的机制。请牢记，在蛋白质合成与蛋白质降解之间需要达到一种平衡：要增加去脂肌肉，合成必须多于降解。

大脑中的信息系统直接影响肌肉中的蛋白质合成。当通过抗阻训练给肌肉施加压力时，大脑会让肌细胞开始制造新蛋白质，最终使肌肉组织长大。然而，体内必须有足够的氨基酸来启动这一过程。所以为身体提供蛋白质，尤其是在运动后48小时内，可以保持身体处于合成代谢状态。

2009年发表在《应用生理学、营养与代谢》（*Applied Physiology, Nutrition and Metabolism*）期刊上的一篇综述文章指出，通过进行高强度间歇训练（简称HIIT），可以最大限度地启动这一过程。HIIT是在短时间内进行高强度的抗阻训练，在两次运动间可稍做休息。HIIT诱导的快速变化会启动基因应答并发出信息，最终改变肌细胞蛋白质并产生新的蛋白质，净效果是增加肌肉体积、力量和爆发力。但HIIT不能取代举重训练。

还有，当肌细胞在运动中受到压力时，作为一种保护反应，肌细胞会增强自身抗氧化系统的能力。因此，运动后为身体提供抗氧化食物和蛋白质至关重要。了解这些知识，你就可以在训练中以及训练后注意满足肌肉的蛋白质与抗氧化的需求。

蛋白质与燃脂

研究表明，与高碳水化合物、低脂肪饮食相比，高蛋白质、低脂肪饮食更有助于减重。一个原因是精益蛋白质有助于燃烧脂肪，其热效应高达22%，而碳水化合物仅为0.8%。换句话说，只要稍多摄入蛋白质，少摄入碳水化合物，身体便能燃烧更多热量。

亚利桑那州立大学梅萨理工校区的卡罗尔·约翰斯顿博士及其同事于2002年发表的一篇论文解释了这一机制。研究人员让10名年龄在19～22岁的女性分别摄入高蛋白质和高碳水化合物食物，然后在饭后两个半小时测量她们的能量产生。研究发现，高蛋白质饮食的能量产生比高碳水化合物饮食高100%。在一天的每次测试中，高蛋白质饮食的餐后能量产生总量比高碳水化合物饮食多30千卡。约翰斯顿推测，如果这种能量差异在每餐后持续两三个小时（因为每个测试时间点均是在餐后两个半小时），高蛋白质饮食多出的热效应将高达90千卡。这意味着你可以在饮食中摄入更多蛋白质以便燃烧更多热量。高蛋白质饮食为每日每公斤体重摄入2克蛋白质。

饱腹感增强与蛋白质热效应相关。与使用低蛋白质饮食的女性相比，使用高蛋白质、适量碳水化合物饮食的女性在用餐时有持续时间更长的、更强的饱腹感。这种差异与食物热效应有关。遵循高蛋白质、适量碳水化合物饮食，你会感到更饱足，并能更好地控制自己所吃食物的种类与数量。

为充分利用高蛋白质食物热效应，你应当全天分多餐进食蛋白质。这能使身体最有效地吸收并利用蛋白质，并有助于保持更高水平的能量产生以促进减重。

蛋白质与力量训练表现

从表面上看，为身体提供越多建材（蛋白质），便能增加越多肌肉。至少这是力量运动员多年来一直遵循的思路，但事实并非如此。摄入两倍的蛋白质不会让你的肌肉变成两倍大。此外，蛋白质摄入过量时，多余的蛋白质将储存为身体脂肪。

要增肌，身体必须保持正氮平衡。氮主要随尿液排出体外，必须用食物中吸收的氮来替换排出的部分。蛋白质含高浓度的氮。一般来说，健康的成年人处于氮平衡或零平衡状态，也就是说，他们的蛋白质摄入量满足自身蛋白质需求。正氮平衡意味着身体正在保留膳食蛋白质，并用它来合成新的组织。如果排出的氮多于摄入的氮，则氮平衡为负。人体会流失氮，进而流失蛋白质。长期保持负氮平衡十分危险，将导致肌肉萎缩和疾病。

达到正氮平衡并不意味着需要摄入更多蛋白质。肌细胞只吸收生长所需数量的营养素（包括膳食蛋白质中的氨基酸），而力量训练则帮助肌细胞更好地利用现有的蛋白质。

1995年，由韦恩·W.坎贝尔领导的塔夫茨大学研究小组清楚证明了这一事实。研究人员选取了一群此前从未进行过举重运动的年长男性和女性（年龄在56～80岁），将他们分成两组，分别给予低蛋白质饮食和高蛋白质饮食，并让其参加为期12周的力量训练项目，测量他们参与研究前后的氮平衡水平。低蛋白质饮食实际上基于RDA的蛋白质标准（每日每公斤体重摄入0.8克蛋白质），而高蛋白质饮食则是该标准的两倍（每日每公斤体重摄入1.6克蛋白质）。研究人员想知道在力量训练期间，两种饮食分别对氮平衡有何影响。

研究结果很有趣。力量训练增强了两组人员体内的氮存留水平，蛋白质被保留并用于合成新的组织。然而，低蛋白质饮食组人员体内的蛋白质得到了更好地利用。即使蛋白质的供应仅满足每日的最低要求，力量训练也会使身体适应并符合对蛋白质的需求。虽然如此低的蛋白质摄入量可能并非增肌的最佳选择，但这项研究表明，身体是如何神奇地适应可用的条件，以及力量训练如何使肌细胞更有效地利用现有蛋白质合成新组织的。

那么，究竟应摄取多少蛋白质才能达到最佳效果呢？学界已就该问题激烈争论了100多年，自古希腊时代以来，这一问题便备受运动员关注。营养学家很难就蛋白质摄入量达成共识，有几个原因，其中一个与运动的类型以及频率有关。例如，在耐力运动中，蛋白质好比备用油箱，向身体补充氨基酸以提供燃料。若蛋白质供应不足，耐力运动员很容易体力不支。在力量运动中，额外的膳食蛋白质能提供充足的氨基酸，以合成肌肉中的蛋白质。

历代力量训练者一直将蛋白质视为增肌的万能营养。这种观点是否有科学依据呢？新的研究表明，力量训练者可能从额外摄入的蛋白质中获益。

年龄与蛋白质摄入

众所周知，随着年龄增长，肌肉量减少，肌肉力量及功能逐渐减弱，部分原因是缺乏运动。力量训练可以扭转这一下滑趋势。一项又一项的研究表明，即便年过90，进行力量训练依然能使肌肉显著增长。

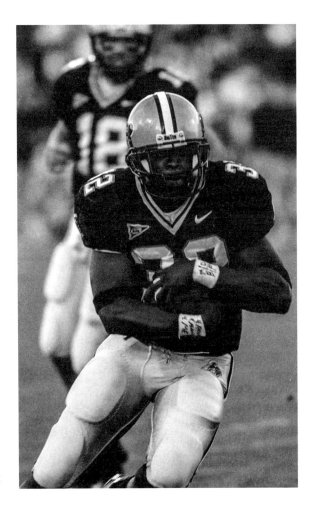

科学研究表明，额外的蛋白质可以使老年力量训练者获得真正提高。塔夫茨大学的研究人员为一组老年力量训练者补充蛋白质，而对照组则未进行补充。通过对肌肉进行CAT扫描，研究人员发现相比对照组，补充蛋白质组肌肉量增长更多。

但如果你尚未迈入老年呢？你能否同样通过补充蛋白质受益？多项研究对这一问题均给出了肯定回答。两组年轻健美运动

进行橄榄球一类的力量运动，需要健康的蛋白质供给，
以增加去脂肌肉

员进行了为期4周的力量训练，采用的饮食，除了摄入蛋白质的量有所差别外，其余完全一致。一组每公斤体重摄入2.3克蛋白质（远远超过DRIs），另一组每公斤体重摄入1.3克。到研究结束时，两组运动员的肌肉都增加了，但摄入蛋白质更多的组比较少的组多增加了5倍！

耐力运动蛋白质需求量：性别差异

参与耐力运动的男性和女性对碳水化合物及蛋白质的需求不同。女性在运动中消耗的碳水化合物不如男性多，她们在运动后所需用于恢复生长和修复组织的碳水化合物亦比男性少。与普遍看法相反，女性更容易燃烧体内脂肪，这也就是为何同男性相比，她们在运动时并不需要等量的碳水化合物。

一项对女自行车运动员的研究调查了女性的实际蛋白质需求。值得注意的是，研究人员发现，女性的蛋白质需求量亦比男性少。男性在运动后摄入蛋白质，可极大地促进肌蛋白合成；而对于女性这一作用并不明显。这些女自行车运动员维持氮平衡的总蛋白质需求量为每日每公斤体重约1.3克。在耐力运动中，男性要维持正氮平衡，需要每日每公斤体重1.8~2克蛋白质。利用这些数据，我们可以根据男性的蛋白质需求量推算，并将进行耐力运动的女性的蛋白质需求量降低至每日每公斤体重1.4~1.6克。考虑到在特殊情况下维持正氮平衡，我通常不会严格限制需求量数值，因为耐力运动员经常摄入热量不足。当身体消耗的热量大于摄入的热量时，蛋白质需求将更高。

适当的蛋白质水平

肯特州立大学的研究人员将力量训练者分为三组：①低蛋白质组，每公斤体重摄入0.9克蛋白质，这与久坐者每公斤体重摄入0.8克蛋白质的建议接近；②每公斤体重摄入1.4克蛋白质；③每公斤体重摄入2.4克蛋白质。对照组包括久坐者和力量训练者。

研究结果有两个令人兴奋的发现：第一，在力量训练者中，将每公斤体重的蛋白质摄入量增加至1.4克，将触发蛋白质合成（肌肉生长的一个指标）。低蛋白质组中则未产生这类变化。第二，将每公斤体重的蛋白质摄入量从1.4克提高至2.4克，不会产生更多的蛋白质合成。后一项发现表明，研究对象达到停滞水平，这意味着他们所摄入的2.4克蛋白质超过了身体能利用的量。

这项研究表明，如果在进行力量训练的同时摄入更多蛋白质，将促进肌肉发展与维持，但这并不意味着你就得开始增加蛋白质摄入，应谨慎解释研究。我们来谈谈，根据运动水平评估自己真正需要摄入多少蛋白质。

蛋白质在运动中所起的作用如下：

- 促进组织生长与修复；
- 促进人体结构生长（肌肉、结缔组织、骨骼和器官）；
- 支持新陈代谢和内分泌活动；
- 增强免疫力；
- 维持人体蛋白质水平，防止肌肉组织分解；
- 提供支链氨基酸（简称BCAAs）作为身体燃料，将疲劳减至最轻。

个体蛋白质需求量

相比不常运动的人，力量训练者或健美运动员需要摄入更多蛋白质。基于非锻炼者的需求，当前DRIs规定每日每公斤体重摄入0.8克蛋白质，而力量训练者与健美运动员的蛋白质需求量则比这一标准高。（别忘了，身体可以通过摄入符合DRIs的蛋白质来运转。）此外，取决于你是增肌、定期有氧运动，还是为比赛节食，不同情况下个人蛋白质需求量有所不同。我们来仔细探究一二。

增 肌

随着训练强度增加，你需要补充蛋白质来支持肌肉生长和某些血液成分的增加。根据最新的力量训练研究，我建议每日每公斤体重摄入2克蛋白质。举个例子，如果你的体重为68公斤，那么可以通过下面的公式算出你所需蛋白质的量：

每日每公斤体重2克蛋白质 × 68公斤 = 每日136克蛋白质

生活在高海拔地区的力量训练者需要摄入更多的蛋白质：每日每公斤体重2.2克。如果你是严格素食者，那么对蛋白质的需求量也会增加10%，以确保你的饮食提供身体所有必需的氨基酸：

每日每公斤体重2.2克蛋白质 × 68公斤 = 每日150克蛋白质

如果你初涉力量训练，那么你需要的蛋白质比资深力量训练者通常摄入的量多40%。

有氧运动

平均而言，大多数力量训练者和健美运动员每天进行一两小时的高强度负重训练，外加每周5小时或更长时间的有氧运动。如果属于这一类，那么你的蛋白质需求量会更高，原因如下。

在持续60分钟或更长时间的有氧运动中，尤其是当身体的首选燃料——碳水化合物消耗殆尽时，少量BCAAs被用于供能。其中一种BCAAs——亮氨酸，被分解成另一种氨基酸，丙氨酸。丙氨酸被肝脏转化成血糖（葡萄糖）作为能量。葡萄糖被输送至工作肌肉中用于能量消耗。有氧运动强度越大，身体分解的亮氨酸就越多，以获取更多燃料。此外，研究表明，在运动后一段时间内，身体获取亮氨酸等氨基酸可刺激肌肉修复与生长。

鉴于氨基酸作为肌肉能量与恢复来源的特殊用途，如果你的训练计划里包括每周时长超过5小时的耐力训练，那么你应当增加蛋白质的摄入量，每天每公斤体重需要摄入2.2克。参照前述示例，你可以按照如下公式计算你的需求量：

每日每公斤体重2.2克蛋白质 × 68公斤 = 每日150克蛋白质

交叉训练

马拉松运动员、铁人三项运动员，乃至超长马拉松运动员，都需要进行交叉训练，参加各种与所从事的项目相匹配的运动，包括跑步、骑自行车和长距离游泳，举重亦是其中之一。

尽管多年前，进行交叉训练的运动员被鼓励大量摄入碳水化合物，但近年来专家们认为，摄入蛋白质对于达到更高的运动表现同样重要。然而，蛋白质的摄入量相对稍低，以便在饮食中为增加的碳水化合物留出空间，后者在进行交叉训练的耐力运动员的饮食中至关重要。因此，训练的频率与强度不同，进行交叉训练的运动员每日每公斤体重需要摄入1.6～1.8克蛋白质。以体重68公斤为例，则：

每日每公斤体重1.6～1.8克蛋白质 × 68公斤 = 每日109～122克蛋白质

与耐力运动员一样，交叉训练者在训练与比赛中消耗碳水化合物的量比力量运动员更多，也需要比力量运动员在膳食中摄入更多的碳水化合物，并且交叉训练者可通过在比赛前使用糖原负荷法获益。交叉训练者应运用更新的、时间更短的糖原负荷法：在比赛前一周进行长时间的训练，以消耗肌糖原储备；而后在赛前三四天开始将训练减量并增加碳水化合物摄入，直到赛前一天休息并从食物中摄入约600克碳水化合物。

为比赛节食或减脂

若为外观或比赛减少热量摄入时，极可能失去紧实的肌肉。因为肌肉是身体新陈代谢最活跃的组织，失去肌肉会损害身体燃烧脂肪的能力。况且没有一个健美运动员想在赛前让肌肉流失。在备赛时摄入足够的蛋白质可以防止饮食相关的肌肉流失。节食中的健美运动员每日每公斤体重需要摄入2.2～2.5克蛋白质，我推荐2.3克。以体重68公斤为例：

每日每公斤体重2.3克蛋白质×68公斤＝每日156克蛋白质

顺便提及，这项饮食计划中热量的分配为30%蛋白质、40%碳水化合物，以及30%脂肪（30—40—30）。更多有关为竞赛减脂的信息，请参见第16章。

适时摄入蛋白质的好处

假设你刚完成一项高强度力量训练，如果此刻将你的肌肉放大至微观尺度，你会被所见震惊。微小的肌纤维结构撕裂，肌细胞渗漏。随后24～48小时，肌蛋白分解，消耗更多肌糖原。

这些现象均为高强度训练后发生的主要代谢活动。尽管看上去破坏严重，但它们实际上是每次训练后肌肉组织修复和生长的恢复过程的必要组成。恢复期间，身体补充肌糖原并合成新的肌蛋白。在这个过程中，肌纤维变得更粗、更强壮，以免未来受到创伤。

你能通过很多方式来增强恢复过程——包括训练前后摄入蛋白质。在进行力量训练之前摄入一小份含有蛋白质及碳水化合物的餐食颇有裨益。在一项关于蛋白质在运动员饮食中作用的回顾性研究（着眼于一系列研究的研究）中，对蛋白质进行前沿研究的彼得·W.莱蒙博士指出，与只进行训练相比，训练前食用蛋白质餐食对肌肉量和力量的增加更有益。这一看法的证据十分具有说服力，不容忽视，这也是我推荐运动前食用小份含有蛋白质的餐食的原因。

下一步是运动后即刻摄入少量食物。此时身体已消化了运动前摄入的蛋白质，它正对肌肉起作用。两三个小时后，随着这种作用逐渐消失，身体开始需要新的蛋白质来完成训练后组织的修复与恢复。根据研究，运动后30分钟内可每公斤体重摄入0.5克蛋白质和高血糖生成指数的碳水化合物，如葡萄糖、麦芽糊精、蔗糖，甚至蜂蜜，从而启动糖原生成过程。例如，如果你体重68公斤，那么应摄入34克蛋白质。

当同时摄入蛋白质和碳水化合物时，胰岛素便会激增。胰岛素好比油门，它以两种方式加快身体的糖原生成。首先，胰岛素使葡萄糖和氨基酸加速进入细胞。其次，它激活一种专门的酶，对糖原合成至关重要。另外一项研究表明，运动后补充碳水化合物与蛋白质还能引发生长激素的释放。胰岛素和生长激素均有助于肌肉的生长和恢复。

此外，运动后必需氨基酸（表2.1）的可用性提高了体内肌蛋白的再合成速度。基于这些发现，建议每公斤体重摄入0.5～1克高升糖指数碳水化合物，以及每公斤体重摄入0.5克蛋白质食物或最好是含有所有必需氨基酸的优质蛋白质补剂。（食物的血糖生成指数见表3.2。）

表 2.1　必需氨基酸、条件必需氨基酸、非必需氨基酸[①]

必需	条件必需	非必需
异亮氨酸[*]	精氨酸	丙氨酸
亮氨酸[*]	半胱氨酸	天冬酰胺
赖氨酸	谷氨酰胺	天冬氨酸
蛋氨酸	组氨酸	瓜氨酸
苯丙氨酸	脯氨酸	谷氨酸
苏氨酸	牛磺酸	甘氨酸
色氨酸	酪氨酸	丝氨酸
缬氨酸[*]		

[*] BCAAs。

全天保持合成代谢

试想若全天处在合成代谢（生长）阶段，身体则会进入构建组织及燃烧脂肪的模式。这一状态能否达到？答案是肯定的，我来告诉你一些经科学验证的

① 资料来源：M. G. Di Pasquale, Proteins and amino acids in exercise and sport. In *Energy-yielding macronutrients and energy metabolism in sports nutrition*, edited by J. A. DRIsskell and I. Wolinsky, Philadelphia: CRC Press, 2000, 119–162。

秘密。

保持合成代谢的首要秘诀是规划有规律的饮食及正确的碳水化合物-蛋白质组合。下一个秘诀是补充亮氨酸。亮氨酸与缬氨酸、异亮氨酸同为BCAAs。BCAAs很独特，因为它们主要由肌肉使用（多数氨基酸由肝脏加工分解）。科学家已经证实，BCAAs在运动过程中产生能量，并促进蛋白质合成。最近的研究进一步强调了节食期间摄入亮氨酸对肌肉生长与维持的重要性。

近期一篇关于亮氨酸作用的综述指出，亮氨酸和胰岛素似乎能协同促进骨骼肌的蛋白质合成。此外，这篇综述还指出，训练后单独服用亮氨酸足以"开启"蛋白质合成。尽管亮氨酸是一种有效的肌肉生长激活剂，身体仍然需要摄入其他必需氨基酸制造肌蛋白。

其他研究亦指出了亮氨酸在节食期间的重要性。简言之，当热量摄入减少时，肌肉中的亮氨酸被用于产生丙氨酸，而丙氨酸在肝脏中被用于产生葡萄糖。可以合理推测，在节食时高亮氨酸摄入有助于身体节省蛋白质并改善血糖控制。研究表明，2.5克亮氨酸即可畅通促进肌蛋白合成的代谢通路，从而促进肌肉生长，维持去脂体重。

亮氨酸的抗分解代谢功能和促进肌蛋白合成功能是防止过度训练的关键。虽然总能量摄入为首要因素，但在减量训练时不应忽视或限制蛋白质的摄入。如果为了防止过度训练而减缓训练，切勿减少蛋白质的摄入。过度训练可能是分解代谢的结果，也可能是分解代谢的状态。最佳蛋白质摄入水平可以降低过度训练的风险并促进从过度训练恢复。事实上，后者可能更为重要。

在常见的膳食蛋白质中，乳清分离物的亮氨酸含量最高（其占蛋白质含量的14%）。动物蛋白含有10%的亮氨酸，而其他蛋白质则含8%左右。因此，约25克的动物蛋白或乳清蛋白通常含有2.5克亮氨酸。尽量每日通过食物及补剂摄入10克亮氨酸。如果你正食用大豆蛋白或其他植物蛋白，那么你需要略多一些的量以获取足够的亮氨酸。全天中大约每三四个小时吃一餐或零食（包括在运动前后），从中摄入蛋白质，可保证身体吸收足够的能量和蛋白质来保持合成代谢。

蛋白质、情绪、睡眠

蛋白质食物含有一种叫色氨酸的氨基酸，它参与合成血清素，而血清素是一种镇静和提振情绪的大脑化学物质。一般来说，如果不在饮食中限制蛋白质摄入，血液中将有足够的色氨酸来提高血清素水平。而饮食缺乏碳水化合物是导致血清素水平低最常见的原因，碳水化合物会引发一连串生化反应，使色氨酸穿过血脑屏障进入大脑。重要的是，蛋白质对于提振情绪起作用。血清素也帮助身体为休息和睡眠做准备。白天血清素受体会刺激人的警觉并提振情绪；夜晚这类受体便停止工作，而负责为身体休息和睡眠做准备的受体则开始运转。由此可见，蛋白质和碳水化合物的组合能加强血清素的作用。

警惕高蛋白质、低碳水化合物饮食

对于力量训练者或健美运动员来说，采用高蛋白质、低碳水化合物的饮食来控制体重是失败的策略。进食的碳水化合物不足会降低你的热量摄入，热量不足时，身体将利用饮食中的蛋白质来满足能量需求。这就减少可用于发挥其独有生理功能的蛋白质的数量。体内蛋白质不足，减重过程中将流失更多肌肉，导致代谢率降低。最重要的是，身体需要碳水化合物与蛋白质一起维持肌肉量。你可以遵循我在本章前述内容中建议的含30%蛋白质的减脂饮食，获得减脂和增肌的双赢。在这一饮食中，仅需稍微减少碳水化合物的摄入量，为额外的蛋白质留出空间，而蛋白质会促进燃脂。

我反对省略或大幅削减碳水化合物的高蛋白质饮食，这种持续风靡的高蛋白质饮食宣称能快速减重。此类饮食强调食用牛肉、鸡肉、鱼和鸡蛋，而忽略蔬菜和谷物等其他食物。

这种饮食存在什么问题？首先，其脂肪含量高。动物性食品中的蛋白质通常伴随着大量饱和脂肪与胆固醇。过量的膳食脂肪将使身体发胖，并损害心脏。大多数极端蛋白饮食的纤维含量很低。没有足够的纤维来促进肠道蠕动，人体整个消化系统便会慢似爬行，进而导致便秘、憩室病和其他肠道疾病。

其次，大多数蛋白质饮食能使身体脱水。在进行高蛋白质饮食的首周，初始体重和体脂率不同的使用者，体重均能大幅减轻。当站上体重秤，你会非常欣喜地看到数字降低，于是你感觉这种饮食方式棒极了，但事实上减去的大部分都是身体的水分。长此以往将导致身体极度脱水，危害健康。假设你的体重为68公斤，仅减少1公斤水就会让你感到疲惫，并损害你的运动能力。当停止采用这种饮食方式，摄入碳水化合物，之前流失的水分就会重新回到身体组织，减轻的重量便会反弹。

显然，你应关注的不是蛋白质，而是营养均衡。对于运动员来说，应把减重视为节食和训练的结果，而非目标。运动员应以改善运动表现为目标，切勿认为流行的节食法定能帮你站上领奖台，事实恰恰相反。在第12～第16章，你将学习如何为自己量身打造饮食计划，包含如何恰当分配饮食中的蛋白质、碳水化合物和脂肪，以帮助你增肌并保持低体脂。

鱼肉蛋白

鱼油以及鱼肉中 ω-3 脂肪酸的重要性几乎人尽皆知。鱼肉蛋白还具备一项特点——帮助保持低体脂。

这一作用，部分是鱼肉中的 ω-3 脂肪酸所致，但科学家们认为，鱼肉蛋白本身也发挥了重要作用。在加拿大的一项名为"通过膳食鳕鱼蛋白预防骨骼肌胰岛素抵抗"的研究中，研究人员发现，让因高脂肪饮食产生肌肉胰岛素抵抗的大鼠摄入鳕鱼蛋白，可使其免受胰岛素抵抗影响。

研究人员随后进行追溯，研究是否所有鱼肉蛋白均具有鳕鱼蛋白对胰岛素抵抗的作用，以确定其他鱼肉蛋白是否有类似的益处。因此，研究人员让实验大鼠摄入含酪蛋白，或鲣鱼、鲱鱼、鲭鱼、鲑鱼蛋白的高脂高糖食物。28天后，对大鼠进行口服葡萄糖耐量试验，并对其组织进行生化分析。所有大鼠都被喂食同等能量的食物，但是喂养鱼肉蛋白的一组，因脂肪增加更少、体重增幅更小，全身胰岛素对葡萄糖的敏感性也有所提高。此外，喂养鱼肉蛋白的组与喂养酪蛋白的对照组相比，前者获得了极强的抗癌效果。这一效果归因于鱼肉蛋白具有的抗炎特性。鱼肉蛋白亦可预防肥胖相关的代谢并发症。最后，喂养鱼肉蛋白的一组，其循环激素——降钙素水平升高。该激素在控制体重增加方面可发挥作用，这可能是喂养鱼肉蛋白的大鼠增重较少的原因。尽管该研究以大鼠为实验对象，但其也为鱼肉蛋白在人体新陈代谢中可能发挥的作用提供了重要线索。

挪威的研究人员进行了一项研究，以确定各种蛋白质的氨基酸成分能否解释鱼肉蛋白增强减脂的能力。研究发现牛磺酸、甘氨酸等氨基酸可促进大鼠肝脏分泌胆汁酸，调节胆汁酸代谢，提高粪胆汁酸排泄。在这项研究中，研究人员向大鼠喂食含有来自绿青鳕（狭鳕）的鱼肉蛋白水解物（富含牛磺酸和甘氨酸）的食物，发现它们的脂肪燃烧能力增强。这项研究使我们更加了解鱼肉蛋白影响身体成分的机制。

数十年来，我一直留心观察客户饮食中鱼肉的作用。我深知，若是每周食用鱼肉5次，能使人快速瘦身。当然，其他事项也必须妥善执行，但食用鱼肉的确有助于更快达成减重目标。

每周食用鱼肉5次，并不意味着每周都有5天的正餐吃鱼。你可以在早餐吃熏鱼或金枪鱼肉酱土司。鲑鱼或金枪鱼罐头，甚至鱼肉玉米卷饼，都是便利的午餐选择。你可以用多种方法来丰富自己食用鱼肉的方式。

人们总是问我鱼肉是否安全。污染问题层出不穷，还能放心食用鱼肉吗？鱼肉主要存在两类安全问题：汞污染和农药污染。汞污染水域和食物链，它是重工业及制造业的副产品。排放到空气中的汞被云层吸收，随雨水流入海洋，转化成甲基汞，甲基汞具有神经毒性。高浓度的汞会对胎儿和幼儿的神经系统发育造成损害。当鱼类在污染水域中进食，汞进入鱼体内并蓄积。掠食性鱼类的体积越大、寿命越长，其进食的小型鱼类就越多。长年累月，甲基汞在大型掠食性鱼类体内蓄积，达到危险的浓度。

几乎所有鱼类及其他所有生物体内都含有微量汞。然而，诸如剑鱼、鲨鱼、金枪鱼、大耳马鲛鱼和方头鱼等大型掠食性鱼类的风险最高。一些贝类的甲基汞含量也很高，这是由于它们的体积很小，甲基汞会随其污染物含量、进食的水体和食物源成比增加。

对此，美国食品药品监督管理局（简称FDA）和国家环境保护局给出了以下建议：

- 勿食用鲨鱼、剑鱼、大耳马鲛鱼或方头鱼，这些鱼类体内汞含量高。

- 每周至多摄入360克（相当于两餐）汞含量较低的各种鱼类和贝类。

- 5种最常见的低汞水产为虾、淡金枪鱼罐头、鲑鱼、狭鳕和鲶鱼。

- 另一种常见食用鱼，长鳍金枪鱼（"白金枪鱼"）比淡金枪鱼罐头汞含量高。所以，在选择两餐鱼类和贝类食物时，每周至多食用180克或一餐长鳍金枪鱼。

- 对亲朋在地方湖泊、河流和海滨捕捞的鱼类，查看当地的食品安全指南。若无指南，则每周至多食用180克或一餐从地方水域捕捞的鱼，此外勿食用任何其他鱼类。

- 在给幼儿喂食鱼类和贝类时，亦遵循同样的建议，但应减小分量。

该建议没有透露，可以从在西北太平洋捕捞的独立私人渔船买到未受污染的金枪鱼。这些渔民捕捞3～5.4公斤重的小型金枪鱼，而延绳钓作业的大型罐头厂商则捕捞18～32公斤重的金枪鱼。大型罐头厂商在海上加工金枪鱼，把鱼煮熟去除 ω-3 脂肪酸，后者被扔进大海，与之相比，这类小型金枪鱼被速冻装罐，健康脂肪完好无损。（大型罐头商确实会煮掉 ω-3 脂肪酸。某家主要罐头厂商现在已有自产的 ω-3 脂肪酸补剂。该厂商从鱼肉提取 ω-3 脂肪酸，装瓶售卖。）这些独立渔民捕捞的鱼实际上并不含汞，因为这些鱼体积小，并且生长的水域未受汞污染。渔民们也十分具有环保意识，他们只捕捞金枪鱼（不捕捞海龟或其他副渔获物），并坚持可持续的捕捞规模。从这些渔民手里买到的金枪鱼不但味道鲜美，而且含有所有健康脂肪，同时不含汞。而全国性大型罐头厂商的产品并不具备这些特性。（有关参考资料，请参阅"金枪鱼食用安全性问答"。）

金枪鱼食用安全性问答

问：最佳且最安全的金枪鱼捕捞方法是？

答：捕捞金枪鱼最安全且最可持续的方法为手动摇轮起绳或拖钓。

问：金枪鱼排和金枪鱼寿司是否安全，可以放心食用？

答：最常见的金枪鱼捕捞法为延绳钓。延绳钓捕捞的所有种类的长鳍金枪鱼、大眼金枪鱼（日语称为"ahi"）和黄鳍金枪鱼，无论是制成罐头、鱼排或寿司食用，汞含量都很高。偶尔食用一两个金枪鱼寿司不会对身体产生严重影响。但要是每周有两餐是金枪鱼寿司，那么你体内的汞含量可能偏高。

蓝鳍金枪鱼和鲣鱼对健康无害，但延绳钓技术会对环境造成破坏。它会造成过度捕捞和捕获大量副渔获物（海龟、海鸟、鲨鱼，偶尔还有海洋哺乳动物）。手动摇轮起绳捕捞或拖钓最为环保。

淡金枪鱼罐头通常含有鲣鱼，所以相对其他金枪鱼更安全。然而，《芝加哥论坛报》（Chicago Tribune）的一项调查发现，淡金枪鱼罐头有时含有黄鳍金枪鱼，包装上却未予以标明，而黄鳍金枪鱼的汞含量比鲣鱼高很多。

问：寿司店若是供应劣质鱼肉，店家能否掩盖这一行为？

答：掩盖供应劣质金枪鱼的简单方法是将其与其他调料混合。寿司行业中，辣味金枪鱼卷因使用这种方法而臭名昭著。还有一些方法可让鱼肉看起来比实际更新鲜。"气体处理"或"熏制"金枪鱼可以使鱼肉外观更红润。未经过顶尖方法处理的鱼类，即使冷冻，死后肉质的红色也会逐渐变淡。但把鱼切割为腰肉或鱼片后，在冷冻之前将其暴露在一氧化碳中，一氧化碳与血红蛋白结合，则可防止肉体从红色变为棕色甚至灰色。这便误导了消费者，使他们难以根据肉色来判断鱼的新鲜程度。

虽然我们希望物有所值，但在寿司店，价格并不总是衡量鱼优质与否的指标。希望下列建议对你有所帮助：

- 鲜鱼很少在周末运送。尽量避开星期天和星期一在寿司店用餐。
- 新鲜并非是指有鱼腥味。一家供应鱼类的餐馆不应让顾客闻到鱼腥味。如果遇到这样的餐馆，离开为妙。

新鲜鱼肉，其外观应是半透明、有光泽的。如果金枪鱼肉看上去像是被涂红的，那么有可能这块肉已经过气体处理。问问厨师鱼是否被熏制过，如果是，请勿食用。

选择生意繁忙的餐厅比较好。这样的餐厅客流量更大，鱼往往更新鲜。

鱼类的另一个主要问题是农药污染。这一问题在养殖鲑鱼行业尤其严重。野生鲑鱼出生于从阿拉斯加到加利福尼亚的寒冷河流中。鱼子孵化后，幼鱼游向大海，在那里长为成鱼，再洄游到出生地产卵。春末至夏季，鱼群从海洋洄游至河流，大多数野生鲑鱼便是在这段时间内被捕获。这一自然生命过程孕育出富含维生素D、维生素E和ω-3脂肪酸的优质鱼肉。

不同于野生鲑鱼，养殖鲑鱼是在工业化和封闭的栖息地中生长，以便大规模生产。养殖鲑鱼被投喂人工饵料，这种饵料以被磨成粉状的小鱼为原料。饵料中添加了人工染料，使养殖鱼肉质呈现出野生鲑鱼在野外进食自然形成的粉色。

污染物通过饵料中的小鱼进入养殖鲑鱼体内。诸如工厂排放的废水等污染物进入小鱼的栖息地，被小鱼吸收。因此，在投喂给养殖鲑鱼的饵料中，这类污染物的浓度极高。当鲑鱼吃入受污染的饵料，污染物会储存在其体内的脂肪中。

最近的一项研究对产自世界各地的700条鲑鱼进行了50多种污染物的分析。养殖鲑鱼与野生鲑鱼最大的区别是其体内的有机氯化合物含量，尤其是致癌的多氯联苯（PCBs）、狄氏剂和毒杀芬。欧洲的养殖鲑鱼体内有机氯化合物含量最高，其次为北美的养殖鲑鱼，智利的养殖鲑鱼中这类化合物含量最少。那么能否放心食用烟熏鲑鱼？尽管烟熏鲑鱼ω-3脂肪酸含量较低，且在熏制过程中可能产生一些致癌物（冷熏制可减轻致癌物产生），但如果熏制的鲑鱼为野生鲑鱼，则仍是一种好选择。

作者指出，每月有一餐以上食用养殖鲑鱼可能增加患癌风险，随后对此展开具体讨论。表2.2列出了鲑鱼的安全食用限量。

表2.2　鲑鱼的安全食用限量[①]

鲑鱼来源	分量与频率
苏格兰和法罗群岛养殖	每月60克
加拿大和缅因州养殖	每月120克
智利和华盛顿州养殖	每月240克
野生	每月1920克（每周480克）

---

① 资料来源：R.A. Hites, J.A. Foran, D.O. Carpenter, et al. Global assessment of organic contaminants in farmed salmon. *Science*, 2004, 303(5655): 226–229。

这些建议仅针对普通人群，对孕妇的建议仍在讨论中，因为污染物会损害胎儿发育中的内分泌系统、免疫系统及大脑。有毒化合物会在身体脂肪中逐渐积累，并在那停留数十年。它们可在孕期从母体传递至胎儿，或者经母乳喂养进入婴儿体内。育龄女性显然不能放心食用养殖鲑鱼。

野生鲑鱼不是价格昂贵吗？能否买有机鲑鱼来代替？野生鲑鱼无疑比养殖鲑鱼更贵，不过要是虑及养殖鲑鱼的风险和食用野生鲑鱼的好处，也称得上物有所值。但你的确有选择的余地。在鲑鱼捕捞季，你能在像开市客这样的大型仓储式商店找到切半的野生鲑鱼。我通常一次购买2.3公斤，切成数份冷冻起来。只要密封良好，鲑鱼能在无霜冰箱中保鲜至少6周。

对鱼肉的有机标签，目前尚无明确的规定。任何带有机标签的鱼肉都不像其他有机食品那样受美国政府标签标准的管控。在有机鱼肉标签这一问题上，存在相当多的投机欺诈。

最后，请记住，除金枪鱼和鲑鱼外，许多鱼类都含有 ω–3 脂肪酸。沙丁鱼、鲭鱼、鲱鱼、黑鳕鱼、鲶鱼和虾都是极好的 ω–3 脂肪酸的来源。任何一种鱼所含的 ω–3 脂肪酸都比热狗多！

红　肉

过去你可能避免食用红肉，因为其脂肪和胆固醇含量往往偏高。然而，红肉是蛋白质、铁、锌以及其他营养素的优质来源。顺便一提，深色火鸡肉和鸡肉亦具有此优点。

铁是制造血红蛋白和肌红蛋白所必需的矿物质，血红蛋白将氧气从肺部运送到组织中，而肌红蛋白是肌肉组织中独有的氧气载体。红肉和其他动物蛋白中的铁被称为血红素铁。血红素铁比植物性食品中的非血红素铁更易被人体吸收。

锌是一种活跃的矿物质。作为在人体中分布最为广泛的矿物质之一，锌能帮助人体吸收维生素，尤其是B族维生素。它还参与消化和新陈代谢，对生长至关重要。和铁一样，人体更易于吸收动物蛋白而非植物性食品中所含的锌。

你可能会惊讶地发现红肉可以十分瘦。事实上，29种瘦牛肉部位中的20种，平均每90克的饱和脂肪含量仅比一块去皮鸡胸肉高1克（表2.3）。

显然红肉具备一定营养优势，关键在于控制从红肉中摄取的脂肪量。方法如下。

表2.3　20种最瘦的牛肉分切部位 *[①]

分切部位	饱和脂肪（克）	总脂肪（克）
外侧后腿眼肉和外侧后腿眼肉排	1.4	4.0
后腰尖肉排	1.6	4.1
内侧后腿肉和内侧后腿肉排	1.6	4.6
外侧后腿肉和外侧后腿肉排	1.7	4.9
上后腰脊肉排	1.9	4.9
半修清前胸肉	1.9	5.1
95% 精瘦碎牛肉	2.4	5.1
后腿尖肉和后腿尖肉排	1.9	5.3
后腿肉排	1.9	5.3
横切后腱肉	1.9	5.4
炖肩胛肉	1.8	5.7
后腰尖中部肉和后腰尖中部肉排	2.1	5.8
肩胛肉排	1.9	6.0
外侧后腿肉排	2.2	6.0
上腰肉（二侧腰肉）排	2.3	6.0
肩胛嫩肉和肉柳	2.4	6.1
腹胁肉排	2.6	6.3
肩胛中部肉排	2.4	6.5
腰脊三角肉和腰脊三角肉排	2.6	7.1
腰里脊肉和里脊肉排	2.7	7.1
T 骨牛排	3.0	8.2

＊ 每 85 克去除可见脂肪的熟肉。

---

① 资料来源：U.S. Department of Agriculture, Agriculture Research Service. USDA National Nutrient Database for Standard Reference, Release 21, 2008。

分量大小

保持分量适中，因为一块重约90克、同一张扑克牌或女性手掌一般大的瘦牛肉中含有8.4克的总脂肪和21克的总蛋白质。要得到90克熟肉，需要用120克无骨生肉进行烹煮。

等　级

牛肉根据大理石纹脂肪含量分成三个等级：极佳、特选和可选。可选级牛肉最瘦。挑选牛肉时，可寻找脂肪含量低的瘦肉，或者烹饪前自己将脂肪去除。如今的猪肉也比过去的更瘦。猪肉最瘦的部位为背脊和后腿，一份90克煮熟去脂的猪背脊肉或猪后腿肉的脂肪含量低于9克，热量为180千卡。羊肉以及小牛肉的脂肪含量低于牛肉。挑选羊肉和小牛肉瘦的部位时，遵循与选择瘦牛肉相同的指南即可。

烹饪准备

要使瘦肉在烹饪后保持美味，必须在烹饪前将其妥善处理。因为瘦肉脂肪少，难以在煮熟后保持湿润多汁，所以烹饪前的准备方法很重要。较嫩部位的瘦肉，如腰脊肉，可选择烤制并立即食用，避免过度烹饪。也可以腌制牛肉使其变嫩，因为腌料中的酸（醋、柑橘汁或葡萄酒）可嫩化肉质，同时可以用水代替油，而不会降低嫩化效果。为进一步提高烤肉的嫩度，在可能的情况下可将肉逆纹侧切成薄片。

牛肉安全食用小贴士

尽管全球都在关注疯牛病，但消费者仍对牛肉保持很高的信心。即便如此，你也应该采取预防措施，使自己不受包括食源性疾病在内的任何肉类相关疾病的侵害。你可以通过以下方法来确保牛肉能够安全食用：

- 选择不含骨组织和神经组织（大脑、脊髓和神经末梢）的牛肉，这些组织是病牛身上最具传染性的部分。较为安全的牛肉来自去骨部位，如去骨牛排、去骨牛扒和去骨肉，以及草饲牛和有机牛。T骨牛排、特选腰脊肉牛排、极佳级带骨牛肋排肉、嫩牛肉丁和带骨烤肉的风险极小。

- 尽量避免食用绞碎的牛肉，其中可能含有骨骼和神经组织。如果要食用碎牛肉，使用食物温度计，确保肉在71℃以上烹煮，以杀灭肉中的任何食源性细菌。用完温度计后立即清洗。如果你在餐馆点了碎牛肉，询问服务员肉是否至少在68℃烹煮15秒（在餐馆食用碎牛肉的安全做法）。

- 警惕含有用先进肉类还原机（简称AMR）提取的牛肉的肉制品。AMR从牛身体上将尽可能多的肉移除下来。经该机器处理的肉通常用于制作热狗、玉米卷饼馅料、比萨配料、香肠、肉末或碎肉制成的肉干。然而制造商并未被要求在食品标签上注明经AMR处理的肉。

进行无肉饮食与保持肌肉发达

能否在吃素食的同时增肌？当然可以，只要合理安排饮食。诀窍在于要混合搭配食物，这样便能使氨基酸保持平衡。

你可以把氨基酸想象成建造房屋的建筑队。从构架到布线，每一位队员都负责特定的工作。如果一位队员停工，那么整个建筑便无法完工。氨基酸也是如此，所有22种氨基酸结合起来构成组织生长和修复所需的蛋白质。为让身体合成蛋白质，这22种氨基酸都必须发挥作用。如果有1种氨基酸缺失，或者某种氨基酸的浓度低，蛋白质的构建便会停止。

这22种氨基酸中，有8种无法由人体合成，必须由食物提供，它们被称为必需氨基酸。有7种被称为条件必需氨基酸，这类氨基酸可由人体合成，但在某些条件下，产生的量不能满足人体对其的需求。余下的7种可由人体合成，被称为非必需氨基酸。人体通过碳水化合物和氮或对必需氨基酸和非必需氨基酸重新进行化学排序来制造非必需氨基酸。（表2.1列出了必需氨基酸、条件必需氨基酸和非必需氨基酸。）

含有人体健康和生长所需的所有必需氨基酸的食物被称为完全蛋白质。乳制品、蛋类、肉类、家禽、鱼类和其他动物来源中的蛋白质为完全蛋白质。各种植物性食品通常提供不完全蛋白质，这类蛋白质不含或缺乏某种特定的必需氨基酸。缺少或供应不足的必需氨基酸被称为限制氨基酸。

为从素食中获取足够的必需氨基酸，应选择能够彼此补充限制氨基酸的食物。换句话说，每日的餐食都混合搭配食物，使一种必需氨基酸含量低的食物被同一氨基酸含量高的食物补充。没有必要每餐都结合这些蛋白质，你可以一整天摄入多种来源的蛋白质。例如，谷物中赖氨酸含量有限而蛋氨酸含量较高；豆类，如菜豆、芸豆和黑豆，其赖氨酸含量高，蛋氨酸含量低。因此，通过结合谷物与豆类，便能制作一顿完全蛋白质餐。大豆例外，它被认为是完全蛋白质。其他营养全面的蛋白质组合如下：

- 米与豆类；

- 玉米与豆类；

- 玉米与棉豆；

- 玉米饼与炸豆泥；

- 意大利面与豆汤。

如果你是蛋奶素食者，则不必担心食物搭配。牛奶、鸡蛋、奶酪和其他乳制品中的蛋白质含有组织生长、修复和维持所需的所有必需氨基酸。不过需要注意：乳制品可能脂肪含量较高，因此可以选择低脂或脱脂的乳制品，如脱脂牛奶、奶酪和酸奶。至于鸡蛋，每日只吃一个蛋黄，其余都吃蛋白部分，因为大部分蛋白质都存在于蛋白中。

是否吃肉是个人选择。如果决定不吃肉，那么你需要仔细规划饮食，以避免踏入营养危险区：缺乏铁、锌和维生素B_{12}。体内缺乏这类物质将影响运动表现。如果你是一个素食力量训练者，则极有必要考虑摄入下列营养素助你避免营养不足。

- **蛋白质** 素食力量训练者面临着一个挑战——每日每公斤体重需要摄入2克优质蛋白质来支持肌肉生长。你可以通过在饮食中加入大量低脂乳制品和蛋白质丰富的植物性食品来实现这个目标。如果你是严格素食者（不食用任何动物性食品），那么你需要将每日的蛋白质摄入量增至2.2克每公斤体重。

- **血红素铁** 在饮食中加入一些血红素铁食物来源。如上所述，所有类型的动物蛋白都含有更易被吸收的血红素铁。如果你是半素食者（吃鱼或鸡肉，但不吃红肉），幸运的是鸡肉和鱼肉中含有血红素铁，你不必额外进行补充。如果不摄入动物蛋白，便吸收不到血红素铁。这意味着你必须更加努力地获得所需的所有铁，没有简单可行的铁吸收策略可言。

- **肉鱼禽因子** 肉类、鱼类和家禽中含有一种特殊的肉鱼禽因子，可帮助身体吸收更多的非血红素铁。若同时食用肉和蔬菜，此时从蔬菜中吸收的非血红素铁比单独食用蔬菜时要多。如果你是半素食者，你的铁摄入量稍低，身体就会发出信号，并从蔬菜中吸收更多的铁。

- **维生素C** 水果、蔬菜和其他含有维生素C的食物有助于身体吸收非血红素铁。例如，如果柑橘类水果配上铁强化谷物一起食用，身体会从谷物中吸收更多的铁。

- **维生素B_{12}** 须预防维生素B_{12}缺乏。由于人体仅可从动物制品中吸收维生素B_{12}，因此它是严格素食者饮食中常缺乏的最重要的营养素之一。幸运的是，人体每天仅需摄入微量维生素B_{12}（成人维生素B_{12}的DRIs为2.4微克），用于制造红细胞和神经元。即便需求量少，但若体内缺乏这一物质，也可能会造成不可逆的神经损伤。

  发酵食品，如大豆制品味噌和丹贝，会从引起发酵的细菌培养物中为人体提供一些维生素B_{12}，但通常不足以满足人体需求。严格素食者应摄入维生素B_{12}强化的食品或者补剂，以确保饮食健康。

- **铁和锌** 部分食物含有植酸盐、草酸盐或其他会阻碍肠道吸收铁和锌的物质。咖啡和茶（常规的和不含咖啡因的）、全谷物、麸皮、豆类和菠菜均含阻滞剂，因此最好与血红素铁或维生素C的来源食物一起食用，以帮助身体吸收更多铁和锌。此外，考虑服用铁和锌补剂。来自蔬菜的铁元素不如动物性食品中所含铁元素那般易于被人体吸收。不吃肉的人，特别是训练频繁者和经期女性，必须注意饮食中铁的需求。动物肉为多数饮食中锌的主要来源，所以所有素食者的锌元素摄入量更容易偏低。

虽然膳食补剂并非食物的替代品，但如果饮食中铁和锌的供应不足，补剂则成了补充这两种矿物质的上好选择。每日服用满足二者DRIs的补剂，能有效抵御缺铁和缺锌带来的危害。

健身档案：素食主义

我曾与一位职业篮球运动员合作，出于信仰原因，他是一名蛋奶素食者（他不吃乳制品和蛋类以外的任何动物性食品）。他决心在外和居家都坚持执行素食计划。

出乎意料的是，这位球员最大的饮食问题不在于蛋白质不足。他从乳制品中摄取了大量蛋白质。但是，不吃肉导致他摄取的铁、硒和锌不足——这类矿物质在肉类中含量丰富。此外，他的饮食脂肪含量很高，因为他摄入了许多富含奶酪的蔬菜千层面。

为解决矿物质不足的问题，他开始服用满足所缺之矿物质RDA的矿物质补剂。在篮球训练之后，他开始喝一两种代餐饮品，这类饮品含有额外的营养素，非常适合蛋奶素食者。

在我的帮助下，他开始尝试新的低脂饮食，比如素食辣椒，只要酒店房间里有微波炉，他便能在客场比赛时把食物打包上路。他还带上果干，这些果干可以在任何地方食用，富含矿物质，热量丰富。

在家里，他开始采用豆类、豆腐、米饭和花生酱等制作素食主食来改变自己的饮食结构。通过改变饮食，他也摄入了大量优质热量，为训练和比赛提供能量。同样重要的是，他认识到自己不必为了运动成绩而牺牲自己的信仰。

蛋白质品质和种类

作为一名体能训练者或运动员，你应当关注自己摄入蛋白质的品质和种类。最重要的是，你需要摄入优质蛋白质或多种来源的蛋白质，以确保充分摄入所有8种必需氨基酸，尤其是在运动后。

如何评定蛋白质品质

依据品质或必需氨基酸的含量来划分蛋白质优劣。为评定食物中蛋白质的品质，科学家们开发出多种测量方法。下面是这些方法中最常见的三种。

蛋白质消化率校正的氨基酸评分

食品标签上的蛋白质值是运用蛋白质消化率校正的氨基酸评分（简称PDCAAS）算出的。PDCAAS描述一种蛋白质来源中氨基酸的比例，以及蛋白质的消化率，或蛋白质被身体利用的程度。在计算PDCAAS时，首先根据食物的氨基酸组成为食物打分。然后调整评分以反映蛋白质消化率。

消化率十分重要，其高低因食物而异。一般来说，动物性食品中90%以上的蛋白质被消化吸收，而豆类食品中约80%的蛋白质被利用。水果、蔬菜和谷物中60%～90%的蛋白质被消化吸收。PDCAAS的满分为100。作为参考，蛋清、碎牛肉、奶粉和金枪鱼得分均为100，而大豆蛋白得分为94。

蛋白质功效比值

蛋白质功效比值（简称PER）反映了特定蛋白质支持试验动物体重增加的能力，为研究人员寻找促进生长的最佳食物提供了可靠指示。衡量的标准为由吸收蛋清或牛奶中的完全蛋白质实现的生长。尤其蛋清被认为是完美蛋白质，它含有理想比例的所有8种必需氨基酸，储备的营养素足够长成一只鸟的需求。

生物价

生物价（简称BV）代表身体从特定食物中吸收的用于组织生长和修复而非

产生能量的蛋白质的百分比。与PER相同，蛋白的BV是衡量其他来源蛋白质的标准。完全蛋白质往往具有较高的BV，而非完全蛋白质的BV较低。低BV食品主要用于为身体提供燃料，而非组织生长与修复。

选择何种蛋白质

为增加饮食中的蛋白质，应考虑一些额外的蛋白质来源（鱼类、家禽或肉类等精益蛋白质以外的选择），如低脂乳制品和大豆蛋白。我倡导运动员喝牛奶，有两个重要原因。第一，研究表明，在力量训练后摄入牛奶蛋白，会对肌肉发展产生影响。具体来说，这类蛋白质刺激肌肉吸收氨基酸，而这一过程导致肌肉生长。牛奶中的两种蛋白质为乳清蛋白和酪蛋白，两者都有利于增加肌肉（详见下文讨论内容）。此外，动物实验表明，乳糖（牛奶中含有的一种糖类）亦有助于促进肌肉发展。这很可能是因为乳糖会轻微提高胰岛素水平，而胰岛素是将蛋白质推进肌细胞，使其获得能量、生长和发展所必需的物质。

我提倡运动员喝牛奶的第二个原因是牛奶天然富含色氨酸。这种天然的化学物质能提高大脑中血清素的水平，让你保持良好的精神和情绪。牛奶含有少量天然碳水化合物——乳糖。蛋白质-碳水化合物组合促进大脑中血清素的生成。在心情愉悦时，人会更有动力去运动和实现健身目标。

接下来的内容是概述各种蛋白质作为膳食补充的益处。

乳清蛋白

乳清蛋白为一种从牛奶中提取的天然、完全蛋白质，可制成蛋白质补剂，如果你进行力量训练，它能为身体提供诸多益处。乳清蛋白是一种"快速蛋白质"，因为它可被身体迅速消化吸收，使氨基酸快捷地被用于肌肉修复。因为被吸收速度快，故乳清蛋白是运动后立即摄入的理想蛋白质。如前所述，乳清蛋白富含一种BCAAs——亮氨酸，可以帮助体内维持合成代谢状态。近年来，人们对乳清蛋白及其对肌蛋白合成和降解的影响进行了大量研究。将这类研究的成果进行简单总结，得出乳清蛋白的作用如下：

- 相比大多数其他蛋白质来源，更能增强蛋白质合成；

- 减少因运动导致的肌蛋白降解和受损；

- 增强肌肉恢复性修复及生长；

- 促进细胞生长，提高免疫力；

- 对神经系统及大脑健康至关重要；

- 富含直接参与肌肉生长的亮氨酸；

- 含有理想比例的必需氨基酸来刺激肌蛋白合成，以及增强训练反馈；

- 刺激肝脏与肌肉的脂肪燃烧机制，使运动时燃烧更多脂肪。

诚然，任何严格素食者都不会摄入乳清蛋白。如果你对乳糖不耐受，那么分离乳清蛋白或大豆蛋白可作为很好的替代选择（稍后详细讨论）。

酪蛋白

酪蛋白是另一种乳源性蛋白，亦可作为蛋白质补剂。它属于"慢速蛋白质"，因为它通常在胃中形成固体，并以定时释放的方式缓慢输送至肌肉。运动前摄入酪蛋白是一个很好的举措，因为酪蛋白可持续为肌肉提供营养。乳清和酪蛋白都富含谷氨酰胺，这种氨基酸有助于肌肉增长，并能增强人体免疫系统。

大豆蛋白

大豆蛋白是从大豆中提取的完全蛋白质，可提供必需氨基酸以满足基本蛋白质需求。但100%依赖大豆蛋白的饮食不足以满足想要增加肌肉和力量的人的需要。然而，如果你是素食者或对牛奶蛋白敏感，那么大豆蛋白可作为很好的牛奶蛋白替代品。大豆蛋白还含有异黄酮，对健康具有许多潜在益处。

最近的研究对力量训练者摄入牛奶和大豆混合蛋白补剂展开了调查。仅一项动物实验显示，摄入乳清、酪蛋白和大豆混合蛋白对训练后延长肌蛋白合成有益。所以现在对含有大豆蛋白的混合蛋白补剂提出任何基于证据的建议还为时尚早。

最近几项关于大豆蛋白在减重饮食中作用的研究得出结论，大豆蛋白并未带来优势。大豆蛋白最大的优点在于，当乳清蛋白无法摄入、无法获取或对运动员来说难以接受时，它可作为一种替代蛋白质补剂。但这并不代表不应摄取大豆蛋白。作为一种食物来源，它可以提供重要的营养素和植物化学物质，是植物蛋白质的极佳来源，赋予饮食以及这些重要化合物多样性。作为补剂，大豆蛋白亦可提供多样性。它仍然是一种优质的蛋白质来源，可滋养身体并提供肌肉修复、恢复和生长所需的必需氨基酸。

最后，针对大豆蛋白的讨论不能排除转基因生物和食品的问题。这一话题需要一本专著来讨论，但简言之，我们仍不确定转基因究竟对人、社会和环境有利或是有害。事实上，根据个人体质、居住地，以及作物生长地的差异，转基因或许是一把双刃剑。人人都应当成为知情的消费者，我坚信含有转基因成分的产品应该以标签注明，以便消费者做出知情选择。

鸡蛋蛋白

鸡蛋蛋白（蛋清蛋白）曾被认为是蛋白质的最佳来源，尤其是补剂形式。但由于鸡蛋蛋白相对于其他形式的优质蛋白质来说相当昂贵，其受欢迎程度有所下降。

蛋白质的总结

蛋白质无疑是生成肌肉的关键，最新研究表明，对于正在增肌、吃素食，或者进行交叉训练的力量训练者来说，需要稍微提高蛋白质的摄入量。不过不必提高过多，因为人体会从食物中准确吸收所需的物质。按照本书提供的建议，你能获取增肌和保持力量最适量的蛋白质。

运动营养学真相与谣言：补充氨基酸可增肌

长期以来，关于体能训练者与运动员是否应把服用氨基酸补剂作为一种自然增肌的方式，一直存在激烈争论。如今，争论的重点更多地集中在蛋白质和氨基酸的摄入时间及其种类对肌肉生长和运动表现的意义。大量研究证实了在运动前后需要摄入蛋白质来激活去脂肌肉块的修复和生长。

关于氨基酸，得克萨斯大学的研究人员验证了这样一个假设：力量训练后一两个小时内口服6克必需氨基酸可刺激去脂肌肉的生成。研究中使用的两种氨基酸为亮氨酸和苯丙氨酸。当志愿者在力量训练后喝下含有这两种氨基酸的饮品时，他们肌肉中的净肌蛋白呈正增长，这表明身体正生成新的肌肉。

研究表明，另一种氨基酸精氨酸可启动运动后身体恢复。在一项研究中，运动者在运动后的第1、第2、第3小时分别服用碳水化合物补剂或碳水化合物-精氨酸补剂。补剂的配方分别为每公斤体重1克碳水化合物和每公斤体重1克碳水化合物加上0.08克精氨酸。在4小时的恢复期间，使用碳水化合物-精氨酸配方的人肌糖原增加更快。

研究人员将这种反应归因于恢复期精氨酸能增加肌糖原储存过程中可用的葡萄糖。然而，碳水化合物-精氨酸补剂也存在一些不良反应，包括口苦和腹泻。

BCAAs——亮氨酸、异亮氨酸和缬氨酸，约占人体肌蛋白的1/3。肌蛋白因运动被分解，进而为运动提供燃料，而这3种氨基酸共同重建肌蛋白。训练量越大，身体会消耗越多的亮氨酸。进行有氧运动后，血浆亮氨酸水平下降11%～33%；而进行力量训练后则下降30%。此外，高强度有氧运动消耗骨骼肌储存的亮氨酸。

根据一项研究，在为期5周的速度与力量训练期间，力量训练者补充亮氨酸（每日每公斤体重摄入50毫克），以及每日每公斤体重摄入1.26克蛋白质，可以防止体内亮氨酸减少。

其他研究表明，在耐力训练前或训练中摄入BCAAs（含30%～35%亮氨酸）可能会降低肌蛋白的降解率，甚至防止降解发生，并节省肌糖原。

那么是否应该补充BCAAs？考虑以下事实：仅当食物摄入不足或没有摄入足够碳水化合物（碳水化合物可防止身体燃烧过多的BCAAs供应）时，身体才会在运动中使用BCAAs作为燃料。换句话说，你可以从食物中获得所需的所有BCAAs，做到这一点并不难。以下每一种食物均含有人体每天所需的BCAAs，以防止在有氧运动中蛋白质分解：

· 90克水浸金枪鱼；

· 90克鸡肉；

· 1杯（230克）脱脂酸奶；

· 1杯煮熟的豆类。

此外，在训练后摄入乳制品或乳清蛋白可有效替换运动过程中所损失的BCAAs。

虽然对个别氨基酸补剂的研究十分具有说服力，但我仍持保留意见。我更希望从食物中或至少从蛋白质补剂中获取天然的氨基酸。控制蛋白质摄入的时间同样重要，可在力量训练前后，食用一小份混合蛋白质、碳水化合物和一些脂肪的餐食。

食物仍是人体最好的蛋白质来源。其中一个主要原因与吸收有关，所有来自天然食品的营养更易于被吸收利用。食物中存在一些被科学家称之为"食物因子"的物质，帮助身体吸收利用营养素。我们甚至并不清楚这类食物因子究竟有多少，但我们知道膳食补剂中并不存在这类因子。

蛋白质，尤其是动物蛋白，是最好吸收的食物之一。研究发现，人体可以吸收利用95%～99%的动物蛋白。植物蛋白亦能被很好地吸收，高蛋白植物中的蛋白质的人体吸收利用率达90%以上。

如果你食用多种来源的蛋白质（表2.4），则不必服用蛋白质或氨基酸补剂。然而，对于多数训练频繁的人来说，蛋白质补剂便于摄入，在饮食中十分重要。仅30克的鸡肉便含有7000毫克氨基酸。而要通过补剂获取这么多的氨基酸，你需要花费20美元，购入一整瓶氨基酸补剂！

表 2.4　优质蛋白质来源

食物	分量	蛋白质含量（克）	热量（千卡）
动物性食品			
烤瘦牛腰脊肉	90 克	26	172
烤无骨去皮鸡胸肉	90 克	26	140
烤或焗比目鱼	90 克	21	100
火鸡肉	90 克	25	145
乳制品			
奶酪	30 克	8	107
脂肪含量为 2% 的茅屋起司	105 克	16	101
煮鸡蛋	1 个，大	6	78
熟蛋清	1 个，大	4	17
速溶脱脂奶粉	34 克	12	122
脂肪含量为 1% 的低脂牛奶	240 毫升	8	102
脱脂牛奶	240 毫升	8	86

食物	分量	蛋白质含量（克）	热量（千卡）
低脂原味酸奶	230 克	13	155
低脂果味酸奶	230 克	11	250
坚果、种子和坚果制品			
干焙花生	30 克	7	166
花生酱	2 茶匙	8	190
干焙南瓜子	1/2 杯（114 克）	6	143
去壳干焙葵花子	2 茶匙	3	93
大豆制品			
熟大豆	1/2 杯（90 克）	15	149
豆浆	1 杯（240 毫升）	8	79
豆腐	1/2 杯（126 克）	10	94
高蛋白蔬菜			
煮黑豆	1/2 杯（86 克）	8	114
煮鹰嘴豆	1/2 杯（82 克）	7	135
煮小扁豆	1/2 杯（99 克）	9	115
斑豆	1/2 杯（86 克）	7	117

第 3 章
为训练提供能量

从早餐的燕麦粥到晚餐的烤土豆，都富含碳水化合物，而碳水化合物是身体的主要营养燃料。在消化过程中，碳水化合物被分解成葡萄糖。葡萄糖在血液中循环，被称为血糖，大脑与神经系统利用它获取能量。如果脑细胞失去葡萄糖，脑力便会受到影响，由于大脑控制着肌肉活动，人甚至会因缺乏葡萄糖而虚弱颤抖。

碳水化合物分解产生的葡萄糖亦转化为糖原储存于肝脏或肌肉。人体 2/3 的糖原储存在肌肉中，余下约 1/3 储存于肝脏。肌肉在消耗糖原时通过一系列产生能量的步骤将其分解成葡萄糖。

毫无疑问，蔬菜、水果、麦片、意大利面、谷物、运动饮料、能量棒，以及其他形式的碳水化合物，是耐力运动员的优选食物，他们会大量摄入碳水化合物以使比赛表现更佳。而对于力量训练者来说，适量碳水化合物与蛋白质和脂肪结合摄入，同样十分必要。碳水化合物提供的糖原是工作肌群的主要燃料来源。当碳水化合物不足时，肌肉将感到疲惫沉重。因此，碳水化合物，尤其是同蛋白质和脂肪结合摄入时，是一种重要营养素，能使头脑与肌肉能量充沛，以便进行高强度训练和增肌。

根据个人训练目标、频率、强度，性别，以及个人需求的差异，人们每日膳食中碳水化合物的需求量有所不同。经过数十年与各种运动项目不同级别运动员的合作，我注意到，即使是做同样水平的训练，不同的人对碳水化合物的需求也有很大差异。一般来说，为运动表现供能，运动员每日每公斤体重需要摄入4.5～10克碳水化合物。这大跨度的范围取决于前面提到的因素，包括训练类型、目标、频率、强度和持续时间，性别，以及该项运动的体重要求。当你的饮食与训练计划旨在减脂时，对碳水化合物的需求也会不同。相关讨论可参见本书第4章和第5章。

增肌与燃脂的驱动力

所有营养素中，碳水化合物对能量水平影响最大，同时亦会影响人体肌肉增长与脂肪燃烧的能力。增长0.5公斤肌肉需要大约2500千卡热量。这一数值无疑是巨大的！肌肉增长所需能量的最佳来源为碳水化合物。它为身体细胞提供最清洁、最直接的能量来源。事实上，人体更倾向于燃烧碳水化合物而非脂肪或蛋白质。碳水化合物作为人体偏爱的燃料来源，可避免蛋白质被用作能量。蛋白质因此能发挥其主要功能：构建并修复身体组织，包括肌肉。

碳水化合物对于高效燃脂也必不可少。身体通过细胞内发生的一系列复杂化学反应来燃烧脂肪获取能量。把脂肪想象成壁炉里待点燃的木头，碳水化合物则是在细胞水平上点燃脂肪的火柴。除非在能量产生过程的关键阶段有足够碳水化合物，否则脂肪将仅是阴燃，也就是说不会完全地燃烧。

碳水化合物也能提高肌细胞中肉碱的水平。肉碱是一种氨基酸样营养素，能将脂肪带入细胞线粒体（燃烧脂肪供能的细胞器）。诺丁汉大学的研究人员给健康的男性同时静脉注射肉碱、胰岛素和葡萄糖。其中，研究人员提供的葡萄糖仅够被试者血糖水平保持稳定。实验持续5小时。

结果发现体内的胰岛素越多，补充肉碱后肌肉中的肉碱水平就越高。这表明在补充肉碱的同时摄入含有碳水化合物的均衡膳食，可能使肉碱对人体的作用达到最佳水平。这意味着肉碱补剂对在赛前增加碳水摄入的耐力运动员有益。同样的情况亦发生在高爆发力运动员身上，比如山地自行车下坡赛选手，他们的运动几乎完全为无氧运动。补充肉碱对这类运动员更有益。打算在训练前增加肌糖原的力量训练者也能通过摄入肉碱补剂而受益。请记住，针对这一方面的研究并不成熟，实验结果是只能由研究中使用的特定种类的肉碱与碳水化合物实现，还是具有普遍性，尚无定论。但显然，胰岛素飙升是肉碱进入肌细胞的关键因素。

增加碳水化合物热量摄入

热量，尤其是来自碳水化合物的热量，是影响肌肉增长的最重要的营养因素。增肌需要严格的力量训练计划。这种训练需要大量能量，碳水化合物是其最佳来源。富含碳水化合物的饮食可最大限度地恢复每日肌糖原储备。持续补充肌糖原能使肌肉连续几天以同样的强度运动。研究表明，富含碳水化合物的饮食使力量训练运动员在训练中占据优势。最重要的是，训练量越大，增加的肌肉就越多。

要增加0.5公斤肌肉，每周需多摄入2500千卡。这意味着需要增加饮食的热量。理想情况下，女性每日必须增加300千卡的热量摄入，男性则增加400千卡。研究表明，这是开始增肌和使脂肪增加最小的最优量。

你应该逐步增加卡路里摄入，这样便不会增加过多脂肪。我建议处于增肌阶段的力量训练者从每日仅增加300～350千卡开始。一两周之后，再每日增加300～400千卡。只要身体未发胖，按周在饮食中同样以每日300～400千卡的速度增加额外热量摄入。（顺便提及，若是减脂，减少摄入同样数量的热量即可——女性每日减少300千卡，男性每日减少400千卡。）

回到增加热量摄入的问题上：额外增加的热量大部分应当来自食物和液体碳水化合物补剂。举一个从食物中获取300～400千卡碳水化合物的例子，1/2杯（70克）全麦意大利面、1/2杯（68克）芋头和1根香蕉。增加碳水化合物的摄入量并不需要一次性吃那么多食物。在本书后面的章节中，我将向你展示如何合理安排碳水化合物的摄入时间，以及如何将额外的碳水化合物与正确种类的食物搭配起来，以提升增肌效果。

在同运动员合作时，我确保他们摄入所需蛋白质与脂肪，同时观察他们的碳水化合物摄入量。我通过增加或减少碳水化合物来调节运动员们的热量摄入。碳水化合物热量好比是身体的燃料，所以如果想增重，那么就需要增加碳水化合物热量；要是想减脂，则要减少。记住，你应当始终将碳水化合物与适量的蛋白质和脂肪结合摄入，不要单独摄入，除非不能食用任何固体食物，这种情况下可以饮用运动饮料。（然而，运动饮料仅可在训练期间饮用，不得作为日常饮品。）

确切地说，你可以根据体重来调整自己的碳水化合物摄入量。如果你是一位力量训练者，想要增肌，那么基于自身的性别以及所处的训练阶段，你应当每日每公斤体重摄入4.5～7克碳水化合物。基于同样的因素，对于一位同时进行交叉训练和力量训练，想要增肌，还做任一类型耐力运动的运动员来说，所需碳水化合物是每日每公斤体重5～10克以上。

补充包括思慕雪在内的液体碳水化合物，是增加热量、提高碳水化合物和蛋白质摄入、方便吸收营养的绝佳方式。在你不想进食的时候，尤其是在进行高强度负重训练后，补充液体碳水化合物也是一种摄入营养的好方法。此外，液体营养吸收速度比固体食物更快。液体补剂亦能支持肌肉生长。

在一项具有里程碑意义的实验中，竞技举重运动员连续15周服用高热量液体补剂。这项研究目的是了解补剂如何影响运动员的体重增加、身体成分，以及力量。运动员们被分为三组：一组服用补剂但不服用合成类固醇；一组同时服用补剂与合成类固醇；对照组不服用补剂或类固醇，但进行训练。（该项研究在多年前进行，由于涉及使用药物，现今显然无法重复此类研究。）补剂热量为540千卡，含70.5克碳水化合物及其他营养素。

所有被试者均遵循各自的日常饮食习惯。类固醇组与对照组摄入的大部分热量来自脂肪而非碳水化合物（45%脂肪、37%碳水化合物）。补剂组摄入更多碳水化合物以及更少脂肪（34%脂肪、47%碳水化合物）。此外，补剂组每日摄入热量比对照组多830千卡，比类固醇组多1300千卡。

结果显示：两组服用补剂的运动员体重增加都明显大于对照组。仅服用补剂的一组平均增重3公斤，同时服用补剂与类固醇的一组平均增重4.5公斤，而对照组平均增重1.6千克。与对照组相比，两组运动员的去脂肌肉增加一倍多。补剂组体脂减少0.91%，而类固醇组体脂增加0.5%。两组运动员的肌力得到同等程度的增强。

结果惊人地证实，充足的热量与碳水化合物是力量训练和增肌计划成功必不可少的因素。更令人震惊的是，单靠饮食便能达到与服用药物同样的效果，这一事实令世界各地的自然力量训练者振奋。在本书第13章，你将学习如何为自己量身定制富含碳水化合物的饮食方案，以支持肌肉生长。

选择正确的碳水化合物

并非任何一种碳水化合物都适合增长去脂肌肉和锻炼健康、线条分明的体格。正确的碳水化合物来自未精加工的天然食品，如水果、蔬菜、豆类和全谷物。牛奶中亦含有一些来自乳糖的碳水化合物。相反，错误种类的碳水化合物则来自加工食品，包括糖、高果糖玉米糖浆、白面粉、白米饭、商业烘焙食品、多种包装食品、酒精。加工食品丢失了包括纤维在内的重要营养素，由于此类食物缺乏纤维，人们极易摄入大量热量却无饱腹感。所以含有精制碳水化合物的食物最应敬而远之。

毫不奇怪，与主要摄入单糖的人相比，摄入正确种类碳水化合物的人往往体重较轻，血脂与碳水化合物代谢控制较好。尤其，增加全谷物摄入量与降低肥胖、冠心病、2型糖尿病、胰岛素抵抗和许多疾病的风险相关。因此，以优质碳水化合物代替不良类型的碳水化合物，你能更好地控制与肥胖和慢性疾病发展相关的大多数生理和代谢危险因素。

运动营养学真相与谣言：碳水化合物是否让你发胖？

目前，媒体大肆宣扬碳水化合物含量高的饮食会使人发胖，因此这样的饮食没有益处。这样的论调基于超重与肥胖是形成胰岛素抵抗的危险因素。胰岛素抵抗是指在吃了富含碳水化合物的一餐后，胰腺分泌过多胰岛素来维持正常血糖水平的情况。这种过度分泌导致碳水化合物转化为储存在体内的脂肪，导致超重和肥胖加剧，最终发展成2型糖尿病。

虽然碳水化合物易使久坐少动的人发生上述问题，但对于运动员和其他训练频繁的人来说则并非如此。事实上，对于健美运动员来说，胰岛素是一种同化激素，通过为肌肉提供燃料来帮助增大肌肉块。

活泼好动使人体的胰岛素水平保持稳定。尽管尚未弄清确切机制，但运动使肌细胞对胰岛素更敏感。葡萄糖要进入肌细胞，必须有胰岛素的帮助。一旦胰岛素到达细胞外层，它就像一把钥匙，打开细胞周围的微小受体。葡萄糖进入打开的细胞被用作燃料。力量训练有助于葡萄糖正常地从血液进入肌细胞，然后被恰当地消耗以提供能量。

是否应当为食用意大利面和面包而忧心忡忡？大可不必。但是除了全麦面包和意大利面之外，你应当注重食用多种天然碳水化合物食品，如豆类、全谷物、水果和蔬菜。即使有不太可能出现的胰岛素抵抗，这种多样化也能将其影响最小化，将碳水化合物与蛋白质和脂肪结合摄入也能产生同样的效果。此外，保持频繁训练有助于控制体重并增长肌肉组织，这有助于调节身体对葡萄糖的消耗。

胰岛素与碳水化合物并不能直接使人发胖，产生脂肪的罪魁祸首是热量、不良饮食计划和久坐少动的生活方式。当你长期不活动、选择不良饮食、摄入热量超过身体燃烧的热量时，体脂便会增加，发胖的原因不过如此。

高纤维

正确种类的碳水化合物富含纤维，而纤维仅存在于植物性食品中，主要是天然食品和大部分未经加工的食品。纤维是一种碳水化合物的结构与储存形式，不会被人体消化。按其在水中的溶解性可分为两类：可溶性纤维和不可溶性纤维。可溶性纤维主要来自豆类、水果和全谷物，可溶于水，包括植物物质，如树胶、黏液、果胶和一些半纤维素。不可溶性纤维主要来自蔬菜、豆类、全麦和果皮，不溶于水，包括木质素、纤维素和一些半纤维素。两种纤维都能改善肠道功能，尽管方式不同。可溶性纤维通常具有黏性，能减缓食物在消化道中的移动。不可溶性纤维可软化粪便，让粪便膨松，维持肠道蠕动。

想知道保持低体脂和健康的简单方法？每日膳食中多摄入5克纤维即可。每日仅需增加5克纤维，便能减小腰围变大、体重超标的概率。一项法国的最新研究表明，总膳食纤维增加5克，可降低超重风险近11%，降低腰围变大的风险近15%。来自水果、果干、坚果和种子的不可溶性纤维，其效果更为明显。

哈佛大学的研究小组发表的另一项研究显示，每日纤维摄入量增加8克的女性所摄入的热量比每日纤维摄入量减少3克的女性少150千卡。在为期12年的研究中，纤维摄入量最高的女性体重减少了约3.6公斤，相比之下，减少纤维摄入量的女性体重增加了近9公斤。

纤维如何帮助控制体重？第一，高纤维食物需要花更多时间来咀嚼，从而产生饱足感。第二，它们能降低胰岛素水平，而胰岛素是一种刺激食欲的激素。第三，消化吸收高纤维食物需消耗更多热量。第四，高纤维饮食热量更低，帮助你自然地控制体重。第五，研究证实，成功维持减重效果的主要原因之一是坚持高纤维饮食。还有一点，通过高纤维饮食来避免肥胖，可降低患心血管疾病、癌症、高血压和糖尿病的风险。表3.1列出适合力量训练者、健美运动员、体能训练者和其他运动员的最佳高纤维食物。

当我建议客户增加纤维摄入量时，很多人会问我这样一个问题：如何才能在饮食中摄入大量纤维的同时不会感到腹胀或经常有便意？答案是坚持少量多餐，食物中包含碳水化合物、蛋白质和脂肪。少量多餐可定时释放能量，同时降低每次进食所摄入的纤维总量。

表 3.1　膳食纤维食物来源排名 [①]

食物以及标准量	膳食纤维含量（克）	热量（千卡）
熟菜豆，1/2 杯（91 克）	9.5	128
即食麸皮麦片（100%），1/2 杯（30 克）	8.8	78
芸豆罐头，1/2 杯（89 克）	8.2	109
熟干豌豆瓣，1/2 杯（98 克）	8.1	116
熟小扁豆，1/2 杯（99 克）	7.8	115
熟黑豆，1/2 杯（86 克）	7.5	114
熟斑豆，1/2 杯（86 克）	7.7	122
熟棉豆，1/2 杯（85 克）	6.6	108
熟球形洋蓟，1 个	6.5	60
白豆罐头，1/2 杯（90 克）	6.3	154
熟鹰嘴豆，1/2 杯（82 克）	6.2	135
熟大北方豆，1/2 杯（89 克）	6.2	105
熟豇豆，1/2 杯（83 克）	5.6	100
熟成熟大豆，1/2 杯（90 克）	5.2	149
多口味即食麸皮麦片，约 30 克	2.6～5.0	90～108
原味黑麦薄脆饼干，2 块	5.0	74
烤带皮番薯，1 个，中	4.8	131
生亚洲梨，1 个，小	4.4	51
熟豌豆，1/2 杯（80 克）	4.4	67
全麦英式松饼，1 块	4.4	134
生梨，1 个，小	4.3	81
熟布格麦，1/2 杯（91 克）	4.1	76
熟什锦蔬菜，1/2 杯（82 克）	4.0	59
生覆盆子，1/2 杯（62 克）	4.0	32

① 资料来源：ARS Nutrient Database for Standard Reference, Release 17. From the U.S. Department of Health and Human Services and the U.S Department of Agriculture, 2005, *Dietary guideline for Americans 2005*。

食物以及标准量	膳食纤维含量（克）	热量（千卡）
煮去皮番薯，1个，中	3.9	119
生黑莓，1/2 杯（72 克）	3.8	31
烤带皮土豆，1个，中	3.8	161
熟绿大豆，1/2 杯（90 克）	3.8	127
炖欧洲李，1/2 杯（124 克）	3.8	133
无花果干，1/4 杯（37 克）	3.7	93
海枣，1/4 杯（45 克）	3.6	126
生燕麦麸，1/4 杯（18 克）	3.6	58
南瓜罐头，1/2 杯（123 克）	3.6	42
熟冻菠菜，1/2 杯（95 克）	3.5	30
多口味即食麦丝卷，约 30 克	2.8～3.4	96
扁桃仁，30 克	3.3	164
带皮生苹果，1个，中	3.3	72
熟冻抱子甘蓝，1/2 杯（78 克）	3.2	33
熟全麦意大利面，1/2 杯（70 克）	3.1	87
香蕉，1个，中	3.1	105
生橙，1个，中	3.1	62
燕麦麸松饼，1块，小	3.0	178
番石榴，1个，中	3.0	37
熟大麦米，1/2 杯（79 克）	3.0	97
德国酸菜带汁罐头，1/2 杯（71 克）	3.0	23
番茄糊，1/4 杯（131 克）	2.9	54
熟笋瓜，1/2 杯（103 克）	2.9	38
熟花椰菜，1/2 杯（78 克）	2.8	26
熟欧防风碎，1/2 杯（78 克）	2.8	55
熟芜菁，1/2 杯（72 克）	2.5	15
熟宽叶羽衣甘蓝，1/2 杯（95 克）	2.7	25
熟冻秋葵，1/2 杯（92 克）	2.6	26
熟食用豌豆荚，1/2 杯（80 克）	2.5	42

减少每餐食量并提高进食频率，肠道内产生的气体会更少。这是因为肠道中的友好菌群以纤维为食，细菌消化产出气体这一副产品，但如果每次摄入的纤维量较少，产出气体也更少。如果你有腹胀问题，可以参考下列产气最少的高纤维食物：

- 带皮新鲜水果、果干、含果肉的果汁；

- 带皮土豆、番薯、芋头；

- 豌豆；

- 胡萝卜；

- 笋瓜；

- 番茄；

- 直立莴苣、叶状莴苣、波士顿莴苣、比布莴苣；

- 全谷物、全谷物麦片。

低血糖评级

除了富含纤维外，正确种类的碳水化合物的血糖生成指数低，当控制食用分量时，它们的血糖负荷也低。血糖生成指数是衡量在摄入含有50克可消化碳水化合物的食物后，糖释放到血液中的速度。血糖生成指数高的食物会迅速提高血糖水平，而血糖生成指数越低，血糖水平上升速度越慢。与纯天然食品相比，高精加工食品通常消化得更快，血糖水平上升速度亦更快。然而情况并非总是如此。碳水化合物摄入量也是影响血糖水平的一个重要因素。尽管血糖生成指数的提出者明白这一点，并将衡量这一指数所需的碳水化合物保持在50克，但多数普通分量的食物所含的碳水化合物均低于这一数值。

血糖负荷这一概念旨在更具体地了解碳水化合物的代谢反应。血糖生成指数使用的可消化碳水化合物恒定为50克，但并非所有食物都含有等量的可消化及不可消化（纤维）碳水化合物。被试者为获取适量的可消化碳水化合物而摄入的食物量因其种类而异，这使得食物分量和指数与普通人实际吃的食物不一样。血糖负荷将血糖生成指数与通常吃的食物量（负荷）相结合，已被证明与血糖和胰岛素水平的升高存在生理联系。表3.2给出了常见食物的血糖生成指数以及血糖负荷值。

细嚼慢咽或少量多餐，可以让你每餐吃更少的食物，并减少摄入碳水化合物的量（负荷）。选择粗加工、血糖生成指数和血糖负荷值更低的食物，如选择完整水果而非果汁，或以豆类代替面包，这类食物所产生的定时释放的消化反应使血糖水平更加平稳。由于碳水化合物消化速度快于蛋白质和脂肪，所以当摄入苹果加花生酱或面包加奶酪等食物组合时，身体会模仿天然食品消化反应，减缓消化速度，同时仍能让糖类缓慢释放到血液中，防止体重增加。无须遵循禁断碳水化合物的饮食，你仍然可以享用碳水化合物，同时获得同样的减重效果。

表 3.2　血糖负荷与血糖生成指数

食物	血糖负荷值	血糖生成指数
低血糖负荷面包、麦片、谷物		
全麸麦片	8	42
全麦黑麦面包	8	58
汉堡面包	9	61
肉桂面包、葡萄干面包、山核桃面包	9	63
大麦面包	9	67
无麸面包	9	69
白面包	10	70
全麦面包	9	71
爆米花	8	72
华夫饼	10	76
低血糖负荷水果		
苹果	6	38
梨	4	38
草莓	1	40
橙	5	42

食物	血糖负荷值	血糖生成指数
桃	5	42
葡萄	8	46
生杏	5	57
菠萝	7	59
哈密瓜	4	65
西瓜	4	72
低血糖负荷蔬菜		
花生	1	14
鹰嘴豆	8	28
斑豆	10	39
胡萝卜	3	47
甜玉米	9	54
甜菜	5	64
南瓜	3	75
低血糖负荷杂项食物		
脱脂牛奶	4	32
低脂巧克力牛奶	9	34
蜂蜜	10	55
蔗糖（食糖）	7	68
不添加黄油的爆米花	8	72
中等血糖负荷面包、麦片、谷物		
意大利宽面	18	40
小麦酵头面包	15	54
荞麦	16	54
野生稻米	18	57
葡萄干麸皮麦片	12	61
黑麦脆饼干	11	63
膨化小麦麦片	13	67
营养麦圈	15	74

食物	血糖负荷值	血糖生成指数
麦丝卷	15	75
中等血糖负荷水果		
苹果汁	12	40
橙汁	12	50
香蕉	12	52
淡糖水杏罐头	12	64
糖水荔枝罐头	16	79
中等血糖负荷蔬菜		
嫩土豆	12	57
番薯	17	61
欧防风	12	97
中等血糖负荷杂项食物		
薄皮素食比萨	12	49
芝士比萨	16	60
佳得乐运动饮料	12	78
高血糖负荷面包、麦片、谷物		
意大利面	20	42
意大利通心粉	23	47
意式扁面	23	52
白米饭	23	64
蒸粗麦粉	23	65
速食燕麦	24	69
原味白面百吉饼	25	72
速食白米饭	31	74
玉米片	21	81
高血糖负荷蔬菜		
烤褐皮土豆	26	85

　　或许你记不清血糖负荷值最低的食物有哪些，此处为你提供一些建议，让

你大致了解哪类食物的血糖负荷值较低:

- 天然、未加工食品比加工食品血糖负荷值低;
- 生的、未烹煮过的食物比熟食血糖负荷值低;
- 固体食物比流质食物血糖负荷值低;
- 含纤维、脂肪和蛋白质高的食物比含量少的食物血糖负荷值低;
- 小份食物比大份食物血糖负荷值低。

确切的血糖生成指数以及血糖负荷值可查询 www.glycemicindex.com。

糖与健康

那么关于糖有何独家消息?究竟要不要吃糖?如果你属于训练频繁者,那么你在日常膳食中必定要摄入少量糖。每日至少摄入 2000 千卡热量的人,只要锻炼,就可以耐受一些添加糖。

"添加糖"是什么?这种糖并不天然存在于食物中,它由你自行添加(比如在咖啡或茶中添加的蔗糖),或者由食品制造商添加(增甜食品)。

尽管少量吃糖并不会造成什么影响,但你的目标应是尽可能多食用天然食品,以支持训练、保持健康。少吃加工食品,因为加工食品往往有添加糖。

然而,你可以使糖物尽其用。在训练前、训练中和训练后摄入,此时糖能很好地扮演燃料的角色,身体能很快将糖燃烧掉。但添加糖过多,身体会减少消耗从天然食品摄取的热量。

如果吃糖过于频繁、糖未被消耗,或者没有被用于补充肌糖原,此时糖就会变成让人不适的无营养的空热量食物。例如,它会增加体内的应激反应,最终降低身体和精神表现。

应该或者可以吃多少糖能达到训练目标?请看一看第 13 章的增肌饮食,你会发现在热量为 2000 千卡的饮食中,可以包含 3 茶匙(1 汤匙)的添加糖。糖可在运动后被立即用于恢复。人体需要这些糖剩余的热量来消化健康、营养丰富的碳水化合物、蛋白质和高效脂肪。随着饮食热量的增加,添加糖的量也应增加，从而为更活跃、更强壮、肌肉更发达的身体补充更多的能量。在运动前、运动中以及运动后，添加糖几乎完全被用于恢复。在这三个时间段摄入，能让糖发挥作用。

除了大量热量，糖几乎不提供任何营养，饮食中过量的糖会以多种方式损害人体健康。下列内容是从关于糖摄入的科学文献中挑选出的一系列有害影响[①]：

- 降低体内有益的保护性胆固醇——高密度脂蛋白；
- 增加甘油三酯（甘油三酯升高会增加患冠状动脉疾病的风险）；
- 导致血糖水平波动——这种情况会给糖尿病患者造成很多问题；
- 在糖与蛋白质结合的过程中促进晚期糖基化终末产物（简称 AGEs）的产生，AGEs 与衰老、糖尿病性神经损伤、血管问题和细胞功能受损有关；
- 增加肥胖风险；
- 与龋齿的形成有直接关系；
- 取代饮食中的天然食品。

碳水化合物：摄入多少，何时摄入

显然，我们有充足的理由补充碳水化合物，尤其是天然的、未精制的类型。但首先你必须明白，身体碳水化合物的储量有上限。可以想象一个油箱，它只能容纳一定量的汽油。如果罐内的汽油超出容量，多余的汽油便会溢出。同理，一旦体内以糖原形式储存的碳水化合物装得过满，肝脏便会将溢出的部分转化为脂肪，然后储存在皮下和身体的其他部位。

身体的肌糖原储量取决于个体肌肉量的大小。正如有的油箱容量更大，一些人的肌肉量也更大。肌肉越发达，能储存的糖原就越多。

---

① 资料来源：B.V. Howard and J. Wylie-Rosett, Sugar and cardiovascular disease: A statement for healthcare professionals from the Committee on Nutrition of the Council on Nutrition, Physical Activity, and Metabolism of the American Heart Association, *Circulation*, 2002, 106(4): 523–527。

为确保摄入适量而非过多碳水化合物，请计算自己每日所需的碳水化合物摄入量：以增肌为目标，每日每公斤体重摄入4.5～7克碳水化合物。如果想保持体重、减脂或练线条，第12章、第15章和第16章有按具体目标定制的碳水化合物需求。

一旦将碳水化合物摄入量增至合适水平，应开始提高训练强度。充足的碳水化合物能给身体提供能量，让人加大运动强度，延长运动时间，获得更好的训练效果。

面包、麦片、米饭、意大利面

与多种水果和蔬菜一样，谷物含有复杂碳水化合物，最为人熟悉的复杂碳水化合物是淀粉。淀粉之于植物类似糖原之于人体，是葡萄糖的一种储存形式，为植物生长提供能量。从分子水平来看，淀粉实际上是由数十个葡萄糖单元聚合而成的链。在消化过程中，聚合淀粉链的连接被酶切断，淀粉分解成单个葡萄糖单元，这些葡萄糖单元散布到身体细胞中。

原始人类啃咬谷物的完整籽粒，现代人类则将谷物碾磨，以使谷物便于准备，并提高其适口性——因此诞生出"精制谷物"一词。碾磨将谷物分成更小的颗粒。例如，麦粒可以被碾磨成碎麦、细粒麦，甚至更细的全麦面粉。精制过程也会除去胚芽或种子，以及麸皮，而麸皮是保护胚芽和谷粒内部其他部分的覆盖物。

胚乳是保护胚芽的淀粉层，当胚乳从玉米粒中被分离出来时，便得到玉米糁和玉米面。谷物的另一种加工方法为碾米，即除去米糠或大麦糠，然后抛光剩余部分，得到白米或大麦米。

当去除谷粒的某些部分，如胚芽或麸皮，也随之失去它们所含的营养素：纤维、不饱和脂肪、蛋白质、铁、多种B族维生素。谷物营养强化工艺替代了这些物质。然而，强化谷物的营养并不如原始谷物那般丰富，所以应当尽量少吃。此外，强化谷物缺乏全谷物中所含的纤维。

我建议饮食中大部分淀粉食物为全谷物。首先，全谷物纤维含量更高。其次，与精加工食品不同，全谷物不易引起胰岛素抵抗，即当血液中的血糖升高时，人体细胞对胰岛素的反应发生异常。即便是训练频繁者，摄入大量精加工食品也会导致胰岛素抵抗。

作为一名力量训练者，你可能已习惯食用大量燕麦、米饭和其他普通谷物。为丰富食物多样性，你可以尝试一些不太知名但可在超市买到的谷物。例如，中东菜塔博勒沙拉，它是一种美味的冷沙拉，由布格麦制成。俄罗斯人传统上用卡莎（烤荞麦碎）来制作凉菜、热菜和馅料。大麦可以做成一道丰盛的汤。藜麦更像是种子而非谷物，烹饪方法与谷物类似，但其蛋白质、钙、镁、铁、磷含量高于普通谷物。藜麦带有的坚果香，能丰富凉菜和热菜的多样性和营养。

水果和蔬菜

我们从上小学起就听大人们叮嘱：多吃水果和蔬菜才会身体健康。从那时到现在，你可能已经怀疑这一建议，这似乎过于简单。毕竟，人类健康和营养学一定比吃水果和蔬菜更为复杂！但科学研究已验证这一建议，并得到一些颇具启发性的发现。简而言之，你小时候听到的建议不仅可靠，甚至能挽救生命。

由于相关方面的持续研究，现在比以往任何时候都有理由大量食用水果和蔬菜。除了含有大量维生素、矿物质和纤维外，水果和蔬菜还富含以下营养物质：

- **抗氧化剂** 维生素和矿物质，如维生素 A、β-胡萝卜素、维生素 C、维生素 E、硒，可抵抗体内的致病物质——自由基。抗氧化剂对力量训练者来说有一些实际益处，更多细节见第 7 章。

- **植物化学物质** 这类物质可预防癌症、心脏病和其他疾病。表 3.3 中列出了在各种食物中发现的一些重要的植物化学物质。

- **植物雌激素** 植物雌激素是在豆腐和其他大豆制品中发现的特殊植物化学物质，适量摄入可预防某些癌症，降低胆固醇的危险水平，促进骨骼生长。植物雌激素也在表 3.3 中列出。

食用更多水果和蔬菜有诸多原因。首先，植物性食品对多种癌症有显著的预防作用。多吃水果和蔬菜的人患癌风险比少吃者低一半，死于癌症的风险也更低。

表3.3 有益于健身的植物化学物质

植物化学物质	食物来源	保护作用
硫化丙烯	蒜、洋葱、大葱、韭菜、北葱	降低患胃癌和结肠癌的风险
莱菔硫烷、吲哚、异硫氰酸酯	花椰菜、卷心菜、抱子甘蓝、菜花、擘蓝、西洋菜、芜菁、大白菜	降低患乳腺癌、胃癌、肺癌的风险
胡萝卜素	胡萝卜、杏干、桃干、哈密瓜（硬皮甜瓜）、绿叶蔬菜、甘薯、芋头	降低患肺癌和其他癌症的风险
番茄红素、对香豆酸、绿原酸	番茄	降低患前列腺癌和胃癌的风险
α−亚麻酸、维生素 E	植物油	降低炎症和患心脏病的风险
单萜烯	欧洲甜樱桃、橙皮油、橘皮油、香菜、莳萝、留兰香、柠檬草	降低患乳腺癌、皮肤癌、肝癌、肺癌、胃癌、胰腺癌的风险
多酚	绿茶	降低患皮肤癌、肺癌、胃癌的风险
植物雌激素	大豆制品，包括豆腐、味噌、丹贝、大豆、豆浆、大豆分离蛋白	降低患乳腺癌和前列腺癌的风险，减轻更年期综合征

例如，番茄可预防前列腺癌。在美国国家癌症研究所资助的一项研究中，研究人员发现，番茄红素是唯一与降低患前列腺癌的风险有关的类胡萝卜素。熟番茄制品是番茄红素的高浓度来源。因此，番茄沙司、煨番茄、番茄酱、番茄汁、比萨酱、意面酱都富含番茄红素。每周食用添加此类制品的食物超过10份的人比少于1.5份的人患前列腺癌的风险明显更低。

还有更多证据表明水果和蔬菜的抗癌效果：一项以2400名希腊女性为对象的研究表明，水果摄入量最高的女性（每日6份）比摄入量最低的女性（每日少于2份）患乳腺癌的风险低35%。

其次，日常饮食中水果和蔬菜的数量会影响心血管健康。研究人员跟踪了

832名年龄在45~65岁的男性，这是著名的弗雷明汉心脏研究的一部分，这项研究自1948年以来一直密切关注波士顿郊区居民的健康状况。男性每日食用的水果和蔬菜每增加3份，卒中的风险就会降低20%。此前一项针对女性的研究亦有类似发现。食用大量菠菜、胡萝卜和其他富含抗氧化剂的水果和蔬菜的女性，卒中的风险比其他女性低54%。

此外，在美国，维生素C摄入量低的男性与维生素C摄入量最高的男性相比，患心血管疾病和死亡的风险显然更高。平均每年食用至少5公斤柑橘类水果的人，患心脏病的风险最低。

想更好地控制血压？多吃水果。水果富含钾和镁，这两种矿物质被认为可

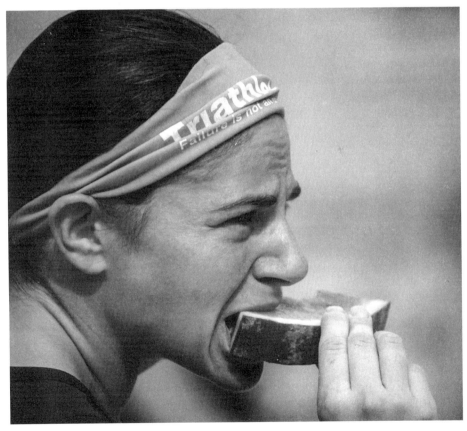

水分含量高的水果是极佳的低热量碳水化合物来源

以降低血压。研究表明，遵循不同种族饮食习惯的人比遵循典型美国饮食习惯的人血压更低。因为保持自己传统饮食的人比变为普通美国饮食的人的水果和蔬菜食用量多一倍。其他研究显示，如果饮食中富含水果和蔬菜，可在不用药的情况下降低高血压。

能否通过服用补剂获得与食物相同的健康益处？不完全能。一项新研究发现，食物中的抗氧化剂和植物化学物质等因子，比补剂中的分离物更有效地对抗疾病。换句话说，维生素、矿物质或任何其他营养补剂，都无法与食物媲美。

为获得水果和蔬菜抵抗疾病的益处，每日应食用至少3份蔬菜和2份水果。1份蔬菜相当于半杯（91克）熟蔬菜或切碎的生蔬菜，1杯（38克）生叶状蔬菜，半杯（90克）熟豆类或3/4杯（178毫升）蔬菜汁。1份水果相当于1个中等大小的生水果，半个葡萄柚，1片三角形的甜瓜，1/2杯（62克）浆果，1/4杯（37克）果干或3/4杯（180毫升）果汁。

能量棒

能量棒是一种方便即食的碳水化合物来源，自从我近30年前第一次吃能量棒以来，它已走过漫长的发展道路。毫无疑问，天然食品是更好的选择，但那时我沿着缅因州崎岖的海岸骑车，很难吃到芝士三明治和苹果。这时能量棒便是可取的食物，因为它可以被包在车把上，然后剥下来，一边骑车一边食用。虽然能量棒仍非我最喜欢的营养来源，但现在它已有明确的功能划分：为活动提供能量、为节食或增肌补充蛋白质、代替一小份餐食或零食。最重要的是，能量棒能随身携带，便于在需要时食用。

能量棒主要有三种类型：高碳水化合物和低脂肪类，均衡碳水化合物、蛋白质和脂肪类，高蛋白质类。

对于力量训练者来说，食用能量棒是更新糖原储备（在剧烈运动中耗尽）的快捷方法，有助于身体恢复。如果需要在饮食中添加纤维，挑选含有纤维丰富的天然食品（如燕麦、坚果和水果）的能量棒，它们所含的碳水化合物可稳定地释放能量。其中一些能量棒含有多达5克的纤维。但最好检查一下它们的热量值。每根能量棒所含热量可达200~400千卡，甚至更多。因此，如果你意在减脂，把能量棒而非水果和蔬菜这类天然食品当作零食会不知不觉地破坏饮食计划。

若合理计划，多数时间可通过在早晨出门时随身携带方便的碳水化合物食物，而避开能量棒。将这类食物与丰富来源的蛋白质搭配，就可以得到天然未加工的食品，而非人工的能量棒。表3.4列出了碳水化合物的优质食物来源。

表 3.4　碳水化合物的优质食物来源

食物	分量	碳水化合物含量（克）	热量（千卡）
水果			
苹果	1个，中	21	81
橙	1个，中	15	62
香蕉	1根，中	28	109
葡萄干	1/4 杯（36 克）	29	109
无花果干	1/4 杯（33 克）	25	107
蔬菜			
玉米罐头	1/2 杯（82 克）	15	66
笋瓜	1/2 杯（103 克）	10	47
豌豆	1/2 杯（80 克）	13	67
胡萝卜	1个，中	7	31
面包			
全麦面包	2片	26	138
原味百吉饼	1块（直径9厘米）	38	195
全麦英式松饼	1块	27	134
全麦鸡肉皮塔饼	1块（直径16厘米）	35	170
自制麸皮松饼	1块，小	24	164
无酵饼	1块	24	112
格兰诺拉硬燕麦卷	1支	16	115
格兰诺拉软燕麦卷	1支	19	126

食物	分量	碳水化合物含量（克）	热量（千卡）
家乐氏牌格兰诺拉低脂燕麦卷	1 支	29	144
PowerBar 牌 Original 能量棒	1 支	45	240
PowerBar 牌 Pria 能量棒	1 支	16	110
谷物、麦片			
Grape Nuts 牌麦片	1/4 杯（29 克）	22	97
Raisin Bran 牌麦片	1/2 杯（31 克）	21	86
格兰诺拉低脂麦片	1/4 杯（26 克）	19	91
即食原味燕麦	1 袋	18	104
即食肉桂香燕麦	1 袋	35	177
麦丝卷（汤匙大小）	1/2 杯（25 克）	20	83
Kashi 牌膨化麦片	1 杯	20	99
运动饮料			
6% 葡萄糖-电解质溶液	240 毫升	14	50
高碳水化合物替代品	360 毫升	70	280
代餐饮品	325 毫升	59	360
意大利面、淀粉			
烤带皮土豆	1 个，大	46	201
烤番薯	1 杯（200 克）	49	206
熟全麦意大利面	1 杯（140 克）	37	174
熟糙米	1 杯（195 克）	46	218
豆类			
茄汁焗豆素食罐头	1 杯（254 克）	52	236
菜豆罐头	1 杯（182 克）	54	296
黑豆	1 杯（172 克）	34	200
熟冻小棉豆	1 杯（182 克）	35	189
熟小扁豆	1 杯（198 克）	40	230

训练前和训练中摄入碳水化合物

训练前摄入碳水化合物是否正确？视情况而定。如果你正处于增肌阶段，想要达到最大增长限度，可在运动前和运动中补充碳水化合物。建议运动前进食的最佳时间是在（增肌）训练前一个半小时到两个小时吃含碳水化合物和蛋白质的一小份餐食。这一餐应含50克碳水化合物（200千卡）和20克蛋白质（80千卡）。

如果你正试图减重或练线条，你需要在训练前将碳水化合物摄入量降至最低，因为训练是为了燃烧脂肪。我建议将碳水化合物-蛋白质餐减半。如此，一餐约含25克碳水化合物和20克蛋白质。

当然，应确保自己始终保持水分充足。训练前两小时内饮用2杯（480毫升）液体，训练前15分钟再饮用1杯（240毫升）。遵循这种模式将确保人体从训练前的饮食中获得最大的能量优势，而不会在训练时腹胀。

如果想要额外提升训练效果，可以尝试在训练前饮用1杯碳水化合物饮料。在一项关于力量训练者的研究中，一组训练者在训练前和训练组间饮用一种碳水化合物饮料，另一组饮用安慰剂。两组人都按约最大重量的80%做坐姿腿屈伸，每组10次，组间休息。研究人员发现，摄入碳水化合物组的训练持续时间比安慰剂组更长，完成组数和次数更多。

另一项研究也有类似发现。训练者在训练前和第5组、第10组和第15组间饮用安慰剂或10%碳水化合物饮料。每组动作10次，组间休息3分钟。当训练者饮用碳水化合物饮料（1克每公斤体重）时，比饮用安慰剂时完成的总次数（149∶129）和组数（17.1∶14.4）更多。

所有证据都表明，在超过一小时的高强度训练前和训练中摄入碳水化合物，能明显为人体带来能量优势。训练强度越高，越能刺激肌肉生长。

如果在长时间的训练过程中小口饮用碳水化合物饮料，须注意避免热量摄入过多。在向客户提供咨询时，我建议他们在训练期间交替饮用碳水化合物饮料与水，尤其是超过一小时的训练。这样便不会从碳水化合物饮料中摄入过多热量。

真正的关键是计算出每日需要摄入多少克碳水化合物。若是补充运动饮料，一定要计算饮料中的碳水化合物含量。认真思考自己的训练目标——增肌或燃脂，并观察自己的身体是否有疲劳迹象。根据个人目标和能量消耗水平调整碳水化合物的摄入量。

恢复期营养

训练后，训练者希望肌肉得到恢复。恢复本质上是补充肌糖原的过程。恢复得越好，下一次训练能达到的强度就越高。有三个关键期需要用碳水化合物"喂养"肌肉。下文的讨论将予以解释。

选择碳水化合物

当计划在饮食中加入碳水化合物时，请记住以下重要原则：

· 选择正确的碳水化合物来源（未精加工的天然食品），以获得最佳的胰岛素水平来增长肌肉。

· 在饮食中将碳水化合物与蛋白质和脂肪结合摄入，每日少量多餐。

· 有针对性地摄入糖，如蜂蜜、运动饮料和其他高血糖生成指数食物，通常在训练后摄入，以加快恢复过程。日常饮食中碳水化合物的量是影响力量训练效果最重要的饮食因素。

仔细考虑你的饮食，确保自己摄入足够的碳水化合物，这将为你改进训练成效和改善健康打造坚实基础。

进行交叉训练时应当摄入何种碳水化合物？能快速消化、吸收进入血液、到达肌细胞的那一种。也就是高血糖生成指数碳水化合物来源，如运动饮料，甚至骑自行车时吃的百吉饼或去皮土豆。高血糖生成指数碳水化合物来源会导致胰岛素激增，逆转与训练相关的分解代谢状态。这种碳水化合物也能通过运送氨基酸进入肌细胞，帮助身体快速进入合成代谢状态。

关于运动前后摄入高血糖生成指数碳水化合物的影响，已有大量研究，但研究结果往往存在矛盾。举个例子：8名从未进行体能训练的健康男性接受三种条件的实验（摄入低血糖生成指数碳水化合物、高血糖生成指数碳水化合物、安慰剂），结果显示碳水化合物来源并不重要。这表明，重要的是碳水化合物为训练提供能量，而不是血糖生成指数的高低。

然而，其他研究表明，食用高血糖生成指数碳水化合物会促进肌细胞中的糖原再合成。根据目前的研究结果，我建议你按照自己的个人经验和实际问题，来决定哪种碳水化合物最适合自己。

训练后立即摄入碳水化合物

肌肉最容易在训练后的最初几小时内产生新的糖原。这时大量血液流向肌肉，让肌细胞像海绵一样吸收葡萄糖。在此期间，肌细胞对胰岛素的作用也更敏感，而胰岛素促进糖原合成。因此，你应当在训练后立即摄入一些碳水化合物和蛋白质。（记住，蛋白质帮助启动糖原合成。）问题是：哪种碳水化合物最适合用于此时的能量补充？答案是高血糖生成指数的碳水化合物，因为它会被迅速吸收。

如果你正处于增肌阶段，我建议你在训练后尽快按照每公斤体重1～1.5克的量摄入碳水化合物。如果你是处于减重阶段的男性，那么训练后须尽快按照每公斤体重0.5～1克的量摄入碳水化合物；如果你是女性，或者身形较小，则摄入减量。

可以这样：训练后尽快以碳水化合物与蛋白质3∶1的比例摄入这两种营养素。蛋白质是训练后增长肌肉的关键，碳水化合物更多用于补充能量。越是想改善运动表现，就越依赖碳水化合物。如果你当前的训练目标为减重、减脂，则应减少对碳水化合物的依赖。

下面这份食谱用于制作一种思慕雪，这种思慕雪含比例适当的碳水化合物、蛋白质和脂肪，可用于补充能量。

克莱纳增肌升级配方思慕雪

21克牛初乳或分离乳清蛋白

1杯（150克）不加糖的冻草莓

1根香蕉，中

1杯（240毫升）钙和维生素A、维生素D强化脱脂香草豆浆

1杯（240毫升）钙和维生素C强化橙汁

搅匀。

1份含：

营养素	食物群份数
436千卡热量	4份水果
86克碳水化合物	3份极精益蛋白质
27克蛋白质	1份脱脂牛奶
0克脂肪	3茶匙（12克）添加糖（来自豆浆）
8克膳食纤维	

蜂蜜，特别是碳水化合物凝胶形式的蜂蜜，也是在训练后补充碳水化合物的上好选择，因为蜂蜜为高血糖生成指数碳水化合物。2007年发表于《国际运动营养学会期刊》（*Journal of the International Society of Sports Nutrition*）的一项研究发现，将蜂蜜与乳清蛋白补剂结合摄入，可促进训练后的恢复，并有助于防止训练后血糖下降。在这项特别的研究中，蜂蜜粉与麦芽糊精发挥同样的作用，麦芽糊精是一种淀粉，是通用的恢复性碳水化合物。

市面上最新的碳水化合物来源补剂中，有一种名为Vitargo的获得专利的支链淀粉组分，这是一种独特的复杂碳水化合物成分，一些新的健美产品中含有它。Vitargo可从任何食物淀粉（如大麦和土豆）中分提获得，不含糖。分提是将一种天然存在的独特淀粉分子从其他普通的淀粉分子中分离出来。不同于添加到饮料及粉剂中其他类型的碳水化合物，如麦芽糊精，这种分提淀粉从胃中排出、

进入小肠、到达血液的速度是其他碳水化合物的两倍。2小时内，肌细胞中的糖原便可得到补充，这比任何其他碳水化合物的速度都要快一倍，研究还显示它能使训练后2小时的运动表现提升23%。因此，肌肉能迅速得到恢复。

训练后每2小时摄入碳水化合物

训练后继续每2小时摄入碳水化合物，直至训练后4小时至少摄入碳水化合物100克，训练后24小时总共摄入600克。这相当于在24小时的恢复期，每小时摄入40～60克碳水化合物。（多数女性和身形较小的运动员无须摄入这么多。请按照菜单计划定制训练后的膳食。）

提醒一句：除了运动时，在其他时候食用高血糖生成指数食物有一个缺点，它们会导致快速、不良的血糖飙升。当这种情况发生时，胰腺的反应是分泌过多胰岛素来清除血液中的糖。随后血糖降至过低，人会感到虚弱或头晕。

另外，低血糖生成指数食物可提供更为稳定的能量释放，不太会导致身体产生这类反应。通过在饮食中混合搭配高、低血糖生成指数食物，训练者可保持每餐间的血糖水平稳定。重要的是适度，切勿过量摄入高血糖生成指数食物和饮料。

一整周

那么，一周的每天应该摄入何种碳水化合物？本书旨在帮助训练者增加肌肉并减少体脂，而对于训练者来说，碳水化合物类型、摄入时间，以及碳水化合物的组合都很重要。所有形式的天然食品碳水化合物都重要：水果、蔬菜、豆类、淀粉类蔬菜（如土豆、芋头、笋瓜）。但有一种碳水化合物极受欢迎：全谷物。

如前所述，全谷物以其纤维含量而闻名。纤维能增加饱腹感，减少食物在肠道中的运输时间，有助于控制血糖。但是根据最近的研究，全谷物不仅只是纤维含量高，还具有以下几个特点：

- 具有强抗氧化性和抗癌性；

- 富含矿物质、微量元素、维生素和植物化学物质；

- 富含B族维生素，有助于增强神经系统；

- 提供"益生元"，即在肠道中喂养益生菌（健康细菌）的食物因子，因此对胃肠系统的健康至关重要；

- 帮助减少腹部脂肪、体重和身体脂肪；

- 降低患代谢综合征的风险，尤其是在青少年时期。

全谷物显然是一种超级碳水化合物！

是否使用糖原负荷法

耐力运动员使用一种称为糖原负荷法的营养"起跑"。主要是指在耐力比赛前增加肌肉中糖原的储量。肌肉中含有更多糖原，运动员便能在疲劳前跑、骑或游更长时间，从而获得竞争优势。如果执行得当，糖原负荷法会对耐力运动员产生神奇效果。

在力量运动员中，健美运动员对糖原负荷法的尝试最多。健美运动员的目标并非耐力，而是更大的肌肉。一般来说，在比赛前一周左右，健美运动员会减少碳水化合物的摄入，这是减少阶段。而后，在比赛前几天，他们开始增加碳水化合物的摄入量，这是负荷阶段。从理论上讲，减少阶段是为在比赛前再次摄入更多碳水化合物时，肌肉能够储存更多糖原。糖原越多，肌肉看起来就越饱满。

但糖原负荷法是否能让健美运动员如愿以偿？一项研究表明，事实并非如此。研究人员让9名男性（均为健美运动员）进行糖原负荷饮食。饮食计划包括3天的高强度负重训练（旨在消耗肌糖原）和低碳水化合物饮食（热量10%来自碳水化合物，57%来自脂肪，33%来自蛋白质）。接着是3天强度较低的负重训练（以减少糖原损失）和碳水化合物占80%、脂肪占5%和蛋白质占15%的饮食。

对照组遵循同样的力量训练计划，但采用常规的饮食。在研究结束时，研究人员测量了所有参与者的肌肉围度。结果如何？糖原负荷法并未使任何一位运动员的肌肉围度增加。

根据运动营养学文献中的数据我们得出结论：力量运动员并未从糖原负荷法中获得实际益处。训练者的日常饮食须包含足够的碳水化合物，但并非是糖原负荷法。同时要记住，减少碳水化合物实际上会损失来之不易的肌肉。

麸质问题

今天，任何关于饮食中全麦和全谷物的讨论都无法回避麸质这个话题。麸质是小麦、黑麦和大麦的一种蛋白质成分。一些人对麸质过敏，这类人可能患有麸质不耐受症或遗传性的乳糜泻。对于有患乳糜泻遗传倾向的人来说，食用含麸质的食物会破坏小肠内壁，导致营养缺乏，还可能导致其他疾病。1%的人群患有乳糜泻，它是一种免疫系统对麸质的反应，会导致严重的腹痛、腹胀和食欲不振。乳糜泻为终生疾病，患者自出生时便患有，尽管很可能数年都不会出现任何症状。这种疾病通过内窥镜活检和特殊的血液检测可诊断，如果你患有此病，必须避免食用所有含麸质的食物。

对麸质不耐受的人群约占总人口的10%。乳糜泻患者食用麸质后可能需要数月才能恢复，而麸质不耐受患者则可在几天内迅速恢复。麸质不耐受的症状包括胃部不适、皮疹、胃灼热和恶心。

如果你认为自己对麸质不耐受，那么在自己的饮食中加入一些含麸质食物，坚持这样的饮食安排数月，然后遵循无麸质饮食。仔细记录身体有何反应。此后重新在饮食中添加含麸质食物，再记录身体反应。必须严格进行记录，你才能清楚地了解自己的身体会有什么反应。如果怀疑自己患有乳糜泻，请就诊。

务必小心，切勿不必要地把这类重要食物从饮食中剔除。虽然10%的人群可能对麸质过敏，但这意味着余下的90%没有过敏反应。然而，我们都容易受广告商的影响而去购买无麸质食品。和其他加工食品一样，精加工的无麸质食品有可能是高糖低营养的。即使必须剔除麸质，仍可以食用全谷物。以下列表来自美国全谷物理事会（wholegrainscouncil. org/whole-grains-101/gluten-free-whole-grains）：

含麸质谷物	无麸质谷物
小麦，包括斯佩尔特、卡姆、法老和杜兰等品种，以及如布格麦、粗粒小麦粉等小麦制品	苋属植物
大麦	荞麦
黑小麦	玉米
燕麦[*]	小米
藜麦	Montina（长毛落芒草）
高粱	稻米
苔麸	野生稻米

[*] 燕麦本身不含麸质，但在生长或加工过程中经常被小麦污染。Bob's Red Mill、Cream Hill Estates、GF Harvest（Gluten-Free Oats 标志产品）、Avena Foods（Only Oats 标志产品）、Legacy Valley（Montana Monster Munchies 标志产品）、Gifts of Nature 六家公司目前都提供纯净无污染的燕麦。咨询一下医生你是否能食用这类燕麦产品。访问 GlutenFreeDiet.ca 查看关于无麸质饮食中燕麦的讨论。

意志力

当我为杰出的教练帕特·赖利工作时，他曾说50％的运动表现是因为专注力——整场赛事直到最后时刻都集中注意力的能力。这种能力是普通运动员与冠军的区别所在。

提升大脑灵敏度、注意力和情绪的一个关键方法在于食物。食物中的营养素可影响认知过程和情绪。研究证实，大脑健康依赖于诸多因素，包括我们从日常饮食中摄取的营养素。

血清素是影响大脑思维过程的重要化学物质。它由富含蛋白质的食物（肉类、乳制品、鸡蛋、豆类）中的色氨酸合成。出人意料的是，食用富含蛋白质的食物会降低大脑中的色氨酸和血清素水平，食用富含碳水化合物的食物却能产生相反效果。在人体摄入大量蛋白质后，色氨酸与其他氨基酸竞争进入大脑，导致极少的色氨酸能穿过血脑屏障，因此血清素水平不会明显上升。

一顿富含碳水化合物的餐食能触发胰岛素释放。这使血液中多数氨基酸被身体（而不是大脑）细胞吸收，尤其是肌细胞，这也符合训练者的期望。除色氨酸外的所有氨基酸均能在摄入富含碳水化合物的一餐后被身体细胞吸收，此时色氨酸几乎不用与其他氨基酸竞争便进入大脑，故而导致血清素水平上升。所以碳水化合物和蛋白质结合的饮食，在帮助训练者保持精神集中方面起着十分重要的作用。

需要摄入多少碳水化合物才能提升注意力？多数研究认为，每日至少40％的热量应来自碳水化合物，以提升大脑灵敏度和改善情绪。此外，饮食中的碳水化合物有助于身体应对高强度训练的需求。

　　所以，当训练者花费无数个小时训练并仔细监测自己的饮食，以使肌肉得到最大限度的增长时，不要忘记让大脑保持健康。

第 4 章

管理脂肪

经过大约一小时的高强度运动，身体糖原供应耗尽。但肌肉的另一种能量来源脂肪与糖原不同。与有限但随时可用的糖原储备相比，脂肪储备几乎是无限的。事实上，据估计平均一名成年男子携带的脂肪量为约4升，这足以支撑他从芝加哥骑自行车到洛杉矶，路程大约为3219公里。

如果脂肪储备几乎取之不尽，那么为何还需要担心碳水化合物摄入和糖原补充？为什么不在饮食中补充脂肪作为额外的能量来源？诚然，身体内有足够的脂肪为大量运动提供燃料。（这是没有必要额外补充脂肪的一个原因。）但问题是，脂肪仅在有氧的情况下分解。体内必须有氧气来燃烧脂肪以获取能量，而不燃烧糖原。在运动的初始阶段，氧气尚未进入肌细胞。运动20~40分钟后，脂肪才能被肌肉最大限度地用作燃料。在此之前，血液中的葡萄糖与肌肉中的糖原首先被使用。

这并不是说脂肪难以燃烧，事实并非如此。但是身体如何有效地燃烧脂肪取决于你的体能训练水平。进行力量训练和有氧运动的一个优势是，身体可通过两种主要方式提高燃烧脂肪的能力。

　　首先，运动（尤其是有氧运动）可以促进伸向肌细胞的毛细血管的发育，从而在需要的地方改善血液流动。此外，运动还能增加肌红蛋白的含量。肌红蛋白将血液中的氧气输送到肌细胞。更好的血液流动使更多的氧气进入肌肉，身体燃烧脂肪的效率会更高，这就是训练者不应忽视有氧训练的原因。

　　其次，运动提高激素敏感脂肪酶的活性，这种酶能促进脂肪分解供能。分解和燃烧的脂肪越多，身体线条就越明显。

　　脂肪无疑是一种运动燃料，但脂肪是力量训练者的后备能量来源。力量训练期间，身体仍优先燃烧碳水化合物来获取能量，要么是血液中的葡萄糖，要么是肌肉中的糖原。脂肪的确是营养学中更具争议的话题之一。在饮食中摄入脂肪至关重要，但对脂肪也有不好的评价。让我们来试着彻底消除这种困惑。

关于脂肪的事实

　　人体有三种主要脂肪物质：甘油三酯、胆固醇和磷脂。甘油三酯属于真脂，储存在脂肪组织与肌肉中。少量脂肪物质存在于血液中，这些脂肪物质以游离脂肪酸的形式循环，游离脂肪酸经化学反应从甘油三酯中释出。在三种脂肪物质中，甘油三酯参与产生能量最多。针对健美运动员的研究发现，甘油三酯，包括肌肉中的脂肪，在高强度力量训练中是一种重要能量来源。力量训练不仅能帮助训练者增长肌肉，还有助于燃烧体脂。

　　胆固醇是一种蜡状浅色固体，有两种存在形式。可以把第一种称作"血液中的胆固醇"，第二种则是"食物中的胆固醇"。血液胆固醇为身体健康所必需的物质，是细胞膜的组成部分，参与合成激素、维生素D和胆汁（消化脂肪所必需的物质）。由于身体可以用脂肪、碳水化合物或蛋白质生成胆固醇，所以无须再从食物中摄入。

　　当吃含有胆固醇的食物时，胆固醇被分解成更小的成分，用于合成各种脂

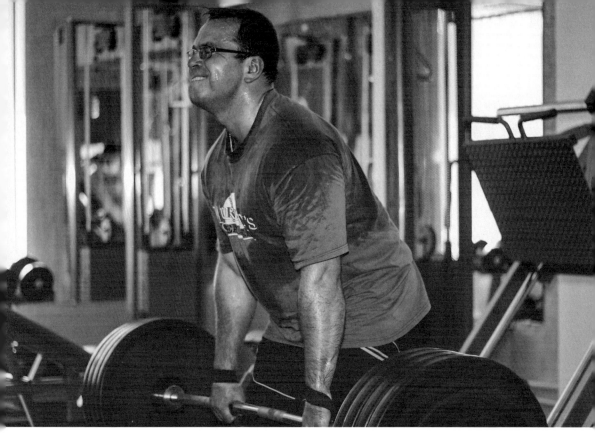

力量训练不仅能增长肌肉，还能燃烧脂肪

肪、蛋白质和身体需要的其他物质。身体摄入的胆固醇不会变成血液中的胆固醇。尽管减少高胆固醇食物的摄入十分重要，但更重要的是减少饱和脂肪的摄入（饱和脂肪主要存在于动物性食品中），因为肝脏用饱和脂肪产生血液胆固醇。人体摄入的饱和脂肪越多，肝脏产生的胆固醇就越多。

如果肝脏产生大量胆固醇，血液中循环的多余胆固醇便会在动脉内壁聚集。这种集结成团的脂肪物质称为斑块。当斑块在动脉中堆积，导致通道狭窄、血流受阻时，就会出现问题。当流向心肌的血液被长时间切断，部分心肌开始死亡，心脏病便会发作。因此，高血胆固醇是导致心脏病的一个主要危险因素，但在许多情况下，胆固醇水平可以通过运动和健康饮食来控制。

血液中的胆固醇分为低密度脂蛋白（简称LDL）和高密度脂蛋白（简称HDL）。LDL和HDL对心脏病风险的影响不同。LDL含更多胆固醇，可能是胆固醇沉积在动脉壁上的原因。LDL被称为有害胆固醇，血液LDL值越低越好。

HDL比LDL含的胆固醇更少。HDL的作用是将胆固醇从动脉壁的细胞中移除，并将其运回肝脏进行再处理，或将其作为废物排出体外。HDL为有益胆固醇，血液中HDL的量越多越好。

科学原理略显复杂，但足以说，每分升血液中总胆固醇含量超过200毫克是危险信号，关于氧化修饰LDL的细节可进一步解释心脏病的发展机制。一般来说，HDL值应大于35，而LDL值应小于130。血液中高水平的甘油三酯反映饮食中摄入过量酒精或饱和脂肪，这会增加患心脏病的风险。建议每年检查自己血液中的胆固醇和甘油三酯水平。随着时间推移，科学家与医生将有更好的实验手段来预测患心脏病的风险并保护身体健康。表4.1说明了胆固醇数值的含义。

第三种脂肪物质——磷脂，主要参与调节凝血。磷脂与胆固醇一起，构成所有细胞膜结构的一部分，是脑细胞和神经细胞的细胞膜中的关键物质。

表 4.1　胆固醇数值 [①]

总胆固醇	
< 200 毫克 / 分升	合适
200～239 毫克 / 分升	临界高
≥ 240 毫克 / 分升	高
LDL 胆固醇	
< 100 毫克 / 分升	最优
100～129 毫克 / 分升	接近最优 / 偏高
130～159 毫克 / 分升	临界高
160～189 毫克 / 分升	高
≥ 190 毫克 / 分升	极高
HDL 胆固醇	
< 40 毫克 / 分升	低
≥ 60 毫克 / 分升	高

① 资料来源：National Heart, Lung, and Blood Institute, *Third report of the National Cholesterol Education Program (NCEP) Expert Panel on Detection, Evaluation, and Treatment of High Blood Cholesterol in Adults (Adult Treatment Panel III) executive summary*. NIH Publication, 2001, No. 01-3670. [Online]. Available: http://www.nhlbi.nih.gov/guidelines/cholesterol/atp3xsum.pdf [March 5, 2013].

甘油三酯	
＜ 150 毫克 / 分升	合适
150～199 毫克 / 分升	临界高
200～499 毫克 / 分升	高
≥ 500 毫克 / 分升	极高

食物中的脂肪

作为一名体能训练者、力量训练者或关注自己身体外形的健美运动员，你可能会对有关膳食脂肪的混杂信息感到困惑。那么脂肪的真相是什么？最新说法是，实际上只要摄入的是正确种类的脂肪，对身体就有好处，对控制体重也有帮助。当然，过量脂肪与过量碳水化合物或蛋白质一样，会转变为体内的脂肪。但正确种类的脂肪实际上有助于降低体脂，保持身心健康。你需要弄清为保持健康，应摄入多少脂肪以及何种脂肪。让我们来仔细研究一下。

食物中的脂肪酸是脂肪的微小组成部分，根据脂肪酸的氢含量，可分为三类：饱和脂肪酸、多不饱和脂肪酸、单不饱和脂肪酸。除热带植物油以外的饱和脂肪酸在室温下通常是固体，为动物来源。牛肉脂肪和乳脂富含饱和脂肪酸。乳脂存在于牛奶、奶酪、奶油、冰激凌和其他牛奶或奶油制品中。低脂或脱脂乳制品的饱和脂肪酸含量要低得多。富含饱和脂肪酸的热带植物油包括椰子油、棕榈仁油、棕榈油，以及巧克力中的可可脂。这类油通常添加在商业烘焙食品和其他加工食品中。

多不饱和脂肪酸与单不饱和脂肪酸来自坚果、蔬菜和种子，在室温下通常为液体。而植物起酥油和人造黄油等多不饱和脂肪酸则是固体，因为它们经过了氢化，这一过程改变了脂肪的化学结构，使其变硬。由此产生的脂肪由反式脂肪酸组成，最近的研究表明反式脂肪酸会提高血液胆固醇水平。反式脂肪对心脏的危害比饱和脂肪更大，没有任何反式脂肪是安全的，应完全避免摄入。幸运的是，如今食品制造商被要求必须在其生产的、进入美国州际贸易的包装食品上标明反式脂肪。查看食品营养成分标签，看看其中反式脂肪的含量为多少。

橄榄油、芥花油、花生油和其他坚果油中含有大量的单不饱和脂肪酸。单不饱和脂肪酸对血液胆固醇水平有保护作用，它们有助于降低有害胆固醇（LDL）并保持较高水平的有益胆固醇（HDL）。

必需脂肪

在所有的膳食脂肪中，某些类型的多不饱和脂肪被认为属于必需脂肪，其中两种是亚油酸和α-亚麻酸(简称ALA)。亚油酸的化学结构被称为ω-6脂肪酸，而亚麻酸的化学结构是ω-3脂肪酸。虽然此类脂肪为必需脂肪，但人体对其的需求量不大。人体无法制造必需脂肪，必须从食物中获取。该类脂肪是身体正常生长、细胞膜维护，以及动脉和神经健康必需的物质。此外，必需脂肪可以保持皮肤光润、保护关节，以及有助于胆固醇的分解代谢。植物脂肪，如玉米油、大豆油、红花油与核桃油，还有坚果和种子都富含必需脂肪。健康所需的必需脂肪总量为总脂肪摄入量的6%～10%，也就是每日5～10克。

除了亚麻酸，还有两种ω-3脂肪酸被认为是必需脂肪酸，这两种脂肪酸几乎只存在于鱼类中：二十碳五烯酸（简称EPA）和二十二碳六烯酸（简称DHA）。EPA和DHA主要存在于海生动物油脂中，而ALA主要存在于植物性食品中。三种脂肪酸都极为重要，不能相互替代。支持健康和体能所需的三种脂肪酸的数量亦不可互换。

不幸的是，大多数人摄入的ω-3脂肪酸过低。一个原因是人们更多摄入ω-6脂肪酸，取代ω-3脂肪酸并造成不健康的失衡。ω-6脂肪酸的来源包括商业烹饪、烘焙和食品加工中使用的所有类型的油，包括红花油、葵花籽油、大豆油、玉米油和棉籽油。现在营养专家建议我们以更健康的比例摄入ω-6脂肪

酸和 ω–3 脂肪酸，增加后者的摄入量而减少前者的摄入量。应当用橄榄油和芥花油来代替饮食中的其他油类，这两种油中的 ω–6 脂肪酸含量较低而单不饱和脂肪含量较高，同时多吃鱼来增加 ω–3 脂肪酸摄入量。一些人士建议将 ω–6 脂肪酸与 ω–3 脂肪酸的摄入比例调整为 1∶1 或 2∶1，而其他人主张 4∶1。在传统上 ω–3 脂肪酸摄入较高的人群中，按照以上比例摄入两种脂肪酸的人，心脏病和癌症发病率更低。

有证据表明，当两种脂肪酸摄入比例失调时，即当 ω–6 脂肪酸摄入过高而 ω–3 脂肪酸摄入过低时，体内的脂肪酸代谢会发生变化。大脑释放激素及神经递质（参与传递信息的大脑化学物质），让身体保留脂肪不被燃烧。看来，通过提高饮食中 ω–3 脂肪酸的含量，身体会产生更好的燃脂效果。你确实需要摄入正确种类的脂肪来为大脑提供营养和燃烧体脂。

尤其是 ω–3 脂肪酸，对健康以及慢性病的管理具有长远益处。目前的研究表明，这种脂肪酸能降低血液甘油三酯水平和对心脏有害的极低密度脂蛋白（简称 VLDL）水平。此外，ω–3 脂肪酸可降低高血压患者的血压，并可降低心脏性猝死的风险。ω–3 脂肪酸也是视网膜发育所必需的物质，孕妇饮食中缺乏 ω–3 脂肪酸会对新生儿的视力产生不利影响。

ω–3 脂肪酸补剂

数据极为清楚地显示了鱼油 DHA 和 EPA 在治疗慢性炎症性疾病中的重要性。例如，研究表明，牙周病是一种慢性炎症性疾病，对 DHA 治疗的反应良好。牙周病与心血管疾病、糖尿病、高血压、癌症、低出生体重，甚至流产的风险增加之间存在显著联系。这一联系就是慢性全身性炎症。

用鱼油补充饮食是个好方法。已有足够的研究证明鱼油的使用具备合理性，但需谨慎选择。你选择的产品应是 EPA 和 DHA 的优质来源，含有至少 500 毫克鱼油。

DHA 对大脑功能、眼睛，乃至整个中枢神经系统的健康都十分重要。DHA

与情绪密切相关，DHA水平过低会导致抑郁、精神涣散和记忆下降。

DHA和EPA补剂被建议用于预防和治疗几乎所有慢性疾病。通过补剂或饮食摄入DHA与EPA的推荐剂量为每日1000毫克。某些情况下，建议单独摄入DHA或EPA，但一般来说，二者结合摄入效果十分不错。你可以找到按照理想的40∶60比例结合DHA与EPA的优质补剂。

为保证每天摄入足够的DHA和EPA，应当每周吃5顿以多脂鱼为主的餐食。ω-3脂肪酸的最佳来源为野生鲑鱼、鲭鱼、黑鳕鱼、鳕鱼、大比目鱼、虹鳟、贝类、沙丁鱼、鲱鱼和金枪鱼。（海鲜营养信息见表4.2。）

表 4.2　阿拉斯加产海鲜营养信息[①][②]

	热量（千卡）	蛋白质（克）	脂肪（克）	饱和脂肪（克）	钠（毫克）	胆固醇（毫克）	ω-3（克）
阿拉斯加鲑鱼							
帝王鲑	230	26	13	3	60	85	1.7
红鲑	220	27	11	2	65	85	1.2
银鲑	140	23	4	1	60	55	1.1
大麻哈鱼	155	26	5	1	65	95	0.8
粉鲑	150	25	4	1	85	65	1.3
阿拉斯加白色鱼							
大比目鱼	140	27	3	< 0.5	70	40	0.5
鳕鱼	100	23	< 1	< 0.5	90	45	0.3
绿青鳕	110	23	1	< 0.5	115	95	0.5
革平鲉	120	24	2	0.5	75	45	0.4
龙利鱼	120	24	1.5	< 0.5	105	70	0.5
银鳕	250	17	20	4	70	65	1.8

① 资料来源：Alaska Seafood Marketing Institute, A guide to nutritional values for Alaska seafood. [Online]. Available: www.alaskaseafood.org/health/experts/pages/chart-nutrition.html [May 20, 2013]. Source: USDA National Nutrient Database for Standard References, Release 22, 2011。

② 分量为 100 克熟食。

	热量 （千卡）	蛋白质 （克）	脂肪 （克）	饱和脂肪 （克）	钠 （毫克）	胆固醇 （毫克）	ω-3 （克）
阿拉斯加贝类和甲壳类							
帝王蟹	100	19	1.5	< 0.5	1100	55	0.4
雪蟹	115	24	1.5	< 0.5	690	70	0.5
珍宝蟹	110	22	1	< 0.5	380	75	0.4
太平洋牡蛎	165	19	5	1.0	210	100	1.4
虾	100	21	1	< 0.5	220	195	0.3
阿拉斯加鲑鱼罐头							
红鲑	165	23	7	2	360	45	1.4
粉鲑	135	23	5	1	400	80	1.1

ω-3脂肪酸也存在于绿叶蔬菜、坚果、芥花油、豆腐和亚麻籽中。然而，与在鱼油中发现的ω-3脂肪酸不同，这些食物中所含的为ALA。ALA必须在体内转化为EPA和DHA才能发挥作用。在最佳的时间食用亚麻籽或其他ALA来源，仅5%的ALA被转化为EPA和DHA。此外，身体必需营养良好，非常健康，才能达到5%的转化率。对于大多数人来说，能转化为EPA和DHA的ALA不到5%。虽然亚麻籽和其他非鱼类来源的ω-3脂肪酸也有益处，但并不能很好地替代EPA和DHA。

ω-3 脂肪酸与大脑健康

用ω-3脂肪酸治疗抑郁障碍、焦虑障碍、应激障碍已引起了医学界的广泛关注。大脑约60%由脂肪组成，而大脑中的主要脂肪为ω-3脂肪酸。当饮食中缺少ω-3脂肪酸，其他脂肪便会参与大脑构建，从而损害脑细胞健康。例如，每个脑细胞的细胞膜会变得僵硬，电脉冲从一个细胞传到另一个细胞需要更长时间，这意味着信息不能快速在脑细胞间传递。因此，你不能清晰思考，你的记忆变得模糊，抑郁和焦虑也会随之而来。增加饮食中的ω-3脂肪酸已被证明可缓解这些问题。

饮食中 ω-6脂肪酸和 ω-3脂肪酸的恰当比例也有助于限制炎症过程。近年来，科学家们发现许多疾病的发展都受到体内慢性炎症的影响。炎症是人体愈合过程中必不可少的一部分，当免疫系统试图与病菌作战和修复受损组织时，便会引发炎症。病菌被消灭，引起炎症的物质组成的大军理应撤退，但很多情况下并没有。这就导致慢性炎症，而慢性炎症与心脏病、糖尿病、关节炎、多发性硬化、癌症，甚至阿尔茨海默病有关。ω-3脂肪酸具有抗炎作用，可阻止慢性炎症，ω-6脂肪酸则加剧炎症。ω-6脂肪酸在食物中更为丰富。因此，需要进行计划、花费精力、善于选择，才能按健康比例摄入 ω-6脂肪酸和 ω-3脂肪酸。虽然美国人饮食中二者的比例为20:1，但更理想的比例应是2:1~4:1。

人体内的脂肪细胞会引起自体的炎症过程，这也是要保持低体脂的另一原因。事实上，根据研究，超重者有慢性轻度炎症，这可能指示初期动脉粥样硬化。阿姆斯特丹自由大学的研究人员与马里兰州贝塞斯达的美国国家老龄研究所的科学家进行的一项研究发现，相比低体脂的人，超重者血液中更有可能含有过量C反应蛋白（简称CRP），这一蛋白为炎症的标志。因此如果你超重，那么减重是保护健康的第一步。

如果你在旅途中吃不到鱼，我建议使用鱼油来补充饮食。对于不吃鱼的人或素食者，可选择其他含有DHA和EPA的强化食品，主要是牛奶和鸡蛋（确保标记了强化DHA和EPA）。如果不能在日常饮食中摄入足够的这类食物，我强烈建议通过食用鱼类或藻类制品补充DHA和EPA。

对形体运动员来说，对 ω-3脂肪酸的研究中最令人兴奋的领域之一，是观察 ω-3脂肪酸对脂肪燃烧的影响的动物研究。以小鼠为对象的研究表明，ω-3脂肪酸可减少脂肪细胞数量并减小脂肪细胞体积。人类流行病学数据显示，遵循地中海式饮食（包括经常吃鱼和大量高效脂肪）可以更好地控制总体重和腹部脂肪。

增强愈合能力

一些有趣的实验数据表明，补充鱼油可以促进伤口愈合。运动员经常受伤，所以摄入足够的鱼油对愈合十分重要。

橄榄油

橄榄油是"好脂肪"之一。但请注意，特级初榨橄榄油与橄榄油之间存在差异。特级初榨橄榄油源自头道榨取单一品种的橄榄果实，而非混合多个品种。这使其具有独特味道、气味和颜色。鲜为人知的是，特级初榨橄榄油含有一种名为橄榄油刺激醛的独特抗炎化合物，该物质几乎与非甾体抗炎药布洛芬相同。这使特级初榨橄榄油成为具有极佳抗炎作用的食物。虽然橄榄油一般而言属于优质抗炎食物，但特级初榨橄榄油无疑更佳，所以应尽可能食用这一种橄榄油。

脂肪与人体消化道

当你胃肠不适时很难坚持高强度训练，肯定达不到最佳表现。一个解决办法是在饮食中加入健康脂肪，如橄榄油和含有 ω–3 脂肪酸的脂肪。请记住，这类脂肪具有抗炎作用，可以治愈胃肠道。相比之下，ω–6 脂肪酸过量会加剧消化道炎症，因此需要避免食用油炸食品、包装零食、高饱和脂肪食品和快餐食品。把这些换成健康脂肪，或者我所称的高效脂肪，你会发现胃肠不适感会快速得到改善。

种子，是另一种高效脂肪来源，其纤维结构也有助于促进肠道健康。木质素为植物性食品中发现的一种纤维，在亚麻籽中大量存在。虽然益生菌培养有助于促进肠道健康，但木质素能很好地为细菌培养提供养分。因此，木质素被称为益生元。每天在饮食中加入一二汤匙亚麻籽是摄取健康纤维以及强效抗炎 ω–3 脂肪酸 ALA 的绝佳方式。亚麻籽必须磨碎，牙齿不足以把种子研磨到便于消化的程度。如果种子未经预先研磨，它们将完整地被排出而不能为身体带来益处。

必需脂肪需求

如果将脂肪摄入量削减到极低水平或者完全禁断，就有可能患必需脂肪缺乏症。这在美国并非普遍问题，因为美国人脂肪摄入量比较充足。即便如此，我仍看到许多运动员，尤其是健美运动员，在减脂方面走向极端。当脂肪摄入严重不足，身体便无法吸收脂溶性维生素A、维生素D、维生素E、维生素K。此外，低脂饮食中，维生素E含量不足会损害细胞膜健康。维生素E是一种抗氧化剂，可防止致病自由基刺穿细胞膜，亦有助于运动后的肌肉修复过程。进行低脂饮食的男性会缺乏激素，因为脂肪是制造雄性激素睾酮的必需物质。削减脂肪摄入的女性一般会感到不适，乃至很想吃加工碳水化合物。

也有人会过度摄入脂肪。过多的膳食脂肪会引起体重增加，并逐渐导致肥胖及相关的健康问题。饮食中过多的饱和脂肪也会升高胆固醇水平，尤其是危险类型的胆固醇（LDL）。另外，多不饱和脂肪与单不饱和脂肪已被证明可降低胆固醇水平。然而，多不饱和脂肪也可能降低体内的保护型胆固醇（HDL）。摄入过多的多不饱和脂肪会增加患癌风险。

那么，脂肪摄入过量与脂肪摄入过少之间是否存在一个折中的方法？根据美国心脏协会（简称AHA）的数据，参考自己在数天（比如一周）内摄入的热量，健康的日常饮食脂肪含量最高为总热量的30%或更少。饱和脂肪应占每日总热量的7%~10%或更少，多不饱和脂肪应在10%或以下，而单不饱和脂肪应占15%。饮食的脂肪含量控制在上述范围被认为对管理抑郁、焦虑和应激有效。根据AHA的数据，膳食胆固醇应保持在每天最多300毫克。更为具体的建议如下。

必需脂肪DRIs：

亚油酸：女性每日12克，男性每日17克。

ALA：女性每日1.1克，男性每日1.6克。

EPA与DHA的组合：以膳食热量2000千卡为基准，每日2克（此处是英国的建议，因为美国尚无EPA和DHA的DRIs）。

训练频繁者脂肪摄入建议

如果你是一名想要保持低体脂的体能训练者、健美运动员或力量训练者，那么你应当通过控制自己的脂肪总摄入来控制卡路里总摄入。将脂肪摄入保持在每日热量摄入的25%～30%。相比饱和脂肪，你的饮食应包含更多不饱和脂肪：饱和脂肪占热量的5%，单不饱和脂肪占10%～15%，多不饱和脂肪占7%～10%。

有一种监测脂肪摄入量的方法：每天计算饮食中脂肪的重量。可以运用以下公式计算每日脂肪摄入量：

脂肪总量

（总热量 × 30%）/ 9 = 脂肪总量克数

示例：（2000千卡 × 0.3）/ 9 = 67克脂肪

饱和脂肪酸（简称SFA）

（总热量 × 5%）/ 9 = SFA克数

示例：（2000千卡 × 0.05）/ 9 = 11克SFA

按照本书的计划，你需要首先确定自己的蛋白质及碳水化合物需求，余下的即为来自脂肪的热量，而后者大部分应为单不饱和脂肪和多不饱和脂肪。请务必阅读食品标签，了解自己在超市购买的每份食品的脂肪含量。任何带有营养标签的食品包装都列有脂肪克数。

脂肪的替代品

许多低脂食品用淀粉、纤维、蛋白质及其他形式的脂肪来代替脂肪。然而当饮食中需要正确种类的脂肪时，为什么还要费心寻找脂肪替代品？请持续从食物中摄取健康脂肪，如橄榄油、坚果、牛油果、坚果油和种子油。你的身体需要并且应当摄入该类脂肪。

更重要的是，我们尚不明确人工脂肪对健康有什么影响。一些营养学家和其他健康倡导者担心，消费者会过度沉迷于脱脂食品，以至于无法获得身体真正需要的健康脂肪。

减少饮食中的有害脂肪

　　饮食中的饱和脂肪、反式脂肪和胆固醇可导致血液中的胆固醇水平升高，进而阻塞血管，导致心脏病和卒中。应当注意减少饮食中的这类脂肪。

　　饱和脂肪的主要来源是肉类和全脂乳制品。然而，动物脂肪本身并不一定有害。真正问题可能是用于饲养动物的工业化养殖方法。喂食谷物的笼养动物与食草的野生动物相比，两者发育的脂肪成分极为不同，且前者的有害。来自野生动物的肉类和乳制品所含的脂肪可能没有到不健康的水平，实际上更可能含有健康的脂肪酸。此外，大多数杀虫剂和除草剂等农药都是脂溶性的。所以当你经常吃含有脂肪的食物，有机食品是一个明智的选择。这方面的研究还在进行中，但通常应当限制动物饱和脂肪的摄入。当不清楚某种食物的营养信息时，请记住这些关于食物中饱和脂肪、反式脂肪和胆固醇来源的有用提示。

- 选择可选级瘦肉，如牛后腿肉、牛后腰脊肉和牛腹胁肉，食用小于手掌大小的一份。去皮鸡肉、火鸡肉和鱼肉均为更瘦的肉类选择。举个例子，一份90克的牛肉含有至少2克饱和脂肪，一份去皮鸡肉含有0.5克饱和脂肪。而同等分量带皮鸡胸肉的饱和脂肪含量相当于牛肉，约2克。

- 在准备及食用肉类时，确保剔除所有可见脂肪和肉皮。焗烤、烧烤、烤、蒸，或用微波炉烹制肉类时，使用烹饪架，以避免融化的脂肪被肉吸收。

- 午餐食用肉类时，选择低脂鸡肉或火鸡胸肉，而不是高脂肪的波洛尼亚香肠或萨拉米肠。

- 乳制品在饮食中非常重要，可用于控制体重。为减少乳制品中的脂肪，可选择低脂产品而非全脂产品，每日食用两三次。

- 胆固醇仅存在于动物产品中，而蛋黄是胆固醇的高浓度来源。可用两个蛋清代替一个蛋黄，或者食用一个鸡蛋替代物，每日仅食用一个蛋黄。

- 加工食品和预制食品，尤其是零食，是脂肪的高浓度来源。氢化植物油含有反式脂肪酸，对心脏有害，所以须特别注意食物中脂肪的种类与总量。仔细阅读标签，即使包装上说明产品脂肪含量低，仍须确定该产品是否的确为低脂食品。还要注意，从法律上讲，任何含有0.5克或更少反式脂肪的产品都可以被标为不含反式脂肪。所以如果食用了大量包装烘焙食品，而每份都标明不含反式脂肪，那么你可能已摄入大量反式脂肪。因为每份的反式脂肪含量最多可达0.5克。

我们积累的所有运动营养信息显示，正确种类的膳食脂肪对体重管理、情绪和整体健康有着深远影响。如果在饮食中禁断所有脂肪，那么我们在去除有害饱和脂肪的同时也去除了有益的不饱和脂肪。当今，有效信息是错误的脂肪有害，而正确的脂肪有益。只要保持热量平衡，保证饮食中富含精益蛋白质、优质碳水化合物和健康脂肪，便没有多少胃口留给不健康的食物。把注意力集中在自己每日需要食用的所有优质食物上，以免食用不健康的食物。

运动营养学真相与谣言：巧克力是否健康？

巧克力是健康的！适量巧克力是健康的选择。首先，当感到情绪低落或疲惫不堪时，食用一点巧克力不仅让自己倍感温暖，还能让大脑产生化学反应，提振情绪，让自己感觉舒畅。巧克力中糖和脂肪的结合提高了两种关键神经递质血清素和内啡肽的水平。抑郁和焦虑与这些脑内化学物质水平偏低相关。通过提高神经递质水平，你会感到更平静、更放松、更愉快。这对几百千卡的热量来说不算坏事！

其次，食用巧克力可能会让身体更健康。这一发现源于一项对膳食饱和脂肪与增加患心脏病风险的关系的研究。十多年前，人们发现巧克力中主要的饱和脂肪硬脂酸对血液胆固醇水平的影响为中性，推翻了巧克力对心脏有害的说法。即使每天让被试者食用一整根巧克力棒，其血液胆醇水平也无变化。

此外，科学家发现巧克力富含抗氧化剂，包括黄酮醇和类黄酮。这类化合物有保护心脏的作用，包括其抗氧化性、降低血细胞黏稠度能力，以及能帮助血管内壁保持弹性、使血液流通更顺畅、保持正常的血压水平。黄酮醇最丰富的来源是天然的未碱化可可粉。因为不含糖，脂肪和热量也很低，这种可可粉也是黄酮醇最健康的食物来源。黄酮醇含量次之的为可可浆和黑巧克力。黑巧克力的黄酮醇含量为牛奶巧克力的两倍。

康奈尔大学的李昌勇（Chang Yong Lee，音译）博士对葡萄酒、茶与可可中的抗氧化剂含量感到好奇，他测试了下列饮料的抗氧化剂含量：1杯（240毫升）含有2汤匙纯可可粉的热水、1杯（240毫升）泡有标准大小绿茶袋的水、1杯（240毫升）红茶、1杯（150毫升）加州梅鹿辄（红葡萄酒）。测试结果显示，按每份计算，可可中的抗氧化剂浓度最高，几乎是红酒的2倍，绿茶的2～3倍，红茶的4～5倍。李博士还发现热可可比冷可可能引发释放更多抗氧化剂。

加州大学旧金山分校的玛丽·恩格勒博士及其同事研究了富含类黄酮的黑巧克力对21名健康成年人的内皮功能（血管内皮细胞功能）、氧化应激、血脂和血压的影响。被试者被分为两组，每天分别食用高类黄酮或低类黄酮黑巧克力棒，为期两周。两种巧克力棒外形没有明显差异。研究人员要求被试者保持日常饮食不变，但不得摄入其他所有富含类黄酮的食品、饮料，酒精，维生素补剂，非甾体抗炎药。结果表明，食用高类黄酮巧克力棒可使被试者内皮功能得到改善，血管更有弹性，血流更通畅。同时，其他生化指标表明，这些变化与类黄酮的摄入量密切相关。两组被试者的氧化应激或脂质谱不存在明显差异。

巧克力究竟是健康还是有害，可以从两个主要营养原则上考虑：多样性和适量。可以肯定的是，巧克力棒，无论是以黑巧克力还是牛奶巧克力制成的，都含有很高的热量、糖和脂肪。在饮食中寻找抗氧化剂来源时，请记住，水果、蔬菜、鱼类、坚果、种子、茶都富含多种重要营养素及抗氧化剂。富含黄酮醇的可可能制成糖果棒、可可粉甚至甜点。通常情况下，最好饮用1杯可可来获取黄酮醇，因为可可的脂肪和热量较低。当你能真正享受可可的味道时，你就能像品尝1杯好酒一样细细品味1块黑巧克力的风味。

第 5 章

燃烧脂肪

　　你为什么要降低体脂？为了参加更低重量级比赛？准备健美比赛？改善运动表现？让外形更好看？所有这些减脂的目的都值得称赞，并且有很多方法可以实现这些目的。而使用最广泛又不健康的两种方法为速效节食法和食物盲从。

　　速效节食法需要大幅减少热量摄入，通常每日仅摄入800千卡或更少热量，这会导致严重的后果，如：

- 肌肉及水分随着脂肪减少而流失。如果在20天内减掉9公斤，那么减掉的前2.7～4.5公斤为水分，余下的是脂肪和肌肉。在极短时间内减掉大量体重并没有好处。

- 损失有氧代谢能力。身体吸入并处理氧气的能力或最大摄氧量，将会显著下降。结果，更少的氧气可用来帮助肌细胞燃烧脂肪为身体提供能量。

- 损失力量。如果你需要力量参与竞技或顺利完成训练，这一后果是你实现目标的主要障碍。

- 新陈代谢减慢。速效节食法会让身体的新陈代谢慢似爬行。代谢率是身体将食物转化成能量和身体组织的速度。它由两个关联的要素组成：基础代谢率（简称BMR）和静息代谢率（简称RMR）。BMR代表维持生存必需的能量，即保持心跳、呼吸和其他重要内脏功能健全所需的能量。必须满足基础代谢需求，例如，如果你是一位女性，那么你每日需摄入1200～1400千卡热量来维持身体细胞的基本功能。想象一下，每日仅靠800千卡热量的食物为生，将对机体功能造成怎样的伤害！

RMR包括BMR加上起床、穿衣、坐直、四处走动等轻微活动所需的额外能量消耗。人体RMR大约占每天消耗能量的60%。这一比例越高，身体燃烧脂肪的效率就越高。

具体来说，当限制热量摄入时，RMR会下降。在一项对超重男性为期一年的研究中，那些通过减少热量摄入来减重的人（与通过运动减重的人相反），其RMR均显著下降。原因之一是身体流失了肌肉组织，而RMR与身体拥有多少肌肉密切相关。这一事实的教训是，长时间的严格节食会降低RMR，最终你只能和通过训练努力获得的肌肉再见。

速效节食法在任何情况下都得不偿失。除了体重反弹更多，没有其他结果！95%～99%运用这种节食方法减重的人，在一年内就体重反弹，还比之前更重。

食物盲从，是不吃某些食物而多吃其他食物的饮食计划，和速效节食法一样不可取。食物盲从的一个主要问题是营养不均衡，会导致身体缺乏一些健康所需的关键营养素。一项针对11种流行的食物盲从现象的分析显示，采取这类饮食的人，体内缺乏一种或多种必需营养素、数种B族维生素、钙、铁、锌。有一种饮食，70%的热量来自脂肪，如此高的脂肪摄入量易导致心脏病。

食物盲从也存在其他一些问题。以力量训练者中最为流行的高蛋白质节食法（几乎不摄入任何碳水化合物）为例。这种方法起初减重效果十分好，难怪这种节食法受欢迎！人站在体重秤上，看到数字骤减，感觉十分高兴，但这种高兴的情绪也就维持到停止这种节食法为止。此后体重反弹的速度和体重减少的速度一样快。这主要是因为高蛋白质节食法实质上是脱水：使身体系统的水分流走，帮助身体排出多余的氮。然而脱水也有危险，可能引起疲劳、共济失调、热应激和热射病等高温损害，在极端情况下（流失6%或更多体液）甚至能致死。即使只减掉占体重2%的水分，训练者的运动表现也会下降。这相当于一个68公斤的人流失1.4公斤的水分。

关于哪些减重方法行不通，前面已经阐述得足够多了。有一些减脂运动和饮食策略行之有效——燃脂训练计划加上个性化的、营养均衡的饮食计划（强调碳水化合物、蛋白质和健康脂肪的平衡组合）。不过，在开始减重之前，你应当设定自己想要达到的体形目标。

追求自己的目标

无论实现与否，你已知道自己的目标体形。问问自己：达到什么体重或体脂率会让我看上去、自我感觉或表现最好？将这一问题的答案作为你的目标即可。

第一步是计算出你当下离自己的目标有多远。有很多方法可以搞清楚这一点，包括身高体重图表、体重指数（简称BMI）计算、浴室秤。但这类方法对力量训练者并不准确，因为它们均未考虑到训练者身上的肌肉量，甚至会指示训练者已超重！

每天早晨你总想踏上浴室秤称重。结果或许会让你沮丧，因为人的体重每天都会因为正常的体液波动而上下起伏。人很容易被秤上的数字迷惑，尤其是当你开始计划，通过合理饮食、运动、充足饮水来减脂时，体重常常在降低前增加。原因是，肌肉中每储存一个糖原分子，便会多储存三个水分子，它们帮助新陈代谢。此时若看到秤上的数字变大，就是水分增加的结果。

有一种更好的测量法是身体成分测试，可以确定体重中有多少为肌肉、多少为脂肪。当前使用的身体成分测试有几种方法，其中一种为水下称重，被认为是"黄金标准",如果使用设备正确且操作得当,就能获得极为精确的结果。但这种方法并不便利(我办公室里没有水箱),而且花费相当昂贵。

另一种可靠性与有效性正快速提高的方法为生物电阻抗分析(简称BIA),这种方法将电极放置在手脚上,使无痛电流通过身体。因为人体脂肪组织不导电,但无脂肪组织(即肌肉中的水分)导电,所以电流通过身体的速度越快,表示体脂越低。从测试中获得的读数被代入根据身高、性别和年龄调整的公式中,即可算出体脂和去脂体重比例。

你可以购买一个可以称重同时使用BIA测量身体成分的浴室秤。结果不一定准确,但只要遵循称重说明,就可以看到身体成分变化的趋势。你应该保持体内水分充足,因为如果你像大多数人一样,哪怕只是轻微脱水,也得不到准确读数。此外,在称重前4小时内不要进食,并且在称重前12小时内不要饮酒或进行剧烈运动。如果遵循称重说明,浴室秤能可靠显示体脂率升高或降低。如果想要密切关注自己的身体成分,最好是隔几周测量一次,因为身体成分变化需要一些时间。

检测身体成分的另一种精确方法为皮褶法,这一方法可测量皮下脂肪,并利用这些测量结果计算身体成分,包括体脂率。运用皮褶法获得准确可靠的测量结果的关键之一是,常年都让同一名技师为自己测量。这样,测量便不会产生太多可变性。

对力量训练者和运动员,我运用另一种策略,当他们朝着各自的目标努力时,这种策略可以成为实在的动力。我让他们(用布卷尺)测量上臂、胸部、腰部、臀部、大腿、小腿某段的围度。测量应当每4～6周进行一次,以观察力量训练结合正确的饮食对身体产生积极影响的证据。这种方法最为简便,也最能调动积极性!

最佳体脂率

究竟多少才是最佳体脂率?女性的体脂率健康范围为20%～25%,男性则是15%～20%。但对于力量训练者或健美运动员，理想的体脂率更低：女性为10%～18%，男性为5%～15%。

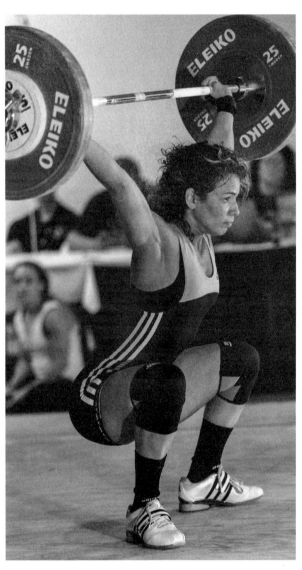

与其他类型的女性运动员相比，进行力量训练的女性运动员往往以更低的体脂率为目标

女性运动员三联征

许多精英女性运动员的体脂率不到10%。例如，根据一些研究，女性赛跑选手体脂率可能仅为5%或6%。低体脂率对一些女性运动员来说可能完全正常且理想，因为这能改善运动表现。只要在进行训练时不是有意限制热量摄入，拥有自然低脂的身材并非不健康。然而，限制热量摄入和过度训练会将身体的脂肪储备消耗至不健康的水平，从而增加患女性运动员三联征的风险。

女性运动员三联征指在女性身上发现的三个相互关联的健康问题：饮食习惯紊乱、月经失调和骨质疏松。如果你的身体出现了女性运动员三联征，你很可能患有厌食症或贪食症等进食障碍，或因为食物摄入量与运动水平相比过低而使能量不足。此外，身体出现闭经，开始骨质疏松，骨密度降低，骨骼变得脆弱。

如果你具备以下特征，那么你患女性运动员三联征的风险最高：

- 为竞技运动员；

- 参与体操或健美等需要时常检查体重的运动；

- 进行超出自己身体需要的训练，却未摄入足够热量；

- 为了运动成绩、外形而不断节食；

- 有完美主义人格；

- 已不再同亲朋一起聚餐；

- 认为闭经、过度训练、体重减轻是体育运动的正面特征。

女性运动员三联征的一些症状包括体重减轻、月经失调或停经、疲劳、应力性骨折，以及因免疫系统减弱而导致的疾病增加。在我的实际经验中，我偶尔会遇到女性运动员三联征。例如，我曾与一位女性共事，她是一位超耐力运动员，做了过量训练。她开始出现全身骨折，并伴有各种疾病，经期变得极不规律。有一次我们交谈，我发现她摄入的热量显然比身体进行所有活动所需的热量少。于是我让她摄入更高热量的饮食，并以正确比例搭配蛋白质、碳水化合物和脂肪来改善这种情况。最终，她只得减少运动以恢复健康。一旦健康恢复，她就能以比暂别比赛时更好的状态重返赛场。

通常情况下，女性会刻意尝试减重以提高运动表现和改善外形，因此体脂会大幅减少。作为反应，卵巢会减少分泌雌激素。雌激素减少时，则会出现月经失调或闭经。由于不良饮食习惯、低钙摄入量和低雌激素水平，骨质疏松症会成为一个严重的问题，会导致骨折。

为预防和治疗女性运动员三联征，需要：

- 健康、能量充足的饮食，以满足运动所需；

- 增加热量摄入，确保摄取充足的钙和维生素D，帮助预防骨质疏松症；

- 减轻训练强度；

- 去运动医学科就诊，医生将暂时采取激素替代疗法来补充身体流失的雌激素，以防身体骨骼强度进一步降低。

有关女性运动员三联征的更多信息及资源，请访问 www. femaleathletetriad.org。

男性躯体变形障碍

并非只有女性才在意自己的体重和外形，男性对此也同样关注。在过去的30年里，对体形不满的男性增加了近两倍。对体形过分不满被称为躯体变形障碍，主要出现在男性中，且往往表现在运动员身上。女性往往认为自己的体形比实际的要大，而患有这种障碍的男性往往错误认为自己的体形或肌肉过小。他们的体像不佳，并有一种增肌同时避免增脂的强迫观念。

以下为躯体变形障碍的一些体征：

- 进行过度的力量训练（在健身房里运动无数个小时）和其他干扰工作、生活的强迫训练；
- 反复检查身体（照镜子或其他反射物）或回避照镜子；
- 称重强迫；
- 同亲朋相处的时间减少；
- 使用合成类固醇。

如果你发现自己过度训练，担心这会干扰自己的日常生活，同时生活乐趣减少，那就寻求心理咨询，因为这种障碍属于精神性疾病。但它不会对审美导向的干预做出反应，比如运动计划、节食、纠正可见身体缺陷的整形手术。一些研究表明抗抑郁药可能有助于治疗躯体变形障碍。如果你自己或爱人可能患有这种疾病，请咨询合格的心理学家。

减重目标公式

一旦通过恰当方法确定了自己的身体成分，你就可以运用以下公式计算出自己需要减掉多少体重才能达到较低的体脂率：

$$当前体重 \times 当前体脂率 = 脂肪重量$$

$$当前体重-脂肪重量=去脂体重$$

$$去脂体重/期望去脂体重百分比=目标体重$$

$$当前体重-目标体重=减重目标$$

举个例子：假设你的体重为63.5公斤，当前体脂率为12%，目标体脂率是7%。那么，你的身体成分目标是，脂肪占7%，去脂体重占93%。你需要减掉多少公斤的体重？

计算如下：

$$63.5公斤\times0.12=7.6公斤$$

$$63.5公斤-7.6公斤=55.9公斤$$

$$55.9公斤/0.93=60.1公斤$$

$$63.5公斤-60.1公斤=3.4公斤$$

为使体脂率达到7%，你需要减掉3.4公斤体重。你当然希望减掉的这3.4公斤是脂肪。接下来请看看如何才能最大限度地减掉脂肪，同时最小限度地损失肌肉。

运动与减脂

你的目标是在不流失肌肉的情况下减掉身体脂肪。你不想损失力量或耐力，也不想让运动表现受到影响。那么如何才能不偏离减脂轨道呢？这里我们暂且不谈饮食，其另一关键因素为运动。

运动在三个方面是燃脂的最佳伙伴：

- **运动越多，越不用担心热量的问题** 每日通过运动燃烧300～400千卡热量，可以提高脂肪燃烧的速度。正如我之前提到，这个热量缺口已经过研究检验，并被证明准确。

- **运动提高RMR** 运动之后，人体RMR会保持升高数小时，即使在休息的时候，身体也会燃烧额外的热量。如果进行力量训练，新陈代谢则会加速更多。肌肉是燃烧热量、新陈代谢活跃的组织，肌肉组织越多，代谢率越高。

科罗拉多州立大学的研究人员招募了10名年龄22～35岁的男性，以观察力量训练对新陈代谢的影响。在研究的不同时段，这些男性参与了力量训练、有氧运动或作为对照的静坐。实验过程中，被试者遵循的控制饮食包含65%的碳水化合物、15%的蛋白质和20%的脂肪。

在力量训练部分，被试者进行了一项相当标准但又繁重的常规训练：10种不同的上身和下身训练，每种5组，总共50组。训练时间约100分钟。而在有氧运动部分，则为中等强度骑自行车大约1小时。

研究人员报告了研究发现：相比有氧运动和静坐，力量训练能产生更高的耗氧量，这意味着力量训练能更好地提升RMR。这些男性的RMR在运动后保持升高15小时左右。显然，力量训练助推新陈代谢和燃烧热量的作用十分出众。通过力量训练，可轻松远离脂肪并控制体重。

- **运动保持肌肉**　如果减重4.5公斤，你无疑更轻，但如果减掉的2.3公斤为肌肉，身体肯定不会更强壮，你的运动表现也会变差。从外形上看，当肌肉组织流失，你仍显得松弛、肥胖。运动是确保你从脂肪储备而非肌肉储备减掉体重的最好方法之一。

研究人员对这一原则进行了测验。在一项对10名超重女性的研究中，一半人被分入节食加运动组，另一半分入只运动组。第一组女性遵循的饮食方案将她们维持体重所需的热量摄入减少50%，同时每周进行6次有氧运动。而只运动的女性进行同样的有氧运动，但遵循旨在稳定体重的饮食方案。

14周后检验两组女性的减重成果，结果是两组被试者的体重都减轻了。但这两组人损失的身体成分大相径庭。节食加运动组减掉的体重中脂肪占67%，去脂体重占33%。而只运动组则减掉了更多的脂肪：脂肪占86%，去脂体重仅占14%！不仅如此，节食者的RMR下降9%，而只运动的人RMR保持不变。

这一切告诉我们：你的确可以通过低热量饮食减重，但你将冒着失去肌肉的风险。此外，你的代谢率可能会急剧下降，破坏你为成功控制体重付出的努力。通过运动并遵循非限制性饮食方案，你能保护燃烧热量的肌肉，维持新陈代谢正常。

高强度间歇训练有重要意义

如果你想为比赛或外形让全身瘦下来，但又不丢失宝贵的肌肉，那么了解一下高强度间歇训练，即HIIT。

进行HIIT时，你的训练时间缩短，但实际上比健身房有氧器械上的任何运动强度都大。基本上你会间隔训练：达到最大心率（简称MHR）80%～90%的全力训练回合与短暂的动态恢复交替。你会先进行任一类型的高强度运动1～2分钟，以达到HIIT指导方针的全力训练（例如，在室外跑道上冲刺，或使用划船机、固定单车、跑步机，甚至进行增强式训练）。在1—10级的运动自觉量表中，你的高强度训练应超过7级。动态恢复可以是进行相同的运动，但强度较低（例如，从跑道上的冲刺到慢跑，从室内单车2分钟的连续爬坡训练到3分钟4级或5级的平地骑行，或从剧烈的增强式训练到深蹲、仰卧起坐和俯卧撑）。重复该循环约20分钟。大量研究表明，HIIT是一种超高效的燃脂方法。以下为一些实例。

拉瓦勒大学（加拿大魁北克省）的研究人员早期进行了一项研究，两组被试者参与为期数月的实验。一组被试者用HIIT进行为期15周的减重计划，而另一组只进行常规有氧运动。常规有氧运动者比用HIIT的训练者多燃烧了15 000千卡热量，但HIIT训练者减少的体脂更多。

东田纳西州立大学2001年的一项研究发现，进行8周HIIT的训练者也有类似结果。HIIT再次被证明能更好地燃烧脂肪（参与者在试验过程中减掉了2%的体脂）。而进行常规有氧运动的训练者减掉的脂肪极少。

澳大利亚的一项研究发现，一组参加由8秒短跑和12秒休息组成的20分钟HIIT项目的女性，比另一组参加常规的40分钟时长、强度恒定在60% MHR的有氧项目的女性，减掉的体脂多6倍。

另外，HIIT是燃烧腹部脂肪的好方法。在弗吉尼亚大学进行的一项研究中，研究人员招募了27名患有代谢综合征（一种糖尿病前期症状）的中年肥胖女性，将她们分为三组，分别完成16周三种有氧运动干预措施中的一种：不进行运动训练（对照组）、低强度训练（简称LIET）、HIIT。在实验结束时，HIIT组腹部脂肪总量显著降低，而对照组和LIET组则未出现这种变化。

HIIT如此有效的原因是其能加速新陈代谢，这一效果也得到了研究的支持。一般来说，HIIT会导致热量的"后燃"，这意味着身体在运动后的24小时内会持续燃烧大量热量。HIIT似乎对身体要求更高，身体需要更多的热量来完成修复。此前提到的拉瓦勒大学的研究发现，HIIT训练者的肌纤维中脂肪氧化（脂肪燃烧）的标记物明显高于常规有氧运动组。HIIT把身体转变成了一座真正燃烧脂肪的工厂。它的另一益处是，可以通过较短的运动时间让身体保持肌肉。

因此，如果你正寻找一种不会流失肌肉的燃脂方式，可以选择HIIT。

其他强度的燃脂策略

如果不做HIIT，还有其他通过运动燃烧脂肪的方法。例如，尝试以使心率提高到70%～85% MHR的强度来进行运动。用220减去年龄计算你的MHR。在低强度运动中（20分钟或更长时间，心率约是50% MHR），脂肪能满足90%的燃料需求。虽然心率约为75% MHR的高强度有氧运动燃烧的脂肪比例更小（大约60%），但燃烧的总热量更多，包括更多来自脂肪的热量。

为阐明这一概念，这里有一个基于有氧运动强度研究的比较。在50% MHR的情况下，身体每分钟燃烧7千卡热量，其中90%来自脂肪。在75% MHR的情况下，身体每分钟燃烧14千卡热量，其中60%来自脂肪。因此在50% MHR强度下,90%的热量都来自脂肪，身体每分钟燃烧的脂肪仅为6.3千卡（每分钟0.9×7千卡），但在75% MHR强度下，虽然燃烧的热量仅60%来自脂肪，但身体每分钟燃烧的脂肪高达8.4千卡（每分钟0.6×14千卡）。简而言之，身体在更高强度运动下燃烧了更多的脂肪。

力量训练的强度是指你举起的重量。为了让肌肉做出反应，也就是变得更强壮、更发达，你必须挑战自己的肌肉，让它们举起更重的重量。这意味着不断对肌肉提出比过去更高的要求，逐渐增加每次训练的重量。肌肉越发达，身体燃烧脂肪的效率就越高，因为肌肉是身体中新陈代谢最活跃的组织。

如果进行高强度运动对你来说比较困难，那么可以试着增加运动的时长。在较低强度下更长时间的运动，消耗的脂肪同你在较短时间内进行高强度运动一样多。

为加快减脂速率，可以逐步将有氧运动时间从30分钟增加到60分钟，或者运动更远的距离。例如，跑1.6公里需要消耗约100千卡热量，跑8公里将燃烧500千卡热量。

另一个与时长有关的方法为频率，即每周运动更多次以获得更大的热量消耗。或许你可以在自己的有氧项目中加入动感单车、心肺踏板操、踢拳或有氧舞蹈，这样既可以燃烧更多热量，也丰富了运动种类。

通过这些策略，即摄入优质热量并进行大量高强度运动，迈克能在不流失肌肉的情况下，将体脂率从9%减到6.9%。

你不必每日运动5个小时（除非你是一名为比赛训练的职业健美运动员）。但运动和饮食与燃烧体脂之间存在关联。不一定要减少热量摄入，你可以保持高热量摄入，进行中到高强度的运动就能控制脂肪。

职业健美运动员比赛策略

数年前，亚利桑那州立大学的一组研究人员研究了迈克·阿什利的饮食和训练策略，他在健美界被称为"自然奇迹"，因为他从不使用合成类固醇。在一段8周的赛前准备期间，迈克做了以下事项：

- 每日摄入约5000千卡的热量，其中3674千卡来自食物，加上一种富含碳水化合物的运动饮料和一种氨基酸补剂。
- 每日从补充的中链甘油三酯油（简称MCT油）摄入1278千卡热量（有关MCT油的更多信息，请参见第8章）。这意味着不包括食物摄入的脂肪，25.5%的热量来自脂肪。然而，MCT油的代谢方式与传统脂肪不同，身体会立即用MCT油来获取能量，而非储存为脂肪。（虽然MCT油代表了一种更紧密的能量来源——每克热量9千卡，而碳水化合物每克热量4千卡——但MCT油并不适合所有人。第13章概述的营养计划具有更广泛的适用性，能为更多人所用。）
- 在登山机上训练1个小时，每周训练6日。
- 每周6日负重训练，将日常训练分成每日2或3次。
- 总的来说，迈克每日以高强度训练5～6个小时。

减脂饮食策略

计算自己应该摄入多少热量来减重的传统方法是，从当前饮食中减少500～1000千卡热量。0.45公斤脂肪相当于3500千卡热量。根据热力学定律，如果你连续7日每天摄入的热量比身体所需要的热量少500千卡，理论上你应当在这周末减掉0.45公斤。若每日少摄入1000千卡热量，则会减掉0.9公斤。但是营养师一直都知道这种方法不会奏效，而且随着节食周数的增加，这种饮食策略会变得更加令人沮丧。

佐治亚州立大学的丹·贝纳多特博士想弄清为什么这些看似明了的物理定律在人体内部并不成立。他的研究表明，一旦食物进入人体生物系统，起作用的变量多于在实验室直接测出的1公斤脂肪的热量值。人体是一个有生命的有机体，在成千上万年对环境适应的过程中，生存的驱动力使人体生物系统的规则改变。贝纳多特博士对两组女性体操运动员和赛跑选手进行了测试：一组每天摄入的热量比维持体重所需的热量少500千卡，另一组少300千卡。研究发现令人震惊：少摄入300千卡热量组，其体脂率比实际上吃得更少的那组要低。他的解释是，当摄入的热量过少，静息能量消耗（简称REE）就会降低，以符合身体的可用能量。

科学家们很早就理解身体减缓新陈代谢以符合可用能量的能力。这一能力被称为饥饿适应，它在极端饥饿的环境下被诱发，使身体存活时间比根据正常能量代谢率预测的时间长很多。贝纳多特博士首次提出，即使是在轻微的能量赤字状态下，能量消耗也会放缓。所以摄入远低于身体所需的热量没有任何好处。他认为事实上300千卡的热量缺口是女性在最短时间内减掉最多脂肪的理想代谢窗口。

所以忘掉低热量饮食吧。当你减少300千卡（女性）或400千卡（男性）的热量摄入时，你可以保持足够高的代谢率，让身体快速持续燃烧脂肪。此外，你需要有足够的精力，让身体和精神达到巅峰状态。以下是如何通过饮食在减脂的同时保持肌肉的最佳选择。

不要让自己挨饿

由于进行力量训练，还可能同时做有氧运动，所以你实际上需要食用更多而不是更少的食物。塔夫茨大学的研究人员发现，当年龄较大的男性和女性开始力量训练项目时，他们需要多摄入15%的热量来维持体重。这个发现并不令人惊讶。力量训练使训练者开始消耗更多热量。此外，他们的RMR增加，因为他们的肌肉比以前更多。

你可以精确计算出自己需要多少热量才能减脂。根据我对竞技健美运动员的研究得出结论：对于每周训练5天或更多时间的人来说，每日每公斤体重摄入35～38千卡的热量，是减脂并保持肌肉的合理范围。在同等训练水平下，快速减脂的热量摄入范围为每公斤体重至少29～32千卡。如果每周仅训练三四天，每日摄入的热量更低。任何低于这一标准的摄入量都过于苛刻，身体不能得到充足的营养。

假设一名男性每周训练5天或更长时间，体重为82公斤。用以下方法计算减脂所需的热量：82公斤×38千卡/公斤＝3116千卡。为保持体重，你需要每日每公斤体重摄入42千卡，也就是每日摄入3444千卡。如果你想增长肌肉，并增加运动强度、时长或频率，则需要摄入更多，即每日每公斤体重摄入52千卡或更多，也就是每日至少摄入4264千卡。

如果你仍需要热量缺口来继续减脂或突破平台期，可以利用增强自己的活动水平并稍微调整热量摄入来获得缺口。例如，每日减少摄入300～400千卡热量，增加有氧运动。如此形成的热量缺口同样是减重的理想代谢窗口。

调整膳食脂肪

确保你的饮食中包括健康脂肪，包括来自鱼类的ω-3脂肪酸和来自橄榄油、牛油果、坚果、种子、坚果油、种子油的单不饱和脂肪。澳大利亚最近的一项研究表明，富含单不饱和脂肪的饮食有助于绝经前女性在减重的同时保持肌肉。富含ω-3脂肪酸的饮食实际上能预防肥胖，多项研究已观察到ω-3脂肪酸的燃脂效果。坚持每周吃5顿鱼。在减脂的同时，你保持的肌肉越多，就越有可能永久远离肥胖。

用蛋白质保持肌肉

要想尽可能多减掉脂肪，同时保持肌肉量让新陈代谢高速运转，你的饮食中必须有足够的蛋白质。蛋白质也有助于控制食欲。如果饮食热量过低，很可能你的膳食蛋白质不会被用于构建组织，而是被分解，像碳水化合物和脂肪一样被用作能量。提醒一下，为减少体脂，膳食中的营养成分应这样构成：30%蛋白质、40%碳水化合物、30%脂肪。

通过减少碳水化合物摄入来降低体脂

过去，我曾犹豫是否应向高运动量人群推荐低碳水化合物饮食。我不认为训练频繁者或运动员可在低碳水化合物摄入量的情况下进行高强度训练。然而，几项新研究表明，包括充足的蔬菜、乳制品、少量坚果和种子的低碳水化合物饮食能为训练者提供燃料，同时引起体重减少。目前，我赞同遵循正确种类的低碳水化合物饮食是瘦身的有效方法。

我推荐的减脂饮食并不会令人痛苦，也不会让人感到饥饿。我已安排好精确的用餐时间及组合食物的计划，可以让使用者情绪、注意力和体能达到最佳。我也要确保你能全天有针对性地摄入适量热量和营养素，让所有必需营养素发挥作用。查看第15章和第16章，了解支持自己的训练、体形和减脂目标的菜单。

多吃蔬菜和天然食品

减重、减脂及塑形的最佳饮食策略为多吃蔬菜。理想情况下，这些蔬菜应使用碳足迹最小的可持续方法种植。我相信这些方法会让你享受你的食物。

尽管有机方式生产的食物是否比使用杀虫剂和除草剂的食物营养更丰富，或者是否对人体或环境的损害最小，仍处于研究中，但有机生产最可能对田间农民的健康更好。我们知道，当你在农民的集市采购，或者遇到生产食物的农民，你会与投入时间、精力创造你的食物的人发生直接联系。通过购买本地产品，你就为地方群体的生计与环境保护做出了贡献。研究表明，这类积极联系能增强人体免疫功能、整体健康，并提高生活质量。

天然食品比加工食品更为健康。尽管我们用科学创造出功能食品及转基因食品，然而这类食品仍不能超越大自然所赐予的天然食品。在补剂中的单独的维生素、矿物质、植物营养素、食物因子、脂肪酸、氨基酸、纤维，从未能达到在天然食品中以自然形式组合在一起的效用。补剂对身体有帮助，但摄入补剂仅是出于方便、为了特定目的，以及作为额外的营养保障。我会在饮食中使用人工产品和补剂，并推荐客户使用，但无论是食品形式还是药剂形式的补剂，都取代不了天然食品。

尽管运动员的生活可能会很专注、繁忙和严格，但选择食用天然食品会对运动员的身心产生巨大影响。这需要额外的努力，但这是值得的。你需要提前计划，拟定购物清单、膳食计划和食谱。如果外出旅行，你需要提前考虑，购买一些易于保鲜、适合忙碌生活方式的食物。你还需要留意那类能满足你饮食需求的餐馆和杂货店。必须对食物有足够的了解，以便调整自己的饮食计划，适应变化，同时始终保持在实现目标的轨道上。

切记，多食用蔬菜和水果远比因找不到或买不起有机产品而不吃它们重要。无论你购买的是传统产品还是有机产品，食用前务必仔细清洗。

在一天中，你应当食用大量非淀粉类蔬菜，这使得你的饮食中富含抗炎营养素、水分及纤维。这些特性使蔬菜易于饱腹，从而有助于减少热量摄入并控制食欲。多数非淀粉类蔬菜所含的纤维不产生气体，几乎不会让运动员感到不适或腹胀。

管控饮食中的添加糖

饮食中的添加糖会降低细胞对胰岛素的敏感性，这样胰岛素便不能将糖输送至肌肉中。然后糖会进入肝脏，肝脏将糖转化为脂肪。而食用低血糖生成指数食物，可完全避免这种情况。

有一个相关案例。印第安纳大学的研究人员分析了四组人的饮食：低体脂男性（平均体脂率15%）、低体脂女性（平均体脂率20%）、肥胖男性（平均体脂率25%）、肥胖女性（平均体脂率35%）。肥胖男性和女性从脂肪（高达总热量的36%）和精制糖，如糖果、甜甜圈和冰激凌（脂肪含量也高）中摄取的热量比低体脂男性和女性多。换句话说，高脂、高糖饮食与肥胖之间存在联系。

因此你应当改变自己的饮食结构，以远离肥胖，这意味着减少食用高脂、高糖食物。如果你爱吃甜食，可以选择黑巧克力，或将甜食与蛋白质和健康脂肪结合食用，这样身体就能慢慢吸收食物并缓慢释放糖分，最终使胰岛素缓慢进入血液。远离高果糖玉米糖浆增甜的饮料及食物，它们与高肥胖率相关。

如果你正考虑食用人工增甜的食物，请小心。本章后面人工甜味剂部分有关于它们使用争议的更多信息。

如果目标在于运动表现，勿在运动前禁食

有传言说运动前禁食会促进脂肪燃烧。这一策略仍有争议。虽然部分研究证实，空腹运动与饭后运动在减脂效果方面没有区别，但其他研究则否定这一观点。事实上，运动前禁食或许能轻微促进脂肪燃烧，但并不能改善运动表现！

此外，如果在禁食后运动，身体就没有足够的肌糖原作为燃料，这会让身体处于危险的状态。实际上，糖原不足会导致肌蛋白分解，这不是运动者想要达到的增长肌肉、增强力量和爆发力的状态。

我建议，运动时要保持能量充沛。如果在早晨进行训练又不能在训练前吃全套早餐，那么至少食用一点零食。理想情况下，零食应含有20~25克蛋白质、至少35克或更多的碳水化合物，这取决于个人对碳水化合物的总需求，但即便零食的蛋白质及碳水化合物含量仅为上述的一半，也比什么都不吃要好。你将发现，由乳清蛋白和碳水化合物来源，如水果、果汁或碳水化合物补剂制成的奶昔为最佳选择。酸奶通常耐受性很好，是一种天然的碳水化合物-蛋白质混合物。接着在训练后吃顿全套早餐。基于自己的耐受情况，任何训练前正餐或零食的进食时间都是高度个性化的。部分人能做到一边进食一边训练，另一些人则需要在运动前60分钟甚至90分钟进食。对此可以亲身试验，同时记住，液体的胃排空速度最快。

如果在一天的晚些时候进行训练，确保此时你已进食过并可为肌肉提供燃料，也就是要确保自己在运动前90分钟到2小时内吃过东西。找到适合自己的食物，酸奶是不错的选择，奶昔也很好。如果喜欢在高强度训练之前吃汉堡，那也没关系，选择最适合自己的食物即可。

但在训练前食用的零食和正餐中，应将脂肪摄入量控制在最低水平。脂肪会减缓消化，让身体有更长时间的饱腹感。出于同样的原因，应避免在运动时食用高纤维食物。

切勿不吃早餐

不吃早餐并非减脂的好方法。事实上，不吃早餐甚至会增肥！多数不吃早餐的人在接下来的一整天会补充摄入更多热量。在西班牙马德里，研究人员发现同正常体重的人相比，超重及肥胖人士早餐的进食时间较短、量更少、食物种类更单一。吃早餐能启动人一天的新陈代谢。相较之下，早晨饥饿属于另一种形式的禁食，会导致身体新陈代谢减慢。另外，空腹会让人的身体和精神状态不佳。

如果你跟我一样，早晨匆忙起床，沐浴更衣的时间都不够，更别说吃早餐了，那么吃一些能在匆忙情况下吃的食物。即便是在最繁忙的早晨，我也会提前计划好，绝对不会错过早餐。有胜于无。英国的一项研究发现，即食麦片富含维生素和矿物质，并且脂肪含量低，因此可成为早餐的绝佳选择。挑选麦片时，以低糖高纤维的全谷物制品为首选。

最佳早餐应结合碳水化合物、蛋白质和脂肪。如果你总是十分忙碌，那么你可以食用仅需几分钟就能准备好的营养早餐。本书第17章列出了几种早餐食谱，希望对你有所帮助。其中部分早餐甚至可以带在路上食用，所以，没有理由不吃早餐！

限制酒精摄入

如果你的目标是达到最佳表现，请注意饮酒会制约你的进步。数据十分清楚地表明，酒精是一种中枢神经抑制剂，饮酒后，体内酒精会在数小时内及接下来的几天让运动表现变差。酒精还会增加食欲和热量摄入，这两种情况都对减脂不利。

关于酒精有这样一种误解：来自酒精的热量不会被身体识别，因此不作数。这是错误的，身体会识别并代谢来自酒精的热量。与蛋白质、碳水化合物和脂肪一样，当热量摄入超过需求时，来自酒精的热量会被储存为脂肪。当前研究显示，酒精热量会增加一天的热量摄入，但这些热量被称为"空热量"，因为它们几乎不提供任何营养。由于酒精会降低自制力，当你大吃大喝时，所有你想要达成的美好目标都会化为泡影。

餐前或餐后饮酒，酒精会通过降低自制力和加强短期食物奖赏效应，使人增加食物摄入。适量饮酒的确有助于预防肥胖，尤其是对于女性。然而，过量饮酒、酒精依赖，以及酗酒，将增加肥胖的风险。如果你希望避免肥胖同时尽量保持低体脂，那么，除了特殊情况，对于努力实现体形目标及运动表现目标的人来说不应饮酒。

运动营养学真相与谣言：减脂计划中是否能使用代糖？

代糖分天然和合成两种。例如，甜菊糖是天然代糖，而糖精则属于人工代糖。龙舌兰花蜜和大米糖浆等代糖被认为属于高强度甜味剂，因为它们比蔗糖或普通食糖甜许多倍。此类代糖甜度高，仅需微量使用。

FDA批准使用的大多数代糖均为人工合成的，但也有部分属于天然化合物，包括甜菊糖、山梨醇和木糖醇。尽管FDA对这类食品添加剂进行了监管，但代糖仍存在争议，一些人质疑代糖是否会带来健康风险。

人们摄入代糖最常见的原因是减少热量摄入以控制体重及体脂。最近的科学研究显示，代糖并不会轻易带来上述作用。动物研究表明，口腔中的甜味会引起胰岛素反应，增加从血液循环中的糖类储备脂肪。如果代糖导致这类胰岛素反应却不增加血糖时，出现低血糖或高胰岛素血症的概率增加。这类情况会导致食物摄入量增加，体重不会减轻反而会增长。此外，人体对少量摄入糖的通常反应是增加产热及能量消耗，并抑制当天晚些时候的食欲。而对于代糖，身体永远不会产生这些反应。

人群研究表明，饮用人工增甜饮料会导致体重增长。然而，随机对照试验十分有限，并且尚无强有力的临床证据表明人工增甜饮料与体重增长之间存在因果关系。对于是否食用代糖，我建议，牢记上述代糖相关因素，并且在饮食中限制使用天然及人工代糖。

最佳燃脂食物

十年前，各种各样在售的食品和补剂都承诺燃烧脂肪。然而并没有任何科学数据来支持这些承诺。不过这种情况已经改变。科学家们现在开始理解特定食物如何加速新陈代谢或提高激素水平来帮助身体燃烧脂肪。本节将讨论最佳的燃脂食物。

蛋白质

精益蛋白质，除了有助于增长肌肉，还能帮助燃烧脂肪。其热效应为20%～30%，相比之下，碳水化合物仅为3%～12%。这基本上意味着消化、吸收、利用蛋白质比碳水化合物需要更多热量。你在一日三餐和零食中都摄入蛋白质，便提高了身体的燃脂潜力。

确保选择精益蛋白质来源，如鸡蛋、鸡肉、火鸡肉、鱼肉、瘦红肉、低脂或脱脂乳制品（如希腊酸奶），以及植物蛋白。如果没有搅拌机和蛋白粉，记得去买。要是想吃高脂或高糖零食，用一杯蛋白质奶昔代替吧。

鱼 类

多年来，营养学家一直认为吃鱼能让人的体重减轻，因为鱼肉的单位热量比红肉少。然而，现在看来吃鱼减轻体重的原因不仅仅是鱼肉热量低。最重要的是，鱼肉中发现的脂肪种类能增强瘦素的效用。这种蛋白质在血液中循环，与胰岛素一样，它是控制体重的关键。瘦素调节你的食物摄入量与身体的能量消耗。当大脑中的细胞感觉到瘦素增加，它们会向神经系统的其他部分发出信号，使人食欲下降、新陈代谢加快。

我建议所有的客户每周吃5顿鱼。ω-3脂肪酸支持心脏、大脑和神经系统的健康，并可提高瘦素在促进新陈代谢与控制食欲方面的效率。这几乎是最好的脂肪。虽然所有鱼类ω-3脂肪酸的含量都比热狗高，但其中如鲑鱼、黑鳕鱼、鲱鱼、沙丁鱼、鲭鱼、大比目鱼、新鲜金枪鱼等多脂鱼和贝类的 ω–3 脂肪酸含量最高。

益生菌

人体消化系统内存在 10 万亿～100 万亿细菌，许多细菌对人无害并有益健康。肠道中的友好细菌被称作益生菌。科学家认为，携带某类不友好微生物的人与携带友好微生物的人相比，从食物中摄入热量更多，因此储存的脂肪更多。通过饮食或补剂来控制这类不友好细菌可能是防止肥胖的一种方式。那么如何能控制不友好细菌？一种方法是服用益生元，它促进某些健康微生物的生长。益生元作为益生菌培养的食物，存在于全谷物、亚麻籽、洋葱、香蕉、大蒜、蜂蜜、韭菜和洋蓟等食物中。而某些酸奶和克菲尔，以及补剂中含有益生菌。人们认为这类友好微生物能消耗多余的热量，所以最终以脂肪形式储存的热量更少。在加拿大研究人员发表于《美国临床营养学期刊》（*American Journal of Clinical Nutrition*）的一项研究中，48 名超重人士被分为两组，分别服用安慰剂或益生元（低聚果糖）12 周。在不有意改变生活方式的情况下，服用益生元的人平均减重 1 公斤，而服用安慰剂的人平均增重近 0.5 公斤。研究人员发现，益生元还能减少饥饿感，改善血糖及胰岛素功能。每日补充健康益生元最简单的策略之一是在早餐中添加一二汤匙亚麻籽粉，将其加进冷的或热的麦片粥，或酸奶中；也可以在午餐或晚餐的沙拉中撒一些亚麻籽粉。

橄榄油

你摄入脂肪的种类会影响你的能量消耗及体重。能量通过一种名为"非颤抖性产热"的过程被释放出来，该过程由褐色脂肪、白色脂肪和肌细胞中的解偶联蛋白（简称 UCP）控制。对饮食是否会影响这一过程很感兴趣的研究人员调查了饮食对大鼠产热的促进作用。他们发现橄榄油中含有大量单不饱和脂肪，能够提高 UCP 的活性，从而提高代谢率。由于这项发表在《美国临床营养学期刊》上的研究持续时间较短，研究人员没有记录喂食橄榄油的大鼠与喂食其他形式脂肪的大鼠之间的体重差异。然而，国际研究表明，与低橄榄油含量饮食相比，橄榄油含量高的地中海饮食与保持体重和控制体重增加相关。但是，总的脂肪摄入仍会给饮食增加很多热量，与控制脂肪摄入总量的人相比，脂肪摄入量很高的人超重。

绿 茶

绿茶中含有一种叫作儿茶素的天然化学物质。动物和人体研究表明，这类化学物质能增加脂肪燃烧、促进产热，其与茶里的咖啡因结合还能加强这种效果。但人体需要摄入的绿茶量尚不明确。日本2001年的一项研究发现，连续12周，每日饮用2杯半（600毫升）茶能产生有效的结果。英国最近的一项研究则表明，每日服用3粒绿茶提取物胶囊（总共含有约890毫克多酚和约366毫克儿茶素）的年轻运动男性，脂肪燃烧增加。由于冲泡茶叶很难控制儿茶素的量，许多使用者建议摄入绿茶提取物，以更好地控制剂量。

牛 奶

牛奶在燃脂食物中名列前茅。你肯定从商业广告看过或听过牛奶如何有助于减重。牛奶的高含钙量帮助关闭了一个关键肥胖基因，从而避免身体脂肪制造机制过于活跃，并有助于脂肪燃烧代谢平稳运行。同时，牛奶是乳清蛋白的主要来源，研究表明乳清蛋白能增强脂肪燃烧并限制热量被肝脏转化为储存的脂肪。每日运动后补充含20克乳清蛋白的低热量饮食的被试者比服用安慰剂的被试者减掉更多脂肪，并保持更多肌肉。牛奶是乳清蛋白的天然来源，你也能通过在饮食中添加乳清蛋白补剂获益。

辣 椒

研究表明辣椒素（在辣椒中发现的化合物）具有热效应。连续4周定期食用含辣椒食物的被试者，餐后的高胰岛素水平有所下降。虽然研究未表明被试者体重减轻，但降低超重被试者的胰岛素水平最终也能使被试者体重减轻。其他研究已证明服用辣椒素补剂有效，但必须严格遵循剂量。丹麦一项针对超重和肥胖男性的研究显示，他们连续7天服用混合绿茶提取物、辣椒素、酪氨酸和钙的补剂后，能量消耗增加了2%。研究人员发现，只有非肠溶胶囊补剂才有效。肠溶胶囊的外壳能抑制胶囊在胃中被消化，但会使辣椒素失去活性。（一种含有辣椒素变体——辣椒碱的新补剂已消除辛辣副作用，比辣椒素补剂耐受性更好。这将在第9章进一步讨论。）

运动营养学真相与谣言：吃欺骗餐同时仍能减重

当我站在聚会的自助餐桌旁时，最常被问到的饮食问题之一是："你认为在减脂期选择一天作为欺骗日怎么样"，以下是我的答案（比我在聚会上的回答更详细）。

"欺骗日"的想法来自健美界。尽管男性健美运动员因在赛前严格控制饮食的能力而闻名，但他们注意到，赛后第二天，身体状态看起来要比赛场上更好。毫不奇怪，虽然赛前他们只食用金枪鱼和鸡胸肉来减脂，但比赛一结束，赛场附近的冰激凌店就挤满了竞赛选手。在赛后傍晚的放纵饮食之后，运动员们第二天早上醒来时发现自己的身材异常健美，肌肉线条比前一天比赛时更为明显。不久之后，欺骗日就被纳入了男性健美运动员的标准饮食计划。

但对女性健美运动员又如何？和我共事的女性通过自我报告发现，每隔一段时间增加一个欺骗日是可行的。然而，与男性能很好地控制自己的饮食规律不同，女性在欺骗日之后的一周往往自制力减弱。

帕梅拉·皮克是一名医学博士及公共卫生学硕士，她在自己的著作*Body-for-LIFE for Women*（Rodale 2005年版）中证实了这一观点。根据皮克博士的研究，女性更有可能在欺骗日暴饮暴食，她建议女性应保持日常饮食平衡，以促进同食物的健康关系，从而完成成功减重。

不久前，欺骗日这一概念仍是基于理论和逸闻。然而，如今已有数据显示吃欺骗餐的行为及其后果。2005年，科罗拉多大学人类营养中心的研究人员发表了一项研究，他们调查了美国国家体重控制登记处（简称NWCR）的长期维持减重者的共同特征。NWCR列出了4800多名成功长期维持减重的人的数据。尽管NWCR的数据并不代表所有节食者的随机样本，但它确实有助于鉴别出能帮助其他人成功维持减重的策略。

其中一个重要研究结果为，那些在接下来一年内的每周保持一致饮食的参与者将体重波动控制在2.3公斤以内的可能性，比每周有一天欺骗日的参与者多1.5倍。同样的道理也适用于在假期及旅行中让自己的饮食更宽松的人。两组在饮食计划之外留有自由时间的人，体重反弹的风险都更大。

在我看来，欺骗餐的整体概念反映了对食物的消极态度。无论是否计划好，欺骗餐都意味着对所做错误的事感到内疚。由于经历了一周的食物短缺，在此期间吃不到自己最喜欢的食物，人们所做的无非是一边渴望美食一边又努力避开。然后欺骗日到来，在这一天人们不是吃一个标准分量的巧克力蛋糕，而是暴食并吃一半蛋糕，接着感到内疚，但又吃掉剩下的一半。这样做多浪费时间和感情啊！

请摆脱欺骗身体的想法。你应当通过每日平衡食物与运动，以及平衡自己最喜欢的食物与所有为健康而吃的食物，来建立对食物的积极态度和积极的饮食方式。

保持饮食平衡最简单的方法是从全局入手。你认为应当避开的最喜欢的食物是什么？哪天是你运动量最大的一天？通过在运动后食用甜食，你可以让糖分为身体所用。不仅不会因为吃糖而感到内疚，并且身体会从运动后摄入的糖中受益。将甜食作为对自己辛苦流汗训练的奖励，能让你感觉良好。不管是什么甜食，一定要同时摄入一种牛奶蛋白来源，这样才能让自己最大限度地收获好处。来点你家附近的拿铁咖啡摊或思慕雪吧里能买到的那种甜味混合牛奶饮料怎么样？或者一块曲奇饼加一杯牛奶？也或者来杯拿铁配一块百吉饼如何？所有这类甜食都含有帮助肌肉在运动后恢复、增长和补充能量的正确成分。当然，将甜食保持在小分量能帮助你控制热量摄入，如果此前你从未在运动后吃过任何东西的话，小分量会让你很满足！

傍晚是否是你意志力最薄弱之时？你是不是非常想吃巧克力？喝一杯热可可来帮助自己放松吧，同时克服想放纵自己的念头。牛奶中的色氨酸含量高，加上几克碳水化合物，能提高体内血清素水平，帮助大脑和身体准备好进入睡眠。未碱化的天然可可粉或可可含量至少为70%的黑巧克力，也能起到同样的作用。这种方法能为自己减重的日子带来一点幸福感。

计划外的放纵又该如何应对？生活中总会有一些特殊时刻，那时人们会做某些事或吃某样食物，仅仅是因为觉得在这样的时刻应当如此。要我说，应该庆祝这一时刻，别让此刻被破坏。一定不能因为结婚当天没有计划吃蛋糕而毁掉自己的婚礼。你生日时亲朋敬你的香槟酒还是得饮下。还有，在与所爱之人共度的时分，一定不要放弃分享美食。食物与生活密不可分，在温柔时分、欢乐场合、庆祝活动时限制享受美食，会让人感觉落寞。但注意，我所说的是极少出现的特殊场合，并不是指每个假期或休息日。

当这天结束，应该愉快地回顾它。希望这一天里你的食物和重要时刻如自己预期的一样美好。明天，请回到自己的饮食计划。可以有欺骗餐，但不必感到内疚！

第 6 章
为重负荷训练补充水

问：对生长、发育、健康最重要的营养素是什么？

如果你猜到水，那么恭喜你，回答正确！人们经常忽略饮食中水的重要性，多数人甚至并不认为水是一种必需营养素。事实上，如果体内没有充足的水分和其他液体，人会在一周内死亡。

虽然水不以碳水化合物和脂肪的方式给身体提供能量，但水在能量产生过程中起着至关重要的作用。水是人体中含量最高的营养素，是所有能量反应发生的媒介。因此，需要为能量和耐力摄入充足水分。身体可从各种来源获取液体——所吃食物、所喝饮料，还有饮用纯净水。以下是对饮食中水和其他液体重要性的进一步探讨。

水：必需营养素

身体内的水流经动脉、静脉和毛细血管，汇成一条繁忙河流，将营养素输送至细胞并将废物排出体外。细胞内和细胞间的每个空间都充满水。水不仅填满空间，还帮助构成蛋白质和糖原等大分子结构。维持生命的化学反应在水中发生，水也是这类化学反应的活跃参与者。

水的益处难以说尽。成年人体重的60%由水组成。水是身体内的主要液体，是矿物质、维生素、氨基酸、葡萄糖，以及其他多种营养素的溶剂。体内若是没有水，身体甚至不能消化这些必需营养素，更别说吸收、输送、利用它们了。

除了将营养素输送至全身外，水还能将废物排出体外。水是关节润滑剂的组成成分，可使关节保持活动。当体温上升，水的作用就像散热器里的冷却剂。毋庸赘言，我想大家已了解为什么水对健康如此重要了。

调节体温

身体为运动产生能量，但其中仅25%被用于做机械功，余下的75%则作为热量释放。运动过程中产生的额外热量会使身体发热，升高核心温度，为消除多余的热，运动者会出汗。随着汗液蒸发，血液及身体温度会降低。如果不能降温，人会很快因核心温度升高而出现热应激。

燃烧脂肪

多喝水有助于保持低体脂。肾脏依靠水来过滤掉体内的废物。体内水分不足，肾脏需要支援，便会向肝脏求助。肝脏的功能之一是将体内储备的脂肪转换为能量。当肝脏额外承担肾脏的功能时，便无法很好地燃烧脂肪，其结果是减脂受累。

此外，水还有助于减少饥饿感，让人食量减小，并且水不含热量。如果进行高蛋白质饮食，蛋白质能量代谢会产生氨这一有毒的副产品，这时更需要多饮水来排出毒素。而且，当身体燃烧储存的脂肪酸作为能量时，会释放出原本储存于脂肪细胞中的脂溶性毒素。饮用的液体越多，血液中的毒素被稀释得越多，毒素排出身体的速度也就越快。

增强肌肉力量与肌肉控制力

你有没有想过为什么有时筋疲力尽，连做负重训练的力气都没有？可能原因是脱水。肌肉活动需要水。人体所有部位中，水在肌肉等新陈代谢活跃的组织中含量最高，在脂肪、皮肤和部分骨骼等相对不活跃的组织中含量最低。肌肉由神经控制。神经电刺激与肌肉收缩是由水中的电解质（钠、钾、钙、氯和镁）在神经细胞膜和肌细胞膜上交换而产生的。

如果体内缺乏水或电解质，肌肉力量与控制力就会减弱。如缺水量占到体重的2%～4%，那么你的力量训练能力就会减弱21%，而有氧运动能力则会减少48%。当你减少的液体达到2%体重时，身体的渴感机制就开始发挥作用。但到那时，身体已经脱水。为防止脱水，必须全天有计划地定时饮水。

如果你的目标是增加肌肉，那么你应该关注细胞体积，或者肌细胞的含水量。在含水量充足的肌细胞中，蛋白质合成受到刺激，蛋白质分解减少。另外，肌细胞脱水会促进蛋白质分解，抑制蛋白质合成。细胞体积也被证明会影响基因表达、酶和激素活性，以及新陈代谢。

润滑关节

水构成滑液——关节间的润滑液，以及脑脊液——椎骨间与大脑周围的减震液。这两种液体对维持健康的关节和脊柱必不可少。如果饮食缺水，即使只是很短的时间，保护这些部位的液体也会减少。进行力量训练对关节和脊柱负荷很高，充足的保护液对最佳运动表现和长期健康至关重要。

提高精神表现

无论是在工作还是在比赛，体内水分是否充足均会影响你的表现。脱水尤其会降低精神能量，导致疲劳、嗜睡、头晕和头痛，使人情绪沮丧。在一项对被试者在热应激所致脱水后进行脑力训练的能力的研究中，仅2%体重的液体流失就会导致被试者算术能力、短期记忆和视觉跟踪物体能力下降20%。有了这一有力证据，你更应有动力多喝水，以保持精神能量和集中注意力。

预防疾病

或许关于水最出人意料的事实是慢性轻度脱水对健康和疾病的影响。希波克拉底推荐大量饮水以增加尿量，减少尿路结石复发。如今，12%～15%的人体内会形成肾结石。有诸多要素可改变结石形成的危险因素。其中，饮食——尤其是液体摄入量——是唯一易于改变的要素，并且对泌尿系统健康的各个方面均有显著影响。

另一事实鲜为人知：饮水量少是某些癌症的危险因素。一项研究发现，与健康对照组相比，尿路（膀胱、前列腺、肾脏和睾丸）癌患者饮用的液体量明显更少。

在另一项研究中，研究人员发现，与每日喝水2杯或更少的女性相比，每日喝水5杯以上的女性患结肠癌的风险要低45%。而对于男性来说，若每日喝水4杯以上，相比喝水1杯或更少者，患结肠癌的风险降低32%。

为何饮用充足的水有抗癌作用？一种解释认为，饮用的液体越多，体内的毒素及致癌物排出体外的速度越快，它们被身体重新吸收或者长时间聚集以足够引起组织变化的机会越小。

更令人震惊的是，一项预实验报告称，多饮水者患乳腺癌的概率平均降低了79%。根据这项研究的作者提出的理论，在这种情况下，维持细胞内的稀溶液会降低雌激素的效力及其引发激素相关癌症的能力。

轻度脱水也是导致二尖瓣脱垂的因素。二尖瓣脱垂是控制心脏房室间血液流动的一个瓣膜的缺陷，属于一种相对无害的情况，但在一小部分病例中，二尖瓣脱垂会导致心跳加快、胸痛和其他心脏病症状。在一项对14名心脏功能正常的健康女性展开的研究中发现，二尖瓣脱垂由轻度脱水引起，并可通过补充液体解决。

需要饮用多少水

几乎所有食物都含有水，水在消化过程中被吸收。大多数水果和蔬菜的含水量为75%～90%，肉类为50%～70%。果汁、牛奶和葡萄糖-电解质溶液等饮料则为85%以上。平均来说，你每日仅通过食物便可摄入大约4杯（1升）水，但前提是吃大量水果和蔬菜，它们是水的主要食物来源。

大多数人都处于中度脱水状态。人每日总共需要9～12杯（2～3升）液体，训练者甚至需要更多液体来补充运动中流失的水。在这9～12杯液体中，确保至少有5杯（1.2升）为纯净水。

根据个人体重及排汗率，每运动1小时身体会流失约4杯（1升）水。当在温和气候下进行中等强度运动时，每小时通过排汗流失1～2升（0.9～1.8公斤）液体。这意味着一个体重为68公斤的人可在1小时内轻易流失2%体重的液体（1公斤）。如果运动强度更大或环境更极端，液体流失将更多。由此可见，身体极易脱水。

如果在运动中未对身体流失的水分进行补充，运动者会很快感到疲劳，运动表现也会下降。运动后要是不补充水分，连续数日的运动表现会衰退，身体长期健康也会受到威胁。

此外，根据美国国家运动防护师协会（简称NATA）的资料，脱水可导致以下情况：

- 在不到1小时的训练中对体能造成损害，而如果开始训练就处于脱水状态，则会更快造成损害；

- 使运动表现降低48%；

- 增加中暑的风险，如热痉挛、热衰竭和热射病。

除了运动，许多其他因素也会增加身体对水的需求，包括高温、低湿、高海拔、高纤维食物、疾病、旅行和妊娠。

那么你自身的情况如何？你的身体是否处于脱水状态？表6.1列出了脱水及热应激的早期症状与严重症状。

表 6.1 脱水及热应激的症状

早期症状	严重症状
疲劳	吞咽困难
丧失食欲	摔倒
皮肤发红	行动笨拙
怕热	皮肤皱缩
头晕	眼睛凹陷，视力模糊
深色、气味重的尿	小便疼痛
干咳	皮肤麻木
胃灼烧感	肌肉痉挛
头痛	谵妄
口干	

可采取以下简单措施来监测自己的早期脱水症状：

- 注意运动时是否摄入充足的水。如果在开始运动时已脱水，那么在运动结束时身体流失的水分会更多。每当这种情况发生，需要补水。

- 通过观察排尿频率、尿量和尿液颜色来检查体内水分是否充足。如果小便次数变低，尿量明显减少，或者尿液颜色比平时深，那么你已脱水。尿液颜色不该比稻草深，不应无色，也不应深似茶水。

- 运动前后测量净体重。在运动中，体重每减轻0.5公斤，身体流失2～3杯（480～720毫升）液体。运动中任何减轻的体重均为体液流失，应在运动后尽快补水。

- 注意喉咙疼痛、干咳或声音嘶哑，这些都是脱水的早期症状。

- 胃里有灼烧感可能预示脱水。

- 注意肌肉痉挛。导致肌肉痉挛的确切原因未知，但缺水可能是重要因素之一。在高温下从事高强度体力劳动且未摄入足够液体时容易发生肌肉痉挛。一般可以通过转移至阴凉处、饮用液体、用葡萄糖-电解质溶液补充电解质来缓解痉挛。

- 如果常出盐汗，那么你需要在运动时饮用含盐量更高的饮料，并且全天摄入更多盐。你可以在运动时穿深色或黑色T恤来检查自己是否出盐汗。如果运动后汗水蒸发，你在自己T恤的胸部和腋窝下看到盐渍，代表身体流失了大量盐，这会导致肌肉痉挛的增加。可在运动中饮用含盐量稍高的饮料，以及在正餐和零食中通过食物来摄入盐，补充运动中身体流失的盐。

力量训练者饮水计划

通常，人不能依靠口渴来确定何时喝水。当渴感机制在运动中发挥作用时，身体已流掉1%～2%体重的汗液。所以无论是否口渴，都需要每日定时喝水。记住，如果某天未摄入足够液体，身体便不能在第二天自动补水。这时身体会加倍脱水，并很可能开始出现脱水的症状。

下列是一个针对力量训练者的饮水时间规划，可以让身体保持充足水分。如果你是运动员，也可以参考表6.2中列出的来自NATA的建议。

运动前

运动前2～3小时至少饮用2杯（480毫升）液体。然后，紧邻运动前喝1杯（240毫升），以确保身体水分充足。在炎热或寒冷的天气，需要喝更多水：运动前10～20分钟，饮用1.5～2.5杯（360～600毫升）液体。在寒冷天气运动会使体温升高，身体仍会通过流汗和呼吸流失水。

运动中

运动中每10~20分钟喝210~300毫升液体，极端温度下运动需要喝的更多。虽然一开始这似乎难以做到，但只要在日常训练中安排饮水时间，你会很快适应液体在胃中的感觉。此外，胃中的水越多，胃便会越快排空，脱水会减慢胃排空的速度。因此训练中要有规律地喝水。

运动后

这时你该为身体补水。分别在运动前、后称体重，然后在运动后2小时内，每减掉0.5公斤体重，喝2~3杯（480~720毫升）液体。在此后的4小时内，再喝比减轻体重多25%~50%的液体。

表 6.2　运动员液体补充：实践应用

补液指南
运动前
运动前 2~3 小时，饮用 510~600 毫升水或运动饮料
运动前 10~20 分钟，饮用 210~300 毫升水或运动饮料
运动中
多数情况下，饮用含碳水化合物的饮料对运动员有益
如运动超过 45 分钟或强度较大，运动期间应补充含碳水化合物的液体（运动饮料）
6%~8% 的碳水化合物溶液可维持最佳的碳水化合物代谢
在需要高频率摄入液体保持身体水分充足的情况下，碳水化合物的含量应保持在低水平（低于 7%），以优化液体输送
含盐（氯化钠）液体有利于增强渴感，使人主动摄入液体，并抵消盐分的流失
建议饮用 10~15℃的饮料
每 10~20 分钟，喝 210~300 毫升水或运动饮料，需鼓励运动员在不渴时喝水
运动后
运动后 2 小时内，饮用足够的水来补充运动后减轻的体重，体重每减轻 0.5 公斤，喝约 600 毫升水或运动饮料
运动后 6 小时内，再饮用比减轻的体重多 25%~50% 的水

最佳水源

获得水最简单的方法就是打开水龙头，但关于自来水污染的报道引起了很多人的关注，人们也有理由关注这类报道。部分地区的供水含污染物，如超标的铅、杀虫剂和氯的副产物。购买净水器是一个好方法，它可过滤自来水中的铅和其他污染物。一些过滤器能直接安装在水龙头上，其他的可作为一部分装入整个供水系统。最方便、最经济的过滤方法之一为滤水壶，这种过滤器能放在一个特殊的水壶里，然后置于冰箱内。如果使用的过滤器会去除水中的氟化物，可以同你的牙医讨论一下这个问题，因为氟化物能促进牙齿健康。

另一个方法为购买瓶装水。瓶装水有数百个品牌，其中最受欢迎的为泉水和矿物质水。泉水取自地下淡泉水，它们在地表形成水池。矿物质水取自岩层下的水源，这种水中的矿物质浓度比大多数水源都高。还有一种瓶装水为井水，从含水层中抽取。泉水、矿泉水和井水仍然可能含有一些污染物。出于这个原因，联邦法规正在收紧对瓶装水产业的监管。尽管瓶装水并非最环保的，但它是一种定期补水的选择。一旦养成经常喝水的习惯，可以购买一个可重复使用的水瓶，在家里装上纯净水，并随身携带补充水分。

蒸馏水，也标为纯化水，是另一种瓶装水，由水经过汽化，然后冷凝而成。其缺点在于不含任何矿物质。此外，许多瓶装水中也缺少氟化物。不过，部分品牌在水中添加了矿物质，使瓶装水更有营养、口味更佳。

一些人喜欢苏打水。这是一种气泡水，因添加有加压的二氧化碳而起泡。苏打水产品中有许多经过调味，含蔗糖或果糖。虽然碳酸水可以全天饮用，但运动时不宜饮用。气泡中的气体会占据胃里的空间，使饱腹感更强，从而减少自己在运动中和运动后所饮用的液体总量。

无论饮用什么类型的水，确保每天饮用9～12杯（2～3升）或更多的液体以保持水分充足，并且其中至少5杯（1.2升）为纯净水。

品牌瓶装水

如今水的种类比以往任何时候都多，有强化水、健康水、草本水、富氧水、电解水等。欢迎来到品牌瓶装水的世界。虽然这些水可能口味好，但要注意标签上未经证实的声明，以及我所说伪装成水的"透明苏打水"。部分甜味水的含糖量几乎和汽水一样高。我不仅担心这些所谓的水中添加了多少糖，还关心其中代糖的添加量。如果每日饮用两瓶这类饮料，也就是任何用代糖增甜的饮料，同时从其他食物摄入代糖，那么就会导致你摄入的代糖过多。

还有一个问题，饮用过多这类饮料会让自己的味觉仅满足于极甜的口味。很有可能，即使摄入了低热量食物和饮料，也会刺激食欲。所以，饮水时尽量限制或完全消除对水中甜味的需求。

任何含草药、植物萃取物，或声称具有功能性成分的水，都要试着确定其中的活性成分是什么及其含量。如果制造商未列出饮料中的成分，那就不要饮用。不列出成分的原因很可能是制造商不知道成分的准确含量，因为该产品未经严格的质量控制，或者所含成分确实没有特别之处，这些制造商不想让消费者知道产品营销宣传言过其实。如果找不到成分信息，你可以得出这样一个结论：成分无效。否则，他们会迫不及待地告诉消费者所含有效成分的剂量。请务必阅读成分和营养标签，做出明智选择。

强化水

这类水略甜，带点调味，用预先溶解的维生素和矿物质强化营养。部分强化水专为需要液体补剂的人配制，另一些则是针对在运动时饮水并希望比白水更有滋味的训练者。

勿把强化水与运动饮料或葡萄糖-电解质溶液混淆，后者含有更多的碳水化合物及电解质。

健康水

这类品牌瓶装水含有一些维生素，每一瓶热量仅为10千卡。当你想要水中有些味道，但又不需要葡萄糖-电解质溶液或多余热量，可以选择饮用健康水。

草本水

草本水在瓶装水中属于较新的种类。如今人们可以畅饮含松果菊、银杏、西伯利亚人参、姜或贯叶连翘等常见草药的水。如果想享受草药的益处而不服用药片，这类饮料是不错的选择。一般来说，草本水略带一些味道，而不含糖、热量，且未添加碳酸。

注意自己饮用了多少草本水或强化水，以及其他同类草药、维生素和矿物质的来源。你或许会轻易摄入过多这类物质。由于食品工业中的草药部分尚未受到监管，因此不能保证消费者能摄入标签上所列出的成分。

富氧水

富氧水有调味或原味可选。据称其含氧量为水中天然含氧量的40倍，制造商声称富氧水可通过增加红细胞中的氧饱和度来提升能量转化。然而，迄今没有公开的医学证据证实这种说法。除了可作为另一种水源，富氧水似乎没有任何价值。

电解水

该类水分为碱性和酸性。碱性水可做成瓶装水，其pH值约为9.5，而其他瓶装水的pH值范围为6~8。电解水利用电解工艺去除水中的污染物和大部分总溶解固体，但留下电解质，如钙、镁、钾、钠和碳酸氢盐。电解水声称口感更顺滑、更健康、水合能力更强、电解质利用率更高，以及抗氧化性更佳。除了味道较好，针对电解水功效的科学研究还处于起步阶段，可以关注一下相关研究。

椰子汁如何

椰子汁是椰子中晃动的液体，被定位为运动饮料的健康替代品。一个原因是椰子汁中的钾含量为主流运动饮料的15倍，并且不含脂肪、染料和添加糖。此外，椰子汁是一种天然的"等渗"饮料，意味着它含有与人体血液相同水平的电解质。

但与白水和运动饮料相比，椰子汁在运动后补水的效果如何？2002年发表的一项研究对此进行了调查。该研究分别对三种液体的补水效果进行了评估：水、碳水化合物-电解质饮料、椰子汁。研究人员发现，椰子汁补水效果基本上与碳水化合物-电解质饮料一致，比水更佳。

2007年发表在《东南亚热带医学与公共卫生期刊》(*Southeast Asian Journal of Tropical Medicine and Public Health*) 上的另一项关于这个问题的研究对比了水、运动饮料、新鲜椰子汁、加钠的新鲜椰子汁的补水效果，得出类似结论。研究结果表明，运动饮料和加钠的椰子汁补水效果最佳。

上述研究为迄今仅有的关于椰子汁与运动的研究。制造商声称的椰子汁的其他健康功效完全没有根据。这类说法包括椰子汁可预防癌症、延缓衰老、让皮肤更光滑、使血压正常化、降低不健康的胆固醇，以及治疗一系列肾脏和消化系统疾病。椰子汁中的部分成分，如硒，为抗氧化剂，实验表明这类抗氧化剂可抗癌，但许多水果、蔬菜、坚果和全谷物含有相同的抗癌化合物。到目前为止，只有动物研究暗示椰子汁可能可以降低胆固醇和血压。坦诚讲，没有任何一种单一食物具有上述所有功效，且并没有足够的研究支持椰子汁是例外。

即便如此，椰子汁也是补充水分的一个好选择。与其他饮料相比，椰子汁更健康，因为它含有钾、维生素C、抗氧化剂和植物化学物质。

运动饮料是否比水更好

在某些情况下，运动饮料的确优于水。但对于时长少于1小时的一般类型训练，水仍是最佳饮品。在这些类型训练中及训练后，人体最需要补充的营养素是水。

葡萄糖-电解质溶液（运动饮料）确实有其用途，但其主要用在HIIT和持续45分钟以上的运动中，尤其对耐力及超耐力运动员有用。运动饮料是水、碳水化合物和电解质的混合物。电解质为溶解的矿物质，其在细胞内和细胞周围形成盐水。电解质传导电荷，它们与其他矿物质发生反应，传递神经冲动，使肌肉收缩或放松，并调节细胞内外的液体平衡。在持续45分钟或更长时间的高强度训练或体育比赛中，电解质会随汗液流失。

葡萄糖-电解质溶液相对于水的优势之一是味道。很多人不会大量饮水，因为不喜欢水的味道。参与美国陆军环境医学研究所一项研究的士兵们被要求选择饮用含氯的水、调味水或柠檬/青柠味葡萄糖-电解质溶液饮料。大多数士兵选择葡萄糖-电解质溶液或调味水而不是水。如果不需要补充碳水化合物和电解质，有一种方法可以让身体摄入更多水，同时还能保留味道——稀释葡萄糖-电解质溶液，或者饮用一种新的调味健康水。但请记住，如果这样做，不会对超过1小时的运动起到提高表现的效果。

如果你习惯且喜欢喝水，那么你将会因此收到与饮用葡萄糖-电解质溶液一样的益处，除非你运动1个小时或更长时间。但要是你不喜欢喝水或者在运动时不想喝水，可以尝试喝过滤水或瓶装水，它们的味道与普通水不同。或者试试含低于8%碳水化合物和一点钠的葡萄糖-电解质溶液。另一种方法是在水中加入一些粉状运动饮料混合物，尽管有时粉状混合物味道不如同样成分的预混合饮料，但至少可以通过饮用葡萄糖-电解质溶液让自己多饮水。

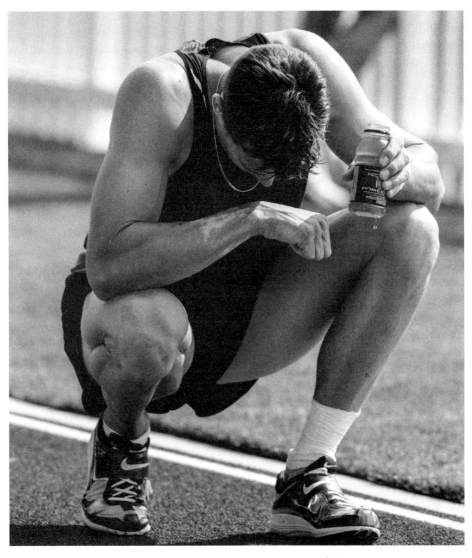

运动后立即饮水对于防止脱水和补充耗尽的营养素至关重要

果汁是否属于优质运动饮料

　　果汁为液体来源。例如，橙汁几乎90%是水，且富含维生素与矿物质。果汁可以作为液体需求的一部分，如果每日液体摄入计划以饮用至少5杯（1.2升）

水为基准，可借助少量果汁来达到每日最少9～12杯（2～3升）的总液体摄入量，身体会处于最佳状态。

但若将果汁作为训练饮食中的一种液体，有一些注意事项。近年来，关于果汁和蔬菜汁的健康益处的宣传有很多是夸大其词。榨汁机制造商声称新鲜果汁是治疗从消化不良到癌症等各种疾病的灵丹妙药。但是，每日饮用5份果蔬汁是否比直接食用等量水果和蔬菜更好？不可能！

大多数果汁除去了果肉。果肉含纤维，除去果肉制成果汁意味着果蔬中最为重要的纤维被减去。诚然，一些榨汁机制造商夸耀自家产品的工艺能将果肉保留在果汁中，可以保留重要纤维和浓缩营养。这样的产品是每日饮用一次果汁的上好选择，但这种果汁仍不能取代完整水果。

鲜榨果汁常被吹捧为比商品果汁更好的营养来源。但是，经过恰当冷冻及冷藏的果汁商品，其营养素含量仅略低于新鲜果汁。如果没能买到新鲜农产品，或买到后未妥善储存，或榨取以后无法立即饮用，此时自制果汁与制作精良的冷冻或冷藏品牌果汁相比，营养素含量甚至更低。

无论是煮熟、压榨、干制，还是生食，都需要将果蔬作为饮食的重要部分。如果使用榨汁机是你多吃水果和蔬菜的方法，并且你确实喜欢喝果汁，那也无妨。但请记住果汁的缺点，勿将果汁作为自己唯一的果蔬来源。

如果想喝果汁来补充身体水分，那请加水稀释至少2倍。1杯（240毫升）橙汁或苹果汁加2杯（480毫升）水将提供6%～8%的碳水化合物溶液，这与运动饮料配方类似。但运动时勿摄入这种混合物，因为它含有果糖。身体对果糖的利用不及常规运动饮料中的糖类组合高效。此外，部分人对果糖敏感，喝果汁后可能会出现肠痉挛。如前所述，如果在运动期间饮用果汁，可能会对液体吸收造成干扰。相反，可以在运动后1小时或更长时间，将果汁与水的混合物作为液体补充的一部分来饮用。额外的水可加速液体从胃中排出，从而更快地补充身体水分，而碳水化合物则有助于补充糖原。

补水危险区

难以想象水也会对身体产生危害，但与万物同理，在错误的时间过量饮水实际上有害。所以即便是饮水，适度也是关键。

水中毒

当考虑水的摄入量时，也必须考虑到水中毒。水合是液体与矿物质之间的微妙平衡。血液中钠和其他矿物质（统称为电解质）的浓度必须处于极小的范围内，否则会影响肌肉收缩——包括人体最重要的肌肉：心脏。

当摄入相对体内电解质含量过多的水，最终会导致一种叫作水合过度或低钠血症的状况。此时血液被过度稀释，这和脱水一样危险。虽然在脱水过程中，体内电解质含量高而液体不足。但令人惊讶的是，脱水和水合过度的症状基本相同。

水合过度发生频率比想象的更为频繁，尤其在马拉松和铁人三项等耐力项目中时有发生。在节食过程中，由于大量摄入纯化水，以及极低的食物和钠摄入量，健美运动员可能会出现水合过度的情况，但这方面的文献记载并不充分。虽然在未参加其他运动项目的力量训练者中无低钠血症记录，但应当意识到，长时间大量饮用纯化水将会使身体处于危险之中。无论是在为耐力项目训练或准备力量训练比赛，运动员们都可通过简单的预防措施来避免低钠血症。

如果你正在为自己的首次马拉松或铁人三项比赛进行训练，勿减掉饮食中的所有盐分（尽管一般来说，多数人身体消耗的盐分会比摄入的量少很多）。如果天气比预期的凉爽或干燥，可在赛事期间少喝一些计划饮用的饮料。

喝运动饮料而非纯净水，尤其是在耐力赛中。2006年发表于《英国运动医学期刊》（*British Journal of Sports Medicine*）上的一项研究调查了参加超耐力项目比赛的赛跑选手的液体摄入行为。研究人员得出结论，这些选手可以在身体处于相对脱水且有高钠血症的情况下完成比赛，但过度饮水对比赛成绩不利。该项研究还指出，防止低钠血症的最佳方法是饮用含电解质的运动饮料。

如果你不是耐力运动员，那么请别误认为自己必须和那些训练有素的运动员一样为了喝水而喝水。这类运动员身体流出的汗与他人不同，含有较多的水分以及较少的电解质。你的身体在流失钠，而他们却能将钠保存在体内。如果你在长跑过程中看到有人分发椒盐卷饼，并且你对钠不敏感，也没有高血压，不用客气，接下食用。补充钠能防止水合过度。

当在赛前节食减重时，切勿过量饮水。用矿物质水代替纯化水，或者不要减掉所有饮食中的钠。只要进食，患低钠血症的风险便会显著降低。

水、体重、比赛

多年来，包括我在内的运动营养学家一直建议运动员在口渴前喝水，并确保他们在训练或比赛期间的总体重下降不超过2%。这一建议基于的假设是运动期间减轻的体重完全为体液，而体液流失会妨碍运动员的表现。

但发表于《运动医学期刊》（Journal of Sports Medicine）上的一项新研究否定了这一假设。研究者发现，在两场比赛中，仅在口渴时才喝水的运动员，减轻的体重比身体流失水分的总量更大。研究人员推测，体重减轻带来竞争优势。如果能在比赛中减轻体重，同时保持水分充足，获胜机会更大。

在前述研究中，运动员保持了充分的水合。身体启动渴感机制似乎是为了维持电解质水平，使钠和钾的浓度保持在健康范围内。因此，研究者建议运动员勿根据体重减轻来饮水，而是让自然渴感机制来驱动自己补充水分。

许多运动员想知道是否应补充钠来提高成绩。前一项研究的研究者也就这一问题对参加南非铁人三项比赛的运动员进行了调查。1/3的被试者在12小时的比赛中可以自由服用钠片，另外1/3的选手在整个比赛过程中可以自由服用安慰剂淀粉片，余下的1/3未摄入任何补剂。

比赛结束时，所有运动员的表现及体内钠与其他电解质的浓度没有区别。研究人员得出的结论是，美国医学研究所建议普通人群每日摄入1.5克钠，这足以在12小时的超耐力运动期间维持血清钠浓度。虽然部分人需要摄入更多的钠，但一般来说，标准的西方饮食能提供足够的钠。另外，在耐力比赛备赛时，勿减少钠的摄入量。

不能喝的饮料

根据NATA对运动员补充液体的意见书，运动时应避免喝某些类型的饮料。这些饮料包括果汁、苏打水和碳水化合物含量超过8%的葡萄糖-电解质溶液。这类饮料会减缓液体吸收，并可能导致胃肠问题。NATA也不鼓励喝含有大量咖啡因、酒精，以及添加碳酸的饮料，因为这类饮料会刺激过多的尿液产生，从而使身体脱水。

酒　精

很久以前一位客户问我，喝啤酒是不是补充液体和碳水化合物的好方法。其他客户常关心，酒精是否会影响他们的运动表现。更常见的问题是，少量饮酒是否真的对心脏健康有益。多亏越来越多的相关科学研究和知识，我列出了这些问题以及其他问题的答案。

酒精内含有什么物质

酒精是一种碳水化合物，但并不会像其他碳水化合物那样转化为葡萄糖。相反，它会转化为脂肪酸，因此更有可能储存为身体脂肪。所以，如果在训练期间饮酒，酒精会抑制脂肪燃烧。如果想保持低体脂，切勿饮酒。

每克纯酒精能提供7千卡的热量，而不提供其他营养素。实际上，1杯（45毫升）90度的杜松子酒含110千卡热量，1杯100度的杜松子酒则含124千卡热量。啤酒提供的营养素略多一些。平均而言，一罐360毫升的啤酒含有146千卡热量、13克碳水化合物、微量的数种B族维生素，以及数量不等的矿物质（根据品牌而定）。淡啤酒和无酒精的啤酒热量较低，有时碳水化合物含量也更低。所有佐餐酒的热量都相差无几。一份105毫升的佐餐酒含有大约72千卡热量、1克碳水化合物和极少量的几种维生素与矿物质。甜葡萄酒或餐后酒热量较高，每60毫升含热量90千卡。

酒精有何副作用

如今，酒精在美国是滥用最严重的麻醉品。10%的饮酒者对酒精上瘾，10%～20%为酒精滥用者或问题饮酒者。酒精是中枢神经系统抑制剂，与其他常用麻醉品相比，酒精的有效剂量-致死剂量比最低。换句话说，致醉酒精量与致命酒精量之间仅存在微小差别。没有更多人死于酒精中毒的原因是胃对酒精敏感，会通过呕吐将酒精排出。

急性酒精中毒会导致震颤、焦虑易怒、恶心呕吐、心理功能下降、眩晕、昏迷，以及死亡。大量饮酒会导致体内许多营养素流失，包括硫胺素、维生素B_6和钙。此外，长期酗酒对身体的每一器官都会产生负面影响，尤其是肝脏、心脏、大脑和肌肉，并可导致癌症以及肝脏、胰腺和神经系统疾病。

妊娠期间切勿饮用任何形式的酒，酒精会导致胎儿先天缺陷。大量饮酒也容易导致事故，引发社会、心理和情感问题。

酒精如何影响运动表现

酒精会抑制中枢神经系统，会损害身体平衡协调，降低运动表现。力量、肌肉耐力、有氧耐力都会因摄入酒精而受损。酒精也会使身体大量脱水。

更具体地说，如果力量训练后喝下一些酒精饮料，很可能会增加肌肉的损伤，经历更剧烈的肌肉酸痛，削弱力量。研究中已观察到这类影响。

就耐力运动而言，一项对有训练经验的自行车运动员进行的研究显示，在骑行60分钟后，少量饮酒会显著降低运动员的平均功率输出、耗氧量、二氧化碳产量和葡萄糖氧化能力。饮酒后，运动员心率加快，会感到更加疲惫无力。所以通常情况下，饮酒会对耐力产生负面影响。此外，饮酒还会增加运动损伤的风险。

最重要的是：酒精显然会使训练走下坡路。所以比赛期间，特别是当在赛后第二天进行训练，或者当每周有几场比赛时，不得饮酒。虽然喝酒庆祝看上去趣味十足，但酒精会让你和你的队友面临危险。

酒精是否对心脏健康有益

研究发现，每日喝 1 杯酒可提高血液中有益胆固醇（HDL）的水平，从而对心脏有益。HDL水平越高，患心脏病的风险就越低。

然而，过量饮酒则会提高患心脏病的概率。每日饮酒 2 杯以上会升高血压，使甘油三酯升高，高甘油三酯是心脏病的危险因素。习惯性大量饮酒也会导致心力衰竭和卒中。

饮酒会导致肥胖，肥胖是心脏病的另一主要危险因素。多余的体重对心脏来说十分沉重，体重越高，患心脏病的风险就越大。超重还会升高血压和胆固醇，二者本身皆为危险因素。

每日饮酒 1 杯能否有效预防心脏疾病

酒精弊大于利。如果想喝含酒精的饮料，那么建议在正餐时适量饮用，饮酒时不要对自己或他人造成伤害。适量的定义为女性每日饮酒不超过 1 杯，男性不超过 2 杯。1 杯是 360 毫升普通啤酒、150 毫升葡萄酒或 45 毫升 80 度蒸馏酒。然而，预防心脏病且不带来额外风险更好的方法是训练、戒烟和用健康饮食降低胆固醇。

运动营养学真相与谣言：软饮料能否补充身体水分？

如果可以选择，很多人训练后会喝软饮料而不是水来补水。谁又能因此责备他们呢？软饮料味道佳，似乎能解渴，而且一般可以提神。

但软饮料是补水最糟糕的选择之一。软饮料含有大量糖，每罐饮料中约含糖10茶匙。由于软饮料含糖量高，吸收速度比水慢。软饮料中的糖能使液体在胃里保持更长时间，所以身体能获取的水分更少。软饮料会使人感到更加口渴，而不是为身体补水。此外，糖可引起胰岛素的急剧升高，随后血糖迅速下降。这种反应会使人感到疲倦虚弱。此外，软饮料中添加的糖为高果糖玉米糖浆，这种糖不同于其他形式的碳水化合物，不能迅速补充糖原。果糖还会导致对果糖敏感的人痉挛。

选择无糖软饮料怎么样? 无糖软饮料含人工甜味剂, 而后者仍存争议。此外, 所有的软饮料均添加碳酸, 会产生气体。谁想让胃里充满气体, 限制自己的饮水量而不能充分补水呢?

稀释软饮料也不是好方法。即使经过稀释, 软饮料仍无任何益处。尚无任何液体, 包括添加人工甜味剂的软饮料, 被证明比水或优质葡萄糖–电解质溶液有更好的补水效果。

第二部分

营养补剂

现在你已具备营养学基础知识，并已将饮食归入一门科学了，那么此时应考虑摄入补剂了。当然，补剂是添加到自己精心设计的食物计划中的额外之物。过去10年里，营养人类学揭示人类祖先，无论男女，平均每日摄入3500～5000千卡热量。他们所吃的食物营养丰富，但热量不高，这意味着他们每天必须吃大量食物才能获得足够热量。人类祖先的饮食丰富多样，多为当季植物性食品，因此他们摄取了植物中丰富的抗氧化剂和抗炎因子。成功狩猎让他们每隔一段时间就能吃上蛋白质丰富的野生动物，其中富含 ω-3 脂肪酸，这是如今以谷物饲养的牲畜不具有的。今天，多数人不能每天在摄入3500～5000千卡的热量的同时使体重保持平衡。即便训练强度大到使身体需要摄入那么多热量，你也没有时间让身体恢复，或是没有时间准备质量与人类祖先的食物相同的食物。因此，补剂在提高人类营养摄入方面发挥至关重要的作用。

此外，对忙碌的日常生活来说，补剂十分方便。考虑以下因素：

- 或许有些重要食物你不能吃或不喜欢吃。补剂能填补排除这类食物后留下的营养缺口。

- 或你日程安排繁忙，以至于没有时间在运动后立即准备食物，而身体又确实需要摄入食物来促进肌肉生长。如果这样，补剂可以救急！
- 可能你想获得一些竞争优势，而摄入少许补剂便能有效地实现。

第二部分回顾了力量训练者最常用的补剂。利用最新的科学研究，我评估了这些补剂的有效性及潜在危害。运用我提供的评级系统，可以判断哪些补剂产品符合其声称的功效、哪些具备良好前景、哪些未达到预想效果，以及哪些可能有害。

第 7 章

维生素和矿物质补剂

想要肌肉发达、手臂棱角分明、腹肌成块、纹理突出或青筋暴起？每家补剂公司都声称有适合你的产品。你或许已经在商店补剂区站了好几个小时，查看补剂成分，想知道哪些真正有效。补剂广告总是承诺会带来显著效果。然而，科学家们在最近 20 年才开始研究肌肉增长的营养需求，研究时间并不长。这个领域前景广阔，但关于哪些补剂有效、哪些无效尚无定论。

商店货架上的许多片剂和饮剂都含有维生素和矿物质。很可能，你需要补充这两种营养素。研究表明，多数美国人的许多关键营养素的摄入量不能满足身体需求，包括维生素 C、维生素 E、维生素 B_{12}、叶酸、锌和镁，这就是为什么越来越多的美国人开始服用补剂。美国疾病控制与预防中心（CDC）的一项调查显示，超过 60% 的普通人每日服用补剂。

一些数据甚至表明，服用补剂可能有助于延长寿命。2009 年发表于《美国临床营养学期刊》的一项研究分析了来自 586 名老年女性的数据。研究人员抽取这些女性的血液，并对其端粒长度进行测量。端粒是染色体上的 DNA 片段，随着年龄增长，端粒会缩短。因此，端粒越长，身体就越能保持青春。服用复合维生素的女性端粒更长，这表明这些基本的补剂可能会延长寿命。

美国医学协会（AMA）建议每天服用复合维生素和矿物质补剂。研究表明，这样做有助于预防癌症、心脏病以及骨质疏松症等慢性病。即使每天食用5份水果和蔬菜，也可能无法获得足够的某些维生素来保持最佳健康状态。例如，大多数人无法从饮食中获得最健康水平的叶酸、维生素D和维生素E。

高强度训练会增加身体的营养需求，节食也是如此。这就是为什么需要在自己的营养中添加某些维生素和矿物质。从运动科学的角度来看，如果体内缺乏维生素和矿物质，运动表现会受到影响。研究表明，如果摄入的某些B族维生素（B_1、B_2和B_6）和维生素C不足每日所需量的1/3，身体会在几周内丧失有氧能力和力量。服用复合维生素和矿物质补剂不会帮助你举得更重、跑得更快或增长更多的肌肉，但有助于防止可能损害运动表现的营养缺乏。

请记住，维生素和矿物质补剂不能代替食物。经正确计划，身体能从均衡的饮食中获得所需的大部分营养。请注意，我是说，大部分。此外，食物是身体吸收营养的最佳途径。然而，如果想确保获得近100%的营养覆盖，一个好的办法就是每日服用至少含有100%每日维生素和矿物质需求量的补剂。这些补剂的配方有助于覆盖营养基础，并含有对力量训练者有特殊价值的营养素。

选择正确种类的补剂

以下为选择维生素或矿物质补剂（或二者兼有的补剂）时需要考虑的三个最重要的问题：

- 补剂是否安全？购买经第三方独立机构检测并认证的产品。这是确保产品中确实含有标签上所列成分，并且不含标签上未列出的、污染产品的物质的最佳方法。

- 补剂能否被吸收？补剂可部分或完全不被吸收地通过消化道。确保补剂符合《美国药典》关于效力、均匀性、分解性和溶解性的标准，以确保能从中获得预期的效果。

- 配方是否有科学依据，生产公司是否可信？最好能看到产品的研究和证明产品质量的调查。寻找来自可信且独立的第三方机构的调查。公司应当自行制造产品而非外包生产。产品应主动满足被称为《药品生产质量管理规范》（制药GMP）的最高生产标准。

最后，不要相信自己在媒体上听到或读到的关于补剂的所有信息。媒体试图解释科学研究，但他们并未受过科学研究训练。在寻找关于如何照顾个人健康及营养需求的具体信息时，请向营养专家寻求建议。

膳食营养素参考摄入量

DRIs（膳食营养素参考摄入量）为评估健康所需营养素的量的新方法。它在RDA（推荐每日营养素供给量）的基础上扩展，并包括RDA，但是RDA旨在避免营养缺乏，而DRIs的目标则是预防慢性病（参见第1章）。

DRIs是应用于特定年龄组的男性与女性的维生素、矿物质和蛋白质摄入量，它包含三个适合在此进行讨论的定级：RDA，帮助保持健康的量；可耐受最高摄入量（简称UL），这一级设定了上限，帮助我们避免摄入过多营养素；适宜摄入量（简称AI），这是对健康人群平均摄入量的估值。出于编写本书的目的，我所提供的所有营养建议都参考DRIs。

抗氧化剂

关于抗氧化剂——β-胡萝卜素、维生素C、维生素E，以及硒、铜、锌和锰等矿物质对力量运动的作用，已有大量研究。抗氧化剂有助于对抗自由基——人体自然产生的会对细胞造成不可逆的损伤（氧化）的化学物质。自由基损伤会使身体易受晚期老化、癌症、心血管疾病和退行性疾病（如关节炎）的影响。表7.1总结了主要抗氧化剂与运动相关的功能。

某些环境因素，如卷烟烟雾、废气、辐射、过度日照、某些药物，以及压力都会增加自由基。让人意想不到的是，健康的运动习惯亦能增加自由基。在呼吸过程中，细胞从糖中提取电子，并将电子加入氧而产生能量。当这些反应发生，电子有时会脱离轨道，与其他分子碰撞，而产生自由基。运动能加强呼吸作用，从而产生更多的自由基。科学家们仍在研究这种情况发生的原因，以及如何更好地防护。然而，运动亦催生对抗自由基的酶。

运动时体温会升高，这可能是产生自由基的另一因素。第三种可能性为运动中儿茶酚胺产生的量增多。儿茶酚胺是在肌肉运动时释放的激素，它能提高心率，让更多血液进入肌肉，还为肌肉提供能量。

自由基产生的另一来源是剧烈运动后肌细胞膜的损伤，特别是离心运动，如下放大重量负重或下坡跑。在类似多米诺骨牌的一系列化学反应中，自由基与细胞膜中的脂肪酸结合形成过氧化物。过氧化物攻击细胞膜，引发连锁反应，产生更多自由基。该过程被称为脂质过氧化，会导致肌肉酸痛。关键是，运动会产生数种复杂反应，每种反应都可能加速自由基的产生。

表 7.1 主要抗氧化剂

维生素	
β-胡萝卜素	
运动相关功能	减少运动产生的自由基，预防运动引起的组织损伤；补充维生素 E 的抗氧化功能
最佳食物来源	胡萝卜、番薯、菠菜、哈密瓜、花椰菜、任何深绿色叶菜、橙色蔬菜和水果
毒副作用	尚未发现，因为身体精心控制 β-胡萝卜素转化为维生素 A。数月每日从食物或补剂中摄入 20 000 国际单位的 β-胡萝卜素可能会导致皮肤发黄，当减少剂量时，这种现象便会消失
成人 DRIs	未设立限制，每日从补剂摄入 2500 国际单位 β-胡萝卜素处于安全范围，亦能通过食用 1 个大胡萝卜得到相同的量
维生素 C	
运动相关功能	维持正常结缔组织功能；提高铁的吸收；可能减少运动引起的自由基损害，预防运动引起的组织损伤
最佳食物来源	柑橘类水果和果汁、青椒、生卷心菜、猕猴桃、哈密瓜、绿叶蔬菜

维生素	
毒副作用	身体适应高剂量，每天 5000~15 000 毫克的剂量可能会引起排尿烧灼感或腹泻
成人 DRIs	女性 75 毫克，孕妇 85 毫克，哺乳期女性 120 毫克，男性 90 毫克，女性吸烟者 110 毫克，男性吸烟者 130 毫克
成人 UL*	2000 毫克

维生素 E	
运动相关功能	参与细胞呼吸，协助红细胞的形成，清除自由基，预防运动导致的组织损伤
最佳食物来源	坚果、种子、生小麦胚芽、多不饱和植物油、鱼肝油
毒副作用	尚未发现
成人 DRIs	15 毫克，哺乳期女性 19 毫克
成人 UL	1000 毫克

矿物质	

硒	
运动相关功能	在正常生长和代谢中与维生素 E 相互作用；保持皮肤的弹性；产生谷胱甘肽过氧化物酶，一种重要的保护酶
最佳食物来源	谷物麸皮、巴西坚果、全麦谷物、蛋黄、牛奶、鸡肉、海鲜、花椰菜、蒜、洋葱
毒副作用	每日从食物中摄入 5 毫克会导致脱发和指甲变化，更高剂量可引起肠道问题，使人疲劳、易怒
成人 DRIs	女性 55 微克，孕妇 60 微克，哺乳期女性 70 微克，男性 55 微克
成人 UL	400 微克

铜	
运动相关功能	通过帮助铁的吸收促进血红蛋白和红细胞形成；能量代谢所需；与超氧化物歧化酶有关，后者是一种重要的保护性抗氧化酶
最佳食物来源	全谷物、贝类、鸡蛋、扁桃仁、绿叶蔬菜、豆类
毒副作用	毒性小
成人 DRIs	男性及女性 900 微克，孕妇 1000 微克，哺乳期女性 1300 微克
成人 UL	10 000 微克

锌	
运动相关功能	参与能量代谢和免疫
最佳食物来源	动物蛋白、牡蛎、蘑菇、全谷物、啤酒酵母

矿物质	
毒副作用	每日剂量超过 20 毫克会干扰铜的吸收，降低 HDL 胆固醇，损害免疫系统
成人 DRIs	女性 8 毫克，孕妇 11 毫克，哺乳期女性 12 毫克，男性 11 毫克
成人 UL	40 毫克

锰	
运动相关功能	参与新陈代谢；与超氧化物歧化酶有关，后者是一种重要的保护性抗氧化酶
最佳食物来源	全谷物、蛋黄、干豌豆、豆类、绿叶蔬菜
毒副作用	大剂量服用会引起呕吐和肠道问题
成人 DRIs	女性 1.8 毫克，孕妇 2 毫克，哺乳期女性 2.6 毫克，男性 2.3 毫克
成人 UL	11 毫克

脂类	
辅酶 Q10	
运动相关功能	对产生 ATP 至关重要的氧化磷酸化途径的线粒体酶的一种辅酶；有效的抗氧化剂，能减少组织的氧化损伤
最佳食物来源	动物内脏、牛肉、大豆油、沙丁鱼、鲭鱼、花生
毒副作用	尚未发现
成人 DRIs	未设立限制，在对心力衰竭患者的临床研究中，使用每日 30～300 毫克的剂量
成人 UL	未设立限制

* UL 指的是维生素和矿物质的可耐受最高摄入量，它代表不会对健康造成危害的营养素最大摄入量。

抗氧化剂与炎症

抗氧化剂亦有助于预防身体炎症。但这就是问题所在，最近科学家们开始质疑减轻训练引发的炎症是否有益。事实证明，一些炎症对肌肉的增长必要。澳大利亚的研究人员通过综述各种各样的研究来探索该问题。

本质上，运动导致应激与肌肉损伤，这会产生自由基并引起炎症。炎症是一种防御机制，实际上可支持肌肉增长。炎症使身体长出更大、更强壮的肌肉组织，以抵御进一步的攻击。若无该类炎症反应，肌肉便无法重新生长至相同水平，那么训练者也就不能从高强度训练中得到很好的训练效果。

这项综述研究的结论是，为从训练中获得最佳效果，训练者应限制抗氧化剂的补充。然而，研究人员提醒，如果参加强度很高的比赛，如耐力运动，补充抗氧化剂则是很好的做法，因为这些运动会严重消耗身体抗氧化剂的自然供应，损害身体健康。但是，不能仅依赖抗氧化剂补剂，而应当通过食用富含这类营养素的天然食品来摄入抗氧化剂。

至少在对炎症和抗氧化剂对训练及运动表现的影响有更多了解之前，个人建议以保守方式补充抗氧化剂（勿过量），同时依照本书的建议安排饮食。

β-胡萝卜素

β-胡萝卜素是类胡萝卜素类物质中的一种。自然界中有数百种类胡萝卜素，主要存在于橙色、黄色水果和蔬菜，以及深绿色蔬菜中。

一经摄入，β-胡萝卜素会根据需要在体内转化为维生素A。作为一种抗氧化剂，β-胡萝卜素能在自由基形成后将其破坏，而且已证实β-胡萝卜素可以通过最大限度地减少运动引起的脂质过氧化来减轻肌肉酸痛。更少的肌肉酸痛使你一周能进行更多次训练。

然而，现在多数临床医生建议不要补充β-胡萝卜素。原因如下：根据一项对被试者的长期后续调查，在一项名为胡萝卜素及维生素A疗效试验（简称CARET）的大型癌症预防试验中，服用β-胡萝卜素补剂的被试者，在试验中提前停止且不再服用补剂6年后，肺癌发病率继续上升。这些结果补充了来自该项研究以及第二次大规模预防试验的早期证据，与早前预期相反，β-胡萝卜素补剂不仅不能帮助肺癌高危人群预防癌症，反而似乎还能提高发病率，尤其是吸烟者。这些发现暗示β-胡萝卜素补剂正在体内发生一些不良反应。因此，从蔬菜中获取β-胡萝卜素为明智的做法。

维生素C

维生素C又叫抗坏血酸，是一种多种动物可合成而人类不能合成的营养素。它是我们饮食的重要组成部分，主要在结缔组织（如胶原蛋白）的形成中起作用。维生素C还参与免疫反应、伤口愈合和过敏反应。作为一种抗氧化剂，维生素C可防止自由基破坏细胞的最外层。当与植物性铁源结合时，维生素C能促进这种难以吸收的非血红素铁被吸收。所以在菠菜中加入柠檬汁可以更好地补铁。

如果你经常锻炼或为竞技比赛训练，应该很清楚感冒或呼吸道感染会让你很快退出。幸运的是，研究人员发现每日补充500毫克维生素C似乎能降低上呼吸道感染的风险。这种益处是由于维生素C的抗氧化作用或其增强整体免疫的能力。

补充维生素C能提高运动表现，但前提是训练者体内缺乏这种营养素。如果遵循含丰富的柑橘类水果（富含维生素C）及其他水果和蔬菜的健康营养饮食，补充维生素C并不能让运动表现更好。

维生素E

许多对抗氧化剂与运动的研究都集中于维生素E上，这一营养素存在于肌细胞膜中。维生素E的部分功能为清除运动产生的自由基，保护组织免受损伤。在这方面有众多研究，我想为本书读者总结一些发现。几项关于维生素E的研究发现补充它有以下好处：

- 每日摄入800毫克维生素E补剂，可防止55岁及以上的被试者在进行下坡走或下坡跑训练时产生肌肉损伤和自由基。

- 补充维生素E可防止载氧红细胞的破坏。这意味着肌肉将在运动时受益于更好的或持续的氧气输送。

- 补充维生素E能改善在高海拔地区的运动表现，然而在海平面地区则未发现这一益处。

其他关于维生素E的研究则并未显示任何益处。原因参考下列研究：

- 为期两个月，每日摄入800国际单位的维生素E补剂实际上增加了铁人三项运动员的氧化应激及同型半胱氨酸（一种血液中的蛋白质，可对心脏造成损害）水平。

- 补充维生素E（每日摄入1200国际单位）对于那些首次进行力量训练的无训练经验者来说，并不能有效预防肌肉损伤或氧化应激。其他几项研究亦发现了同样的结果。
- 一项对1985年以来有关维生素E的研究的综述得出结论，补充维生素E并不能减少运动引起的脂质过氧化。

除改善运动表现之外，维生素E被作为一种有助于预防慢性病的营养素广泛研究，这便是维生素E被如此广泛受推荐且被建议高剂量摄入的原因。然而，最近的发现推翻了这些建议。在一项有约7000名志愿者参与的长期研究中发现，每日服用400国际单位维生素E补剂不能降低患心脏病和癌症的风险，实际上却可能增加糖尿病患者或已有心脏问题者患心脏病的风险。在第二项研究中，相同剂量的维生素E使540名接受癌症治疗的患者患新癌症的风险增加了近两倍。

这听起来相当可怕，但好消息是服用200国际单位的维生素E是安全的。这是当前建议的剂量。部分人可通过食用富含维生素E的食物，包括坚果、葵花籽和植物油，来获取每日30国际单位的维生素E推荐摄入量。

若要补充维生素E，选择天然形式而不是合成的种类。天然维生素E被标记为d-α生育酚，从大豆、向日葵、玉米、花生、葡萄籽、棉籽油中分离出来。而合成维生素E被标记为dl-α生育酚，由石化产品中的物质加工而成。最近一份对30项已发表的关于维生素E的研究的综述得出结论，天然维生素E比合成维生素E更易被人体吸收。

要是正在服用低剂量阿司匹林或香豆素等抗凝血药物，则应避免补充维生素E，因为维生素E会进一步稀释血液。

辅酶Q10

辅酶Q10（简称CoQ10）实为一种脂类，其作用类似于维生素，是人体产生能量的重要成分，亦是一种经广泛研究的抗氧化剂。CoQ10存在于体内每个细胞中，并且在心肌中浓度最高，它可提高心肌细胞的摄氧量。CoQ10补剂对于治疗心力衰竭有效。

由于CoQ10在能量生产与氧摄取方面的作用，理论上认为它可使有氧运动表现更佳。多项新研究已对这种联系进行了检验。我总结一下目前知道的相关信息：对于开始进行力量训练的久坐少动的男性来说，补充CoQ10有助于减少氧化应激；对于无训练经验的男性，运动表现可以略有改善。按照包装标签上生产商的建议，CoQ10摄入剂量为90毫克。

用以治疗疾病的CoQ10的补充剂量通常为每日150～200毫克，但也可在90～390毫克的范围内变化。

抗氧化剂补剂与运动

华盛顿大学圣路易斯医学院的一项研究表明，抗氧化剂混合物可能有助于预防氧化应激——一种自由基数量超过抗氧化剂的状态，会损伤肌肉组织。该研究为期一个月，没有训练经验的医学院学生每日服用高剂量抗氧化剂：1000国际单位的维生素E、1250毫克的维生素C和37.5毫克的β-胡萝卜素。这些剂量被分为每日5粒胶囊，部分被试者服用安慰剂。

在服用补剂前，学生们在跑步机上以中等速度跑约40分钟，然后进行5分钟的高强度跑直至力竭。服用补剂后，重复同样的运动。

研究人员发现，服用抗氧化剂前，运动引起的氧化应激很高。换句话说，体内很多组织正受损伤。有了抗氧化剂，运动仍然会导致部分氧化应激，但并不那么严重。研究人员得出结论，服用抗氧化剂可防止组织损伤。能减少组织损伤，或许能优化竞技运动表现。但如同许多补剂研究一样，其他抗氧化剂研究得出了不同结论：补充抗氧化剂并不能防止运动导致的肌肉组织损伤。

许多抗氧化剂补剂的研究均对耐力运动员展开。但对力量训练者，抗氧化剂补剂有何效用？如果持续训练，许多肌肉组织会被撕裂，肌肉会在运动中及运动后产生自由基。出于这些原因，服用抗氧化剂补剂可能有一些好处，它们有助于防止自由基的潜在攻击。

曾与我共事过的多数人遵循的饮食缺乏维生素E及其他抗氧化剂。其中一个原因是，训练频繁、注重健康的人通常会选择低脂饮食，但植物油、坚果和种子中的膳食脂肪是维生素E的最佳来源之一。此外，部分训练频繁者，尤其是力量训练者，限制自己对水果的摄入。他们误认为水果中的果糖最终会转化为身体脂肪。但是不吃水果，也就拒绝了富含β-胡萝卜素与维生素C的食物。

抗氧化剂补剂与运动表现

如果服用抗氧化剂，能否运动更长时间、适应更大强度？抗氧化剂补剂是否能提高运动表现尚未被研究充分证实。如果营养不良，也就是说缺乏维生素，通过纠正维生素缺乏，能让人感觉更舒服，运动表现更好。但要是饮食中已富含抗氧化剂，额外补充不会对训练表现产生太大影响。

通过食物就能轻易获取一定量具有保护作用的维生素C和β-胡萝卜素。要获得足够的这两种维生素，请遵循我在第12—16章以及整本书中的饮食建议。尽量每日食用3份或以上的蔬菜以及2份或以上的水果。

至于维生素E，每日补充100～200国际单位既安全又足够。要增加对其他抗氧化剂的摄入，确保自己每日摄入的维生素和矿物质补剂含有这些抗氧化剂。

B 族维生素

有9种主要的B族维生素——硫胺素、核黄素、烟酸、维生素B_{12}、叶酸、吡哆醇、泛酸、生物素、胆碱，这9种维生素协同作用，确保正常的消化、肌肉收缩、能量产生。虽然这些营养素不能改善运动表现，但训练及饮食确实会改变身体对其中部分营养素的需求。如果你是训练频繁者，并且限制热量的摄入，或者做出了糟糕的营养选择，那么你可能缺乏B族维生素，尤其是会有缺乏硫胺素、核黄素及吡哆醇的危险。表7.2对B族维生素的运动相关功能进行了总结。

硫胺素

硫胺素（维生素B_1）帮助碳水化合物释放能量。硫胺素、吡哆醇和维生素B_{12}被认为参与血清素的形成，后者是一种大脑产生的让人感觉良好的化学物质。血清素有助于提升情绪并让人放松。大剂量摄入这类维生素（每日需求量的60～200倍）已被证明有助于改善手枪射击的精细动作控制和运动表现。但补充这类维生素是否会影响依靠精细动作控制的准确性运动的表现还有待观察。

表7.2　B族维生素

硫胺素	
运动相关功能	碳水化合物代谢，神经系统维持，肌肉生长，增强肌肉张力
最佳食物来源	啤酒酵母、小麦胚芽、麸皮、全谷物、动物内脏
毒副作用	尚未发现
成人DRIs	女性1.1毫克，孕妇1.4毫克，哺乳期女性1.4毫克，男性1.2毫克
核黄素	
运动相关功能	碳水化合物、蛋白质和脂肪代谢，细胞呼吸
最佳食物来源	牛奶、鸡蛋、瘦肉、花椰菜
毒副作用	尚未发现
成人DRIs	女性1.1毫克，孕妇1.4毫克，哺乳期女性1.6毫克，男性1.3毫克
烟酸	
运动相关功能	细胞能量产生，碳水化合物、蛋白质和脂肪代谢
最佳食物来源	瘦肉、肝脏、家禽、鱼类、花生、小麦胚芽
毒副作用	肝损伤、黄疸、皮肤潮红瘙痒、恶心
成人DRIs	女性14毫克，孕妇18毫克，哺乳期女性17毫克，男性16毫克
成人UL	35毫克
维生素B_{12}	
运动相关功能	碳水化合物、蛋白质和脂肪代谢，红细胞形成
最佳食物来源	肉类、乳制品、鸡蛋、肝脏、鱼类
毒副作用	肝损伤、过敏反应
成人DRIs	女性2.4毫克，孕妇2.6毫克，哺乳期女性2.8毫克，男性2.4毫克

叶酸	
运动相关功能	生长调节，蛋白质分解，红细胞形成
最佳食物来源	绿叶蔬菜、肝脏
毒副作用	胃部不适，掩盖某些贫血症
成人 DRIs	女性 400 微克，孕妇 600 微克，哺乳期女性 500 微克，男性 400 微克
成人 UL	1000 微克
吡哆醇	
运动相关功能	蛋白质代谢、载氧红细胞形成
最佳食物来源	全谷物及肉类
毒副作用	肝脏及神经损伤
成人 DRIs	19~50 岁女性 1.3 毫克，51 岁及以上女性 1.5 毫克，孕妇 1.9 毫克，哺乳期女性 2 毫克，19~50 岁男性 1.3 毫克，51 岁及以上男性 1.7 毫克
成人 UL	100 毫克
泛酸	
运动相关功能	细胞能量产生，脂肪酸氧化
最佳食物来源	广泛存在于多种食物中
毒副作用	尚未发现
成人 DRIs	女性 5 毫克，孕妇 6 毫克，哺乳期女性 7 毫克，男性 5 毫克
生物素	
运动相关功能	脂肪分解
最佳食物来源	蛋黄、肝脏
毒副作用	尚未发现
成人 DRIs	女性 30 微克，孕妇 30 微克，哺乳期女性 35 微克，男性 30 微克
胆碱	
运动相关功能	减轻疲劳，改善有氧运动表现
最佳食物来源	蛋黄、坚果、大豆、小麦胚芽、菜花、菠菜
毒副作用	尚未发现
成人 DRIs	女性 425 毫克，孕妇 450 毫克，哺乳期女性 550 毫克，男性 550 毫克
成人 UL	3500 毫克

2011年发表的一项研究调查了给进行强化训练的大学游泳运动员（男性和女性）补充膳食硫胺素及核黄素后的情况。研究发现，在高强度训练中，游泳选手对硫胺素的需求增加，而对核黄素的需求却未增加。

饮食中的碳水化合物及热量决定了身体对硫胺素的膳食需求。通过均衡、富含碳水化合物的饮食，通常会得到人体需要的所有硫胺素。硫胺素的最佳食物来源是未精制的谷物、啤酒酵母、豆类、种子和坚果。

然而，可能存在一种例外情况。你是否正服用碳水化合物补剂来增加热量？如果是，则需要补充硫胺素，特别是当你的碳水化合物配方不含硫胺素时。从配方补剂中每摄入1000千卡的碳水化合物，就需要在饮食中添加0.5毫克的硫胺素。

节食与不规律的饮食模式也会造成一些营养缺口。为安全起见，务必每日服用含有100% DRIs的硫胺素的复合维生素或1.2毫克硫胺素。超过任何B族维生素的上限（UL）并非正确做法。

核黄素

与硫胺素一样，核黄素（维生素B$_2$）有助于食物中的能量释放。同时身体对核黄素的膳食需求同热量及碳水化合物摄入量有关。作为力量训练者，从饮食中每摄入1000千卡的碳水化合物，需要摄入至少0.6毫克的核黄素，部分运动员则需要摄入更多。核黄素易从体内流失，尤其是经汗液。康奈尔大学的研究人员在一项对年长女性（50～67岁）的研究中发现，运动使身体对核黄素的需求增加。该大学的一项早期研究则发现，训练极频繁的女性每日需摄入约1.2毫克核黄素。然而，增加核黄素的摄入量并未改善运动表现。

富含核黄素的食物包括乳制品、家禽、鱼类、谷物、强化麦片。每日服用含有100% DRIs的核黄素的复合维生素或1.3毫克核黄素，有助于预防核黄素缺乏。

烟　酸

同前述的 B 族维生素相同，烟酸（维生素 B_3）也参与从食物中释放能量。大量研究显示，补充过多烟酸并非正确做法，而且有害。例如，额外补充烟酸将阻止脂肪组织释放脂肪，导致过早依赖使用储备的碳水化合物和消耗肌糖原，还会削弱有氧运动表现。过量的烟酸也会导致肝脏损伤。

人体每日所需的烟酸量与热量摄入有关。每日每摄入1000千卡热量，需要6.6毫克烟酸。如果使用不含烟酸的碳水化合物补剂，确保每摄入1000千卡的热量就补充烟酸6.6毫克。烟酸的最佳食物来源是瘦肉、家禽、鱼类、小麦胚芽。每日服用复合维生素有助于预防烟酸缺乏。

维生素B_{12}

维生素 B_{12} 对维持血液健康及神经系统正常至关重要，是唯一主要存在于动物制品中的维生素。它与叶酸合作在骨髓中形成红细胞。

如果你是素食者，不吃动物性食品，那么必须确保自己摄入足够的维生素 B_{12}。发酵和培养食物，如丹贝和味噌，以及强化维生素 B_{12} 的素食食品，都含有一些维生素 B_{12}。最安全的方法是补充含有3～10微克维生素 B_{12} 的复合维生素。

如果你已年过五十，你的身体从食物中吸收维生素 B_{12} 的能力会受限。美国医学研究所建议此类人群食用强化维生素 B_{12} 的食品或服用维生素 B_{12} 补剂。

叶　酸

叶酸与维生素 B_{12} 一同帮助骨髓中的红细胞生成。叶酸存在于绿叶蔬菜、豆类和全谷物中，还有助于生殖细胞合成蛋白质和核酸。

叶酸最初因其在孕期所起的作用而受到关注。在妊娠期间，叶酸有助于为母体、胎儿和胎盘所需的增加的血容量制造红细胞。由于叶酸对产生遗传物质与红细胞起作用，缺乏叶酸会对胎儿的发育造成深远影响。如果胎儿缺乏叶酸，可导致出生缺陷。摄入叶酸对育龄女性十分重要，因此现在食物都强化叶酸。最近的研究发现，孕妇应服用复合维生素补剂，以确保她们获取足够的叶酸。

由于具有预防心脏病和癌症的作用，叶酸重新引起人们的关注。叶酸能减少组织及血液中的同型半胱氨酸，一种类蛋白质物质。高同型半胱氨酸水平与心脏病有关。科学家预测，如果摄入更多的叶酸，每年可防止多达5万人因心脏病过早死亡。

最近的科学实验表明，叶酸缺乏会导致DNA损伤，这与癌细胞中的DNA损伤相似。这一发现使科学家们提出，癌症可能是由缺乏B族维生素导致的DNA损伤引起。其他研究表明叶酸能抑制结直肠癌细胞的生长。叶酸还能防止宫颈癌的癌前病变的形成，这一发现或许可以解释为何极少食用蔬菜和水果（叶酸的优质来源）的女性患宫颈癌的概率高。

压力、疾病和饮酒都会增加身体对叶酸的需求。应确保每日摄入400微克叶酸，大多数复合维生素中叶酸的含量就是400微克。

吡哆醇

吡哆醇，亦称维生素B_6，是蛋白质代谢所必需的营养素。吡哆醇对红细胞的形成及大脑功能的健康也至关重要。吡哆醇的最佳食物来源是蛋白质食物，如鸡肉、鱼肉和鸡蛋；其他优质来源是糙米、大豆、燕麦和全麦。

芬兰的研究人员发现运动会在一定程度上改变身体对吡哆醇的需求。这个现象是在一组年轻女大学生参加为期24周的训练项目中，通过测试她们血液中各种营养素的水平发现的。

你是否曾在体育比赛前感到焦虑？如果出现赛前焦虑，尝试补充吡哆醇、硫胺素和维生素B_{12}的混合物。研究发现，这三种维生素能通过增加血清素（大脑中一种能提振情绪的化学物质）减少焦虑，从而使竞技表现更好。

吡哆醇的DRIs为：19～50岁女性1.3毫克，51岁及以上女性1.5毫克，孕妇1.9毫克，哺乳期女性2毫克，19～50岁男性1.3毫克，51岁及以上男性1.7毫克。

如果担忧自己吡哆醇的摄入是否处于安全范围，那你大可放心，因为含适量蛋白质的训练饮食会为训练者提供所需的吡哆醇，也就是说没有必要额外补充。此外，大剂量（每日超过50毫克）吡哆醇反而会导致神经损伤。

泛　酸

泛酸参与碳水化合物、脂肪和蛋白质的能量释放。因为这种维生素广泛存在于多种食物（尤其是肉类、全谷物和豆类）中，所以很少在其他B族维生素不缺乏的情况下出现泛酸缺乏。B族维生素协同发挥作用。

泛酸的安全摄入量为每日4～7毫克。运动确实会影响泛酸代谢，但程度很小。遵循我在第12～第16章讲述的力量训练营养计划，训练者将摄入大量泛酸，这足以满足运动造成的任何额外需求。

生物素

生物素参与脂肪与碳水化合物的代谢。没有生物素，身体就不能燃烧脂肪。生物素也是多种酶的组成部分，后者在体内进行必要的生化反应。优质生物素来源有蛋黄、大豆粉和谷物。即使不能从食物中获取30～100微克每日所需的生物素，身体也可从肠道细菌中合成它，所以没有理由额外补充生物素。

生物素与另外两种B族维生素胆碱和肌醇通常被用在抗脂肪肝补剂（防止或减少肝脏中的脂肪积累）中，后者被声称为脂肪燃烧剂。然而，没有可信证据表明生物素或任何其他补充营养素会燃烧脂肪。

一些研究显示，训练频繁者体内的生物素水平较低。原因尚不明确，但有一种解释是这可能与运动有关。运动导致乳酸（一种废弃物）在肌肉中堆积，而生物素参与分解乳酸的过程。肌肉中堆积的乳酸越多，分解肌肉所需的生物素就越多。但是不要急着去买一瓶生物素补剂，也没有必要补充生物素，因为身体可以自行弥补任何微小的不足。

部分力量训练者有调制生蛋奶昔的习惯。生蛋清含亲和素，一种与肠道生物素结合并阻止其吸收的蛋白质。因此，经常食用生鸡蛋会导致生物素缺乏。但把鸡蛋煮熟，亲和素就会被破坏，不会阻碍生物素吸收。

胆　碱

胆碱存在于所有活细胞中，它由两种氨基酸——蛋氨酸和丝氨酸，在维生素B_{12}和叶酸的帮助下合成。胆碱与肌醇（另一种抗脂肪肝膳食因子）协同作用，能防止脂肪在肝脏中堆积，并将脂肪输送至细胞中，燃烧供能。

胆碱参与体内乙酰胆碱的形成。乙酰胆碱为一种神经递质，是在神经细胞间和神经细胞与肌肉间传递信息的化学物质。如果神经系统中的乙酰胆碱减少，身体就会产生疲劳感。由于乙酰胆碱是人体中最丰富的神经递质，参与每次思考和移动，因此乙酰胆碱水平低会导致疲劳也就不足为奇了。

胆碱在许多其他生理途径中起着核心作用，包括脑功能相关的细胞膜信号传送，以及与激素和能量代谢有关的甲基代谢。

麻省理工学院的研究人员调查了波士顿马拉松比赛选手在赛前和赛后的身体状况，发现他们的血浆胆碱浓度下降了40%。研究人员不清楚原因，但他们推测可能是胆碱在运动过程中被消耗，以产生乙酰胆碱。一旦胆碱被耗尽，乙酰胆碱产量会随之下降，肌肉的运动能力就会降低。

2008年发表在《国际运动营养与运动代谢期刊》（*International Journal of Sport Nutrition and Exercise Metabolism*）的一项研究指出，长时间剧烈的体力活动会减少循环胆碱的储备。补充胆碱可以预防这种情况，甚至能提升耐力。耐力运动利用胆碱发挥作用的途径很多。训练的时间越长、强度越高，身体使用的胆碱就越多，直至消耗殆尽。目前尚无关于胆碱及力量训练的公开研究，但是我们已认识到低胆碱水平无疑会限制运动表现。

以磷脂酰胆碱（简称PC）的形式存在的胆碱最易被人体吸收，而PC是人体胆碱的天然库存，也有补剂形式。PC是所有细胞膜的主要组成部分，支持细胞、组织与器官功能。补充PC有助于保持足够的胆碱储备，维持健康。

你也可以将PC与磷脂酰丝氨酸（简称PS）一起服用来促进吸收，后者是另一种重要的细胞膜构件。PS膳食补剂还能通过抑制皮质醇，一种强效异化（分解）应激激素，来帮助你改善运动表现。高强度运动会导致体内皮质醇过多，会对训练、运动表现和体质产生负面影响。研究表明，每日使用750毫克短效口服PS补剂，持续10天，可以提高高强度骑行时的运动能力和跑步成绩。对于想克服运动引起的应激效应的运动员来说，补充PS为天然的、不用药的选择。

PS与PC在脑细胞健康和记忆功能方面发挥着重要作用。脑细胞膜的通道形成需要这两种磷脂，以便营养物质进入细胞，排出毒素。美国国家精神卫生研究院的研究表明，补充PS及PC会减缓大脑退化疾病的发展速度。PS与PC均为饮食中至关重要的化合物。

大多数美国人的胆碱摄入量低。PC与PS的最佳食物来源为大豆卵磷脂和蛋黄。对蛋黄中胆固醇的担忧导致许多人停止食用蛋黄，因此，人们饮食中的胆碱含量下降。但你猜如何？数项研究表明，如果你没有心血管疾病的征兆，那么每日食用1个蛋黄并不会提高血液胆固醇水平。我向所有的客户建议每日在自己的饮食中加入1个整鸡蛋。这将胆碱的摄入提高了50%。食用整鸡蛋亦使PS的摄入量显著增加。

大多数维生素补剂内均含有胆碱，你应当确保自己每日至少按照DRIs来摄入胆碱。运动研究中PC的有效剂量为每公斤体重0.2克。这并不需要使用任何负荷法，仅是一个维持方案。在运动研究中，PS的有效剂量为每日300～800毫克，持续摄入10～15天。研究人员对PS在认知功能和记忆力，以及与生理应激相关的心理应激期支持中的作用进行了调查，建议每日服用100～300毫克的PS。

其他维生素

脂溶性维生素A、维生素D、维生素K极少被作为运动补剂推销，很可能是由于大剂量的这类维生素会产生毒性。维生素A或称视黄醇，主要是动物来源，如肝脏、鱼类、肝油、人造黄油、牛奶、黄油和鸡蛋。维生素A参与组织的生长与修复，维持正常的视力并对抗感染，还有助于保持皮肤和黏膜的健康。而超过DRIs的剂量会导致恶心、呕吐、腹泻、皮肤病和骨质疏松等严重问题。

摄入β-胡萝卜素，也称为维生素A原，是确保良好的维生素A水平并提高抗氧化剂摄入的安全方法。人体内有一个控制维生素A生产的天然调节器，仅当需要时，身体才会用β-胡萝卜素制造维生素A。β-胡萝卜素的最佳食物来源是橙色、红色、黄色、深绿色蔬菜和水果。

维生素D

与大多数人认为的相反，维生素D并不是维生素，而是类固醇激素。它在身体多个部位产生，但在其他部位发挥作用，激素就是如此。当皮肤受到日照时，身体可自行制造维生素D。在不涂防晒霜的情况下每日10～15分钟、每周数天的日照便能使身体产生足够的维生素D。如果不能外出晒太阳，在日照不足的北方气候下生活，或者经常涂防晒霜，则需要补充维生素D。由肝脏制造并在血液中测得的维生素D的形式称为骨化二醇或25羟基维生素D-2。活性维生素D类固醇激素经肾脏加工，被称为骨化三醇或25羟基维生素D-3。骨化三醇作为一种激素，调节血液中钙与磷酸盐的含量，维持骨骼健康。

作为一种类固醇激素，维生素D调节着1000多个维生素D反应性人类基因，并会影响运动表现，尤其是当运动员体内缺乏这种营养素时。数十年来的大量研究表明，当维生素D水平在夏季达到峰值时，身体与运动表现亦会达到顶峰；而冬季，类固醇激素下降时，身体与运动表现也会下降。根据多项研究，冬季时运动员体内维生素D水平往往较低。如果你是一名老年运动员，应确保自己从食物和补剂中获得足够的维生素D，因为老年人体内通常缺乏该营养素。大量研究表明，维生素D补剂可以使老年人的运动表现更好。

虽然维生素D对骨骼健康起着至关重要的作用，但新证据揭示维生素D也能降低某些对运动员重要的疾病的风险，如应力性骨折、全身性炎症、感染、肌肉功能受损等。

维生素D与体重管理之间也存在联系。维生素D有助于身体更好地吸收钙，而钙有助于燃烧脂肪。为了获取钙帮助脂肪燃烧，身体需要足够的维生素D。另外，如果体内的钙水平低，甲状旁腺激素（PTH）与维生素D会对钙短缺产生反应而分泌增加，并使身体感觉饥饿。因此，当这种不平衡发生时，身体可能以脂肪的形式储存更多热量，使体重增长。

要获得足够的维生素D，不要仅仅依靠补剂。相反，应每天至少晒太阳10～15分钟。此外，在饮食中添加富含维生素D的食物：多脂鱼及强化乳制品，并把服用维生素D补剂纳入日常生活。每个人对维生素D的吸收不同，但目前建议每日补充600～2000国际单位。

补充维生素D的8个理由

- 支持骨骼健康；
- 强化免疫；
- 与ω-3脂肪酸DHA一起服用，可提振情绪；
- 协助神经肌肉控制；
- 帮助控制体重；
- 有助于预防与衰老相关的炎症；
- 延长端粒（长寿的因素之一）；
- 减少多种慢性与退行性疾病的风险。

维生素K

维生素K的主要功能为帮助正常凝血。它也是血液、骨骼及肾脏中其他种类身体蛋白质形成所必需的营养素。然而，研究揭示了维生素K为多数人所不知的另一面：维生素K对于构建健康的骨骼至关重要，这就是现在许多钙补剂配方都加入维生素K的原因。由于缺乏维生素K，骨骼会因骨钙素（一种与骨骼变硬有关的蛋白质）水平不足而变得脆弱。在一项对女性运动员的研究中，每日摄入10毫克维生素K可减少骨分解，增加骨形成。这些改善是通过观察血液与尿液中骨钙素（骨形成的指标）以及骨分解副产物的含量来衡量的。

　　维生素K缺乏症极其罕见，除非医生建议，否则通常不需要补充。其最佳食物来源为乳制品、肉类、鸡蛋、谷物、水果和蔬菜。表7.3总结了维生素A、维生素D、维生素K的功能及其对运动表现可能的作用。

表7.3　维生素A、维生素D、维生素K

维生素A	
运动相关功能	组织（包括肌肉）的生长和修复，构建身体结构
最佳食物来源	肝脏、蛋黄、全脂牛奶、橙色和黄色蔬菜
毒副作用	胃肠不适、骨骼和部分器官损伤
成人 DRIs	女性 700 微克，孕妇 770 微克，哺乳期女性 1300 微克，男性 900 微克
成人 UL	3000 微克
维生素D	
运动相关功能	骨骼正常生长发育
最佳来源	日照、强化乳制品、鱼油
毒副作用	恶心、呕吐、软组织硬化、肾脏损伤
成人 DRIs	19～70 岁女性 15 微克，70 岁以上女性 20 微克，孕妇 15 微克，哺乳期女性 15 微克，19～70 岁男性 15 微克，70 岁以上男性 20 微克
成人 UL	100 微克或 4000 国际单位
维生素K	
运动相关功能	参与糖原形成、凝血、骨骼形成
最佳食物来源	蔬菜、牛奶、酸奶
毒副作用	过敏反应、红血细胞分解
成人 DRIs（AI）	女性 90 微克，男性 120 微克

矿物质与运动表现

食物中天然存在的矿物质对锻炼者与运动员尤为重要，因为这类矿物质与肌肉收缩、正常心律、氧气输送、神经冲动传递、免疫功能、骨骼健康相关。如果体内没有足够的矿物质，会损害健康，而这又会对运动表现产生负面影响。以下内容是各种影响运动表现的矿物质。表7.4概括了主要矿物质及微量矿物质的功能。

表 7.4　主要矿物质与微量矿物质 *

主要矿物质	
钙	
运动相关功能	身体结构的组成部分，在肌肉生长、肌肉收缩、神经传导中发挥作用
最佳食物来源	乳制品、绿叶蔬菜
毒副作用	部分组织过度钙化、便秘、矿物质吸收问题
成人 DRIs	19～50岁女性1000毫克，51～70岁以上女性1200毫克，孕妇1000毫克，哺乳期女性1000毫克，19～50岁男性1000毫克，51～70岁以上男性1200毫克
成人 UL	2500毫克
磷	
运动相关功能	碳水化合物、蛋白质和脂肪代谢，细胞生长、修复与维持，能量生产，刺激肌肉收缩
最佳食物来源	肉类、鱼类、家禽、鸡蛋、全谷物、种子、坚果
毒副作用	尚未发现
成人 DRIs	700毫克
成人 UL	19～70岁女性及男性4000毫克，70岁以上女性及男性3000毫克
钾	
运动相关功能	维持细胞壁两侧正常的液体平衡，正常生长，刺激神经冲动以促进肌肉收缩，葡萄糖转化为糖原，从氨基酸合成肌蛋白
最佳食物来源	土豆、香蕉、水果和蔬菜
毒副作用	心律不齐
成人 DRIs	尚无DRIs，但久坐少动的成人至少1600毫克，活跃的成人3500毫克

主要矿物质	
钠	
运动相关功能	维持细胞壁两侧正常的液体平衡，肌肉收缩和神经传导，保持其他血液矿物质的可溶性
最佳食物来源	几乎所有食物均含有
毒副作用	水肿、高血压
成人 DRIs	尚无 DRIs，建议最小安全摄入量为每日 500 毫克
氯化物	
运动相关功能	有助于调节液体流入与流出细胞膜的压力
最佳食物来源	调味盐（氯化钠）、昆布、黑麦粉
毒副作用	尚未发现
成人 DRIs	尚无 DRIs，推荐最小安全摄入量为每日 500 毫克
镁	
运动相关功能	碳水化合物与蛋白质代谢，协助神经肌肉收缩
最佳食物来源	绿色蔬菜、豆类、全谷物、海鲜
毒副作用	过量有毒性
成人 DRIs	19～30 岁女性 310 毫克，31 岁以上女性 320 毫克，19～30 岁孕妇 350 毫克，31 岁以上孕妇 360 毫克，19～30 岁哺乳期女性 310 毫克，31 岁以上哺乳期女性 320 毫克，19～30 岁男性 400 毫克，31 岁以上男性 420 毫克
成人 UL	单从补剂摄入 350 毫克
微量矿物质	
铁	
运动相关功能	将氧气输送至细胞产生能量，载氧红细胞形成
最佳食物来源	肝脏、牡蛎、瘦肉、绿叶蔬菜
毒副作用	过量有毒性
成人 DRIs	19～50 岁女性 18 毫克，51 岁以上女性 8 毫克，孕妇 27 毫克，哺乳期女性 9 毫克，男性 8 毫克
成人 UL	45 毫克
碘	
运动相关功能	能量生产，生长发育，新陈代谢

微量矿物质	
最佳食物来源	碘盐、海鲜、蘑菇
毒副作用	甲状腺肿大
成人 DRIs	150 微克
成人 UL	1000 微克

铬	
运动相关功能	血糖正常，脂肪代谢
最佳食物来源	玉米油、啤酒酵母、全谷物、肉类
毒副作用	肝脏及肾脏损伤
成人 DRIs	19～50 岁女性 25 微克，51 以上女性 20 微克，孕妇 30 微克，哺乳期女性 45 微克，19～50 岁男性 35 微克，51 岁以上男性 30 微克

氟化物	
运动相关功能	尚未发现
最佳来源	氟化供水
毒副作用	大量有毒性，可致斑釉
成人 DRIs	女性 3 毫克，男性 4 毫克
成人 UL	10 毫克

钼	
运动相关功能	参与脂肪代谢
最佳食物来源	牛奶、豆类、面包、麦片
毒副作用	腹泻、贫血、低生长率
成人 DRIs	45 微克
成人 UL	2000 微克

硼	
运动相关功能	尚无明确的人体生物功能
最佳食物来源	水果饮料、水果制品、土豆、豆类、牛奶、牛油果、花生酱、花生
成人 DRIs	尚未设立

钒	
运动相关功能	尚无明确的人体生物功能
最佳来源	蘑菇、贝类、黑胡椒、欧芹、莳萝籽

微量矿物质	
毒副作用	大量有剧毒，可致过度疲劳
成人 DRIs	尚未设立

* 其他影响运动表现的重要矿物质包括锌和硒，二者在表 7.1 中。

电解质

人体的组织既包含细胞内的液体（细胞内液），也包含在细胞间的液体（细胞外液）。溶解在这两种液体中的电解质为带电矿物质或离子。电解质协同作用，调节细胞膜两侧的水平衡。电解质还通过促进信息在神经细胞膜上的传递，帮助肌肉收缩。电解质平衡对达到最佳运动表现及整体健康至关重要。钠和钾为两种主要的电解质。钠调节细胞外液体的平衡，而钾调节细胞内液体的平衡。

钠主要从盐和加工食品中获得。平均而言，美国人每日摄入 2～3 茶匙（12～18 克）盐，这对维持健康来说已过量。健康的钠摄入目标为每日 500 毫克（最低需求）至 2400 毫克，或者每天不超过 1/4 茶匙（1.6 克）的食盐。

虽然运动过程中出汗会流失一部分钠，但不必因此而摄入补剂。通常饮食中已含足够的钠，来补充流失的量。此外，人体自身保存钠的能力很强。

但是，在超耐力项目中，如持续 4 小时以上的铁人三项，会出现严重的钠缺乏。每 10～20 分钟饮用 1/2～3/4 杯（120～180 毫升）运动饮料，并在饮食中加入咸味食物，足以满足耐力运动员对钠的需求。因此，在持续 3 小时以上的耐力项目中，你需要饮用每 240 毫升含 200～300 毫克钠的运动饮料。在耐力运动后的恢复期，为恢复液体平衡，也需要含钠饮料，因为钠会让水进入细胞。

然而，喝太多白水会导致钠与其他电解质被过度稀释（水中毒），这种不平衡会对运动表现产生负面影响。

钾在细胞内起调节液体平衡的作用，它还参与维持正常心跳、帮助肌肉收缩、调节血压，并将营养素输送至细胞。

与钠不同，钾并不能被身体很好地保存，所以应食用大量富含钾的食物，如香蕉、橙和土豆。人体每日需要1600～2000毫克钾，这一需求量极易从水果和蔬菜丰富的饮食中获得。

为练线条，部分竞技健美运动员会使用利尿剂，一种增加尿液形成与排泄的药物。这一做法十分危险，因为利尿剂能使钾和其他电解质排出体外，进而可能会发生危及生命的电解质失衡，已有一些职业健美运动员在比赛中因滥用利尿剂死亡。我认为出于竞技目的使用利尿剂并不合理，不值得因此承受潜在伤害。

苏打负荷法与磷酸盐负荷法

多年来，力量训练者及其他运动员一直坚信通过运用苏打负荷法，可受益于碳酸氢钠（俗称小苏打）的碱性作用。苏打负荷法的根据是碳酸氢钠能中和血液中的乳酸。乳酸堆积会使肌肉产生灼烧感，最终导致疲劳，而苏打负荷法能消除这些身体反应。

苏打负荷法会影响饮食的碱度，而碱度更高的饮食有利于身体修复、细胞恢复及生长。研究还发现，碱性饮食对健康有一些益处，包括保护老年男性、女性和年轻病人的肌肉；纠正生长激素分泌，改善骨骼健康；降低心血管危险因素；改善身体结构、记忆力及认知能力；减轻慢性腰痛。提高碱度的食物有蔬菜、水果、豆类和多数植物性食品。

话归苏打负荷法，最近有很多与此相关的研究。我将提供一个十分简短的数据摘要，来帮助你判断苏打负荷法是否有用。

在一项研究中，赛艇运动员事先补充碳酸氢钠，并通过功率自行车测试模拟2000米赛艇比赛。结果显示，碳酸氢钠对乳酸堆积有缓冲作用，但未观察到比赛表现的进步。

尝试苏打负荷法（按0.3克每公斤体重的标准在水中加入碳酸氢钠）的橄榄球运动员在比赛中及赛后会感到胃肠不适，这妨碍了选手们的体能表现。（澳大利亚一项在2011年进行的研究发现，高碳水化合物餐食配合苏打负荷法，可把胃不适降至最轻。)

一项对小轮车越野精英运动员的研究发现，补充标准剂量的碳酸氢钠对运动表现没有影响，尽管它确实减少了乳酸堆积。

2011年发表于《体育运动医学科学》（*Medicine & Science in Sports & Exercise*）上的一项研究发现，补充 β-丙氨酸和碳酸氢钠的自行车运动员的运动表现得到了显著改善。

关于苏打负荷法的研究尚无定论。如果想实验一下这是否对你有用（可能有用，因为个体反应不同），可以在训练而不是比赛时试试。

尽管苏打负荷法与磷酸盐负荷法都依赖盐，但二者作用完全不同。长期以来，运动员们一直在实验磷酸盐负荷法，把它作为一种提高运动表现的途径。磷酸盐是一种磷形成的盐，磷是人体第二丰富的矿物质。磷酸盐补剂通常在赛前几天每日以大剂量服用几次。部分迹象显示，磷酸盐负荷法增加了血液中的氧气供应，并使更多的葡萄糖供应工作肌肉，这两种现象对于竞技运动员有利。一项研究发现，补充磷酸盐可以提高运动员摄氧量和功率自行车的运动表现。此外，磷酸盐负荷法可以改善某些呼吸和循环因素，使磷酸盐对耐力运动员发挥作用。推荐的磷酸盐剂量一般为每日4克。但我得预先警示：磷酸盐负荷法可导致呕吐，扰乱体内电解质平衡，并引起其他不良反应。

一些天然减重补剂中也添加有磷酸盐成分，因为磷酸盐可在严格节食期间保持甲状腺激素水平，防止新陈代谢下降。波兰的一项研究发现，在每日摄入1000千卡热量的女性中，补充磷酸盐甚至会增加RMR，这表明磷酸盐具有燃烧脂肪的效果。然而，这一领域还需要更多研究。

其他重要矿物质

饮食中其他几种矿物质的含量可能较低，如果你是一名竞技选手且时常遵循限制性减脂饮食，这种情况尤甚。

钙

人体99%的钙储存于骨骼和牙齿中，余下1%在血液和软组织中。钙负责构建健康的骨骼、传递神经冲动、帮助肌肉收缩，以及将营养素输入/输出细胞。运动有助于让身体更好地吸收钙。同时，高强度耐力运动会导致身体将钙排出。

饮食中钙的主要来源为牛奶和其他乳制品。然而，几乎每一位曾咨询过我的力量训练者和健美运动员在赛前节食期间都像躲避瘟疫一样避开乳制品。他们觉得这些食物的钠含量高，但我认为这是无稽之谈。1杯（240毫升）脱脂牛奶含有126毫克钠和302毫克钙。在力量训练者和健美运动员饮食中流行的蛋清，2个含钠212毫克、钙12毫克。所以钠并不是问题，况且没有比脱脂牛奶更好的低脂钙来源。

那么，是否有必要在赛前避开牛奶和乳制品？完全不用。正如我之前指出的，尤其牛奶含有两种蛋白质（乳清和酪蛋白），它们与肌肉的增长，以及脂肪的燃烧、恢复有关。（有关这类重要的牛奶蛋白质及其摄入的更多信息，请参见第2章。）

然而，还有更多与牛奶和乳制品中的钙有关的信息值得关注。多项研究表明，钙可帮你管理体重。如何实现？钙能帮助身体分解脂肪。脂肪细胞中所含的钙越多，燃烧的脂肪就越多。

在一项传播广泛的研究中，32名肥胖成年人被随机分配下列为期24周的饮食计划：①每日含400～500毫克钙的标准饮食加服用安慰剂；②每日补充800毫克钙的标准饮食；③每日膳食中含3份乳制品，提供1200～1300毫克钙，同时服用安慰剂。每种饮食计划每日减少500千卡的热量。实验结束时，标准饮食组平均减重6.6公斤，补钙饮食组平均减重8.6公斤，而高乳制品饮食组平均减重约11公斤。躯干部位减掉的脂肪在标准饮食组脂肪减少总量中的比例为19%，在补钙饮食组为50%，而在高乳制品饮食组为66.2%。

总之，膳食钙摄入能明显提升遵循减少热量饮食方案的肥胖被试者的减重和减脂效果。有趣的是，更高的钙摄入量增加了躯干部位减少脂肪的占比。最后，以乳制品形式摄入钙比服用钙补剂更有效。然而，我必须在这里补充一点，尽管最后一项发现意义重大，但应谨慎解释，因为该项研究由美国国家乳制品委员会资助。

目前，其他食物如绿叶蔬菜中的钙是否也能产生同样的效果尚不为人知。需要进行更多研究来确定这类食物是否具有类似的益处。关键信息是，如果想减轻体重，不要放弃食用乳制品，切记选择低脂产品。

总的来说，乳制品中的钙对维持健康必不可少。食用大量高钙食物，能为身体提供维持健康血钙浓度所需的钙。如果饮食中的钙不足，身体会从骨骼中吸收钙来维持血钙浓度。随着越来越多的钙被转移，骨骼会变得脆弱，容易断裂。最易受影响的骨骼部位是脊柱、髋骨和腕骨。骨骼钙流失会导致骨质疏松症。在患有女性运动员三联征（饮食紊乱、月经不调和骨质疏松）的女性中，低钙摄入量十分常见。

女性运动员，尤其是控制体重的项目，经常面临骨钙流失的风险。1990年，我在北卡罗来纳州罗利举行的美国国家体格委员会（NPC）全美锦标赛上进行了一项研究。在研究中，女性健美运动员记录自己的饮食，称重与测量体脂，并回答关于训练、营养及健康的问题。这些女性在赛前至少3个月未吃过或喝过任何乳制品，更有甚者，她们中的大多数人从未食用过乳制品。所有女性也未服用钙补剂。

在这些女性中，81%的人表示自己在赛前至少已停经2个月。训练带来的身体应激、竞争带来的心理应激、低热量饮食、体脂减少都会导致体内雌激素的分泌减少。如同更年期女性一般，如果体内没有足够的雌激素便会闭经。更糟的是，当雌激素水平低时，骨骼中是不能储存钙的。当然，这些女性体脂很低，她们的平均体脂率为9%。极低体脂是骨钙流失的另一危险因素。

如果你的饮食习惯反映出这些问题，那么你必须通过食用高钙食物，即脱脂牛奶和乳制品来补钙。如果因为某些原因不能或不愿意喝牛奶，可以试试脱脂酸奶。后者钙含量与牛奶一样高，并且通常不会引起部分人士因牛奶遇到的肠道问题。如果饮食中不含牛奶，也可以从其他来源摄入钙。表7.5列出了这些来源。

表 7.5　无奶饮食的钙替代来源

食物	分量	钙含量（毫克）	热量（千卡）
熟冻宽叶羽衣甘蓝*	1/2 杯（95 克）	179	31
豆浆（钙强化）	1 杯（240 毫升）	150	79
鲭鱼罐头	56 克	137	88
熟蒲公英叶*	1/2 杯（53 克）	74	17
熟冻芜菁叶*	1/2 杯（72 克）	125	25
熟冻芥菜叶*	1/2 杯（75 克）	76	14
熟冻羽衣甘蓝*	1/2 杯（65 克）	90	20
玉米饼	2 块	80	95
黑带糖蜜	1 汤匙（21 克）	176	48
橙	1 个，大	74	87
带骨无水红鲑鱼罐头	60 克	136	87
带骨无水沙丁鱼罐头	2 个，中	92	50
素食波士顿焗豆（菜豆或豌豆）罐头	1/2 杯（127 克）	64	118
腌鲱鱼	60 克	44	149
熟大豆	1/2 杯（90 克）	88	149
熟花椰菜	1/2 杯（78 克）	36	22
捣碎的熟芜菁甘蓝（瑞典芜菁、黄芜菁）	1/2 杯（120 克）	58	47
熟洋蓟	1 个，中	54	60
熟白豆	1/2 杯（90 克）	81	124
完整去皮扁桃仁	1/4 杯（36 克）	94	222
豆腐	60 克	60	44

* 熟冷冻蔬菜比熟新鲜蔬菜含钙高。如果食用熟新鲜蔬菜，需要将分量加倍来获取同样的钙含量。

　　部分人患有乳糖不耐受症，不能消化牛奶。这类人体内缺乏足够的乳糖酶，而乳糖酶是消化乳糖的必需酶。乳糖是牛奶中的一种糖分，有助于身体从肠道吸收钙。如果患有乳糖不耐受症，尝试使用酶替代品，如 Lactaid 牌乳糖酶。这类产品能替代身体所缺少的乳糖酶，并消化乳糖。另一种选择为 Lactaid 牌牛奶，大多数超市有售，是经乳糖酶预处理的牛奶。

也可以服用钙补剂，尤其是由于3/4的美国人缺钙。最具生物利用度的钙补剂来源是柠檬酸钙。钙补剂最好与镁、硼等所有其他形成骨骼的矿物质和维生素D一同摄入。

从食物和补剂中摄入钙的DRIs为：19～50岁的女性1000毫克，51岁以上的女性1200毫克，孕妇1000毫克，哺乳期女性1000毫克，19～50岁的男性1000毫克，51岁以上的男性1200毫克。美国国立卫生研究院（NIH）建议未达到DRIs的人（包括患有女性运动员三联征的人）应该补充钙与维生素D（帮助钙吸收）。如果饮食中含有钙，勿再从补剂摄入全部1200毫克或1000毫克的钙。饮食中钙过量会导致部分人患肾结石。

对于绝经后女性骨质疏松症的预防和治疗，许多医生建议每日摄入钙1500毫克。表7.6说明了如何从食物中获取每日所需的钙。

给女性一个忠告：如果月经不规律、无周期，或在赛前闭经，你应该找一位优秀的运动医学科医生或者熟悉你的运动项目的妇科医生就诊。低龄雌激素分泌减少会对骨骼健康产生重要影响，很可能导致你在很年轻时就形成骨质疏松症。

请关爱自己外在的同时也照顾好自己的内在。在饮食中添加一些乳制品，能助你保持骨骼健康，让你在未来多年都能挺直站立。

表 7.6　从食物中获取每日所需的钙

食物	分量	钙含量（毫克）	热量（千卡）
钙强化橙汁	1 杯（240 毫升）	300	112
脱脂牛奶	1 杯（240 毫升）	301	86
豆腐	120 克	120	88
低脂果味酸奶	230 克	372	250
部分脱脂马苏里拉奶酪	30 克	229	73
熟芜菁叶碎	1 杯（72 克）	250	60
总计		1572	669

铁

铁的主要作用是与蛋白质结合生成血红蛋白，一种赋予红细胞颜色的特殊蛋白质。血红蛋白将血液中的氧气从肺运送至身体组织。铁也是形成肌红蛋白所必需的元素，后者仅存在于肌肉组织中。肌红蛋白将氧气输送至肌细胞，用于使肌肉收缩的化学反应。

力量训练者或健美运动员不断地撕裂和重建肌肉组织。这一过程需要额外的铁，而铁是一种对人类健康极其重要的矿物质。此外，有氧运动或涉及踏脚的运动（如慢跑、有氧舞蹈和踏板操）似乎都会增加铁流失。每周运动 3 小时以上、在过去两年内怀孕或每日摄入热量少于2200千卡的女性也面临缺铁的风险。

缺铁会损害肌肉功能。缺铁还可导致缺铁性贫血，这是铁流失的最后阶段，其特征为血红蛋白浓度低于正常水平。运动训练确实会消耗铁储备，原因有很多，包括生理应激和肌肉损伤。导致缺铁及缺铁性贫血的另一个原因是铁摄入量不足。对女性运动员饮食的研究表明，她们每日的铁摄入量约为12毫克，而她们实际需要摄入甚至超过每日需求量（18毫克）的铁来补充训练导致的铁流失。缺铁的其他可能原因是胃肠道、出汗和经期流失了铁元素。

部分人可能缺铁而并不贫血。这种现象的特征是血红蛋白正常，但铁蛋白水平降低，而铁蛋白是体内一种铁的储备形式。当铁供应不足时，身体组织就会缺氧。这会让人易疲劳而恢复更慢。康奈尔大学的几项研究表明，当无训练经验的缺铁女性在训练期间服用铁补剂时，她们的氧气利用和耐力表现会得到更大程度的改善。这表明铁对运动表现至关重要。然而，如果体内血红蛋白及铁含量水平正常，服用铁补剂并不会改善运动表现。

膳食铁的最佳来源是肝脏、其他动物内脏、瘦肉和牡蛎。绿叶蔬菜中也含有铁，尽管植物来源的铁不如动物蛋白中的铁好吸收。

力量训练者和其他训练频繁的人倾向于避开富含铁的肉类，因为这些肉的脂肪含量高，但是可以在不添加大量牛肉或动物脂肪的情况下增加饮食中铁的含量。如果完全不吃肉，你必须注意确保自己摄入所需的铁。以下是一些建议：

- 食用富含铁的水果、蔬菜和谷物。从这类食物中获得的铁不如动物性食品的多，但是植物性食品的脂肪含量更低。宽叶羽衣甘蓝和羽衣甘蓝等绿叶蔬菜、葡萄干和杏干等果干、添加铁和铁强化的面包及麦片均为铁的优质植物来源。

- 维生素C可提高铁的吸收率，将含铁量高的食物与丰富的维生素C来源结合摄入，能增强铁的吸收。例如，早餐饮用一些橙汁，配上铁强化麦片粥及葡萄干；或者在羽衣甘蓝或宽叶羽衣甘蓝上洒一点柠檬汁。

- 避免在一餐中同时食用高纤维食物和含铁量高的食物。纤维会抑制铁及许多其他矿物质的吸收。切勿在吃高铁食物时饮茶和服用抗酸药，它们也会抑制铁的吸收。

- 在饮食中尽量保留或添加一些肉类。瘦红肉、深色鸡肉和火鸡肉的铁含量最高。每周食用90～120克的肉3次，会切实提高体内铁的水平。如果将肉类和含铁蔬菜结合食用，身体能从蔬菜中吸收更多的铁。

- 你可能需要服用铁补剂。男性8毫克，19～50岁女性18毫克，或者按照100% DRIs，会有极大的帮助。不过，切勿大剂量摄入。一次服用的铁补剂越多，身体能吸收的铁就越少。此外，过量的铁会导致血色素沉积症，这种疾病会引起铁元素在主要器官中堆积，最终导致肝功能恶化。

由于女性比男性更容易缺铁，美国奥林匹克委员会（简称USOC）建议女性运动员应定期进行血液检测，以检查血红蛋白状况。如果认为自己可能缺铁，可以向你的医生或运动营养专业的注册营养师进行咨询。用大剂量的铁进行自我治疗可引发严重问题，且存在潜在的危险。

锌

锌是一种抗氧化矿物质，对数百个生理过程都十分重要，包括保持正常的味觉和嗅觉、调节生长、促进伤口愈合。

我的研究表明，女性健美运动员的饮食中会尤其缺乏锌。锌对于训练者来说是一种重要矿物质。运动时，锌有助于清除血液中堆积的乳酸。此外，在高强度训练期间补充锌（每日25毫克）已被证明可以保护免疫力。

关于补锌与运动表现的研究还不多。不过，有趣的是，一项研究显示，如果耐力运动员遵循高碳水化合物、低蛋白质和低脂肪饮食，会让身体缺锌，导致体重减轻过多、更疲劳、耐力不佳。

然而，锌过多也会有害。过量的锌会导致有益胆固醇（HDL）水平降低，因此增加患心血管疾病的风险。此外，长期锌过量将造成矿物质失衡，并会对参与钙代谢的两种物质降钙素和骨钙素产生不良影响。降钙素是一种激素，通过从软组织中吸收钙来提高骨骼中的钙含量；骨钙素是一种帮助骨骼变硬的关键非胶原蛋白。

食用富含锌的食物，身体能获取适量的锌，即女性每日8毫克、男性每日11毫克。锌的最佳来源为肉类、鸡蛋、海鲜（尤其是牡蛎）及全谷物。如果限制肉类的摄入，那么每日服用复合维生素将有助于填补营养空缺。

镁

镁是一种矿物质，负责人体内400多种代谢反应，被吹捧为运动补剂。一项研究暗示了镁与肌肉力量之间的联系。试验组的男性每日摄入500毫克镁，比DRIs的400毫克有所增加；对照组每日服用250毫克镁，明显低于DRIs。两组被试者进行为期8周的负重训练后，研究人员测量他们的腿部力量发现，补充镁的男性，其腿部力量变得更强，而对照组的男性则保持不变。但许多研究人员仍不认为镁可增强力量。他们警告说，研究前被试者体内的镁含量未知。这很重要，因为补充任何身体缺乏的营养素都可能为运动能力及健康带来积极的改变。基本上，目前关于镁补剂的主流科学看法是它不影响有氧能力和肌肉力量。

镁能促进钙的吸收，有助于神经与肌肉功能，包括调节心跳。关于镁的DRIs，19～30岁男性为400毫克，31岁及以上男性为420毫克；19～30岁女性为310毫克，31岁及以上女性为320毫克。

锌镁补剂

锌镁补剂（简称ZMA）常被作为一种增肌补剂，广泛推销给力量运动员和健美运动员。虽然一项小型研究调查了含锌、镁及维生素B_6的补剂对大学生橄榄球运动员肌肉力量与机能的影响，并得到积极的结果，但目前更多的研究证明并非如此。

在贝勒大学进行的一项研究中，42名进行力量训练的男性在晚上睡觉前分别使用ZMA或安慰剂，为期8周。研究人员每隔一段时间测试被试者的肌肉耐力、力量、合成代谢激素和分解代谢激素的水平，以及身体成分。结果表明，训练期间摄入ZMA并未使这些变量增加。由此看来，ZMA并非有效的增肌产品。

服用泻药与利尿剂会破坏镁平衡。如果使用这类产品来控制体重，请注意可能会损害健康，并有因体液与电解质失衡导致神经系统并发症的风险。

镁的最佳食物来源为坚果、豆类、全谷物、深绿色蔬菜和海鲜。饮食中应含有大量这类食物。如果没有，也可以通过每日摄入配方中含镁达到100% DRIs的复合维生素来弥补不足。

硼

硼是一种微量矿物质，近年来备受关注，因为硼被声称可通过升高体内睾酮水平来增加肌肉量。但问题是这一理论基于的研究是以老年女性而非运动员为对象的。我认为补充硼没有任何实际意义，因为可以从水果和蔬菜获得足够的硼。

钒

钒是一种存在于蔬菜和鱼类中的微量矿物质，硫酸氧钒为其商业衍生物。人体所需的钒极少，超过90%的钒会随尿液排出体外。但高剂量的钒有剧毒，会导致过度疲劳。据医学界所知，从未有人被诊断出缺钒。

作为一种补剂，硫酸氧钒能让葡萄糖和氨基酸更快进入肌肉并升高胰岛素水平来促进生长，被认为有构建组织的作用，但相关证据仅在大鼠身上发现。尽管如此，硫酸氧钒仍被大力营销成力量训练者和运动员的组织构建补剂。

硫酸氧钒的效果是否真如制造商声称的那般神奇？新西兰的一个研究团队

提出了这一问题。在一项为期12周的研究中，40名力量训练者（30名男性和10名女性）服用安慰剂或与其体重匹配（每公斤体重摄入0.5毫克）的硫酸氧钒。为评估力量，在实验过程中力量训练者们以1次重复最大重量和10次重复最大重量做卧推和坐姿腿屈伸。

研究结果表明，摄入硫酸氧钒不会增长去脂体重。被试者的力量训练表现略有改善，但十分短暂，在研究结束的第一个月后即逐渐减弱。约20%的被试者在训练中或训练后感到极度疲劳。

部分研究暗示，硫酸氧钒补剂可能有助于治疗2型糖尿病，但结果并不一致。在我看来，没有理由补充硫酸氧钒。你可以从本书其他部分讨论的营养方法中获得商家声称的它具有的益处。

硒

硒是一种抗氧化矿物质，能与维生素E协同对抗有害自由基。硒对健康的免疫系统至关重要，不仅能增强身体对细菌病毒的抵抗力，还可以降低患某些癌症的风险，尤其是前列腺癌、结肠癌和肺癌。在运动表现方面，有研究表明，硒可以减缓长时间有氧运动后的脂质过氧化，但对于补充硒的人来说，这种效果并不能增强他们的耐力。

硒天然存在于鱼类、肉类、小麦胚芽、坚果（尤其是巴西坚果）、鸡蛋、燕麦粥、全麦面包和糙米中。大多数人必须食用富含硒的食物来确保获得足够的硒。也可以摄入补剂，但务必小心一些。毕竟硒的DRIs 55微克与UL 400微克之间的差距极小。

食物优先

始终以食物为先。食物是身体维生素与矿物质的最佳来源。请花点时间做一个健康、均衡的饮食安排，其中包含大量水果、蔬菜、谷物、豆类、瘦肉和脱脂乳制品，并使用本书第10章的饮食计划指南。除了投身训练，含平衡的蛋白质、正确种类的碳水化合物与脂肪的饮食，是塑造更好身材的最佳途径。

第 8 章
增肌补剂

你刻苦训练，增长坚实的肌肉。不过你依然想要知道：除了高强度训练和健康饮食之外，是否还有其他方法能提高增肌速度，使人用较少的努力获得增肌的优势？

训练者固然可以运用多种方法来增加去脂肌肉，然而不是所有这些方法都安全合法。合成类固醇虽然被批准用于医疗用途，并且只能通过处方获得，却也是运动员中滥用最严重的药物之一。合成意味着"增长"，合成类固醇往往会使身体以某种方式生长。它确有增肌的效果，但也十分危险。曾经主要是精英运动员滥用的合成类固醇，现已蔓延到业余及青少年运动员中，这成为一个全国性健康问题。由美国国家药物滥用研究所资助的"2010年监测未来"研究显示，在接受调查前一年，0.5%的8年级学生、1.0%的10年级学生及1.5%的12年级学生至少使用过一次合成类固醇。表8.1列出了同这类药物相关的一些危害。

与滥用合成类固醇有关的一个趋势，是使用雄烯二酮和雄烯二醇，睾酮的前体或激素原。睾酮是一种雄性激素，负责使肌肉增长，刺激性欲。从法律上看，雄烯二酮是与合成类固醇属于同类的管制药品，存在副作用，包括痤疮、遗传易感人群的脱发、乳腺组织异常发育（男子女性型乳房）、不良的血液胆固醇指标（可导致患心脏病的风险增加），以及降低睾酮产生。摄入这类化合物也将导致药检结果呈阳性。

表 8.1　合成类固醇对健康的危害

肝脏疾病	女性男性化
高血压	肌肉痉挛
LDL 胆固醇升高	头痛
HDL 胆固醇降低	神经紧张
体液滞留	恶心
免疫抑制	皮疹
睾酮减少	易怒
睾丸萎缩	情绪波动
痤疮	增强或抑制性欲
男子女性型乳房	攻击性
精子数量减少	药物依赖

　　除了使用类固醇及激素原，运动员还使用其他类型的药物，包括兴奋剂、止痛药、利尿剂和可掩盖尿液中某些药物迹象的药物。部分运动员也会使用合成生长激素（简称 GH），因为他们认为它能增加力量和肌肉量。然而，生长激素会产生多种严重副作用，包括渐进式身体组织过度生长、冠心病、糖尿病和关节炎。生长激素为国际奥委会（简称 IOC）禁止的 100 多种药物之一。完整的禁用物质清单见表 8.2。请注意，这类物质都没有营养，它们是药物而非食物。

　　我建议不要服用危害健康的药物，可选择一些天然的辅助工具以加快肌肉增长，为训练带来额外优势，保持身体健康与平衡。

表 8.2 国际奥委会颁布的禁用药物

兴奋剂

安咪奈丁、安非拉酮、阿米苯唑、苯丙胺、班布特罗、布罗曼坦、卡非多、去甲伪麻黄碱、可卡因、克罗丙胺、克罗乙胺、麻黄碱、香草二乙胺、乙非他明、依替福林、芬坎法明、芬乙茶碱、芬氟拉明、福莫特罗、辛胺醇、美芬雷司、美芬丁胺、美索卡、甲基苯丙胺、甲氧那明、亚甲二氧基苯丙胺、甲基麻黄碱、哌甲酯、尼可刹米、去乙芬氟拉明、羟苯丙胺、匹莫林、戊四氮、苯甲曲秦、芬特明、去氧肾上腺素、苯丙醇胺、甲羟苯丙胺、二苯吡甲醇、普罗林坦、丙己君、伪麻黄碱、瑞普特罗、沙丁胺醇、沙美特罗、司来吉兰、士的宁、特布他林

麻醉剂

丁丙诺啡、右吗拉胺、二醋吗啡（海洛因）、氢可酮、美沙酮、吗啡、喷他佐辛、哌替啶

蛋白同化剂

雄烯二醇、雄烯二酮、班布特罗、勃地酮、克仑特罗、氯司替勃、达那唑、去氢氯甲睾酮、普拉睾酮（DHEA）、双氢睾酮、屈他雄酮、非诺特罗、氟甲睾酮、甲酰勃龙、福莫特罗、孕三烯酮、美睾酮、美雄酮、美雄醇、甲睾酮、米勃酮、诺龙、19-去甲雄烯二醇、19-去甲雄烯二醇、诺乙雄龙、氧雄龙、羟甲睾酮、羟甲烯龙、瑞普特罗、沙丁胺醇、沙美特罗、司坦唑醇、特布他林、睾酮、群勃龙

利尿剂

乙酰唑胺、卞氟噻嗪、布美他尼、坎利酮、氯噻酮、依他尼酸、呋塞米、氢氯噻嗪、吲达帕胺、甘露醇（静脉注射）、汞撒利、螺内酯、氨苯蝶啶

掩蔽剂

布罗曼坦、利尿剂（见前组）、表睾酮、丙磺舒

肽类激素、肽类激素模拟物及类似物

促肾上腺皮质激素、促红细胞生成素、人绒毛膜促性腺激素[*]、生长激素、胰岛素、胰岛素样生长因子1、促黄体生成素[*]、氯米芬[*]、环芬尼[*]、他莫昔芬[*]

β-阻断剂

醋丁洛尔、阿普洛尔、阿替洛尔、倍他洛尔、比索洛尔、布诺洛尔、卡替洛尔、塞利洛尔、艾司洛尔、拉贝洛尔、左布诺洛尔、美替洛尔、美托洛尔、纳多洛尔、氧烯洛尔、吲哚洛尔、普萘洛尔、索他洛尔、噻吗洛尔

[*] 仅男性禁用。

运动补剂：厘清困惑

训练者和运动员平均每年在运动补剂上花费32亿美元，这一数字每年都在

增长。市面上有这么多补剂，如何才能知道哪一种对你有用、哪一种有害、哪一种只是让人白白花钱？

许多补剂产品真正的危害与营养并非基于它的作用，而是它没有的作用，以及它对其他支持途径的阻碍，我称之为苦杏仁苷效应。

苦杏仁苷主要来自杏仁和扁桃仁。在20世纪20年代，一种理论提出，苦杏仁苷能够杀死癌细胞。到了20世纪六七十年代，这种物质成为被非医学从业者推广的一种流行的癌症疗法。由于这并非是获批准的疗法，寻求治疗的患者不得不前往墨西哥接受治疗。到1982年，医学已证实苦杏仁苷对癌症无效。

而在多数情况下，曾寻求（和仍在寻求）苦杏仁苷疗法的患者为此推迟标准治疗并花费巨额资金，这样并未产生有益的结果，但治疗通常也未对患者造成伤害。然而，推迟或放弃更可靠的疗法，却使患者失去了治疗时间，病情恶化。在一些情况下，苦杏仁苷疗法有害甚至致命。

许多补剂亦是如此。为走捷径，运动员及训练者在无效的补剂上花费时间和金钱，推迟运用已被证实有效的方法——丰富的营养和高强度训练——来达到目标。更糟糕的是，部分补剂对人体有害，有时也会致命，尽管罕见。

为帮助读者厘清关于补剂的困惑，我根据苦杏仁苷效应的概念发展出一个关于力量训练补剂及草药补剂的评级系统：

- **符合营销宣传**　该补剂与其营销宣传一致。
- **可能符合营销宣传**　尽管该补剂的现有数据看起来符合营销宣传，但尚无足够的研究予以支持。
- **不符合营销宣传**　关于该补剂存在大量负面数据。
- **存在潜在危害**　该补剂不符合营销宣传且有潜在危害。

此处，依据我所提供的评级系统进行分类并对市面上的各类运动补剂做一个综述。读者可以使用本章末尾的表8.4快速查阅本章中讨论的补剂的评级。请记住，它并非市面上所有补剂的详尽清单，而只是着重于增长肌肉、发展力量及爆发力的补剂。

符合营销宣传

这一类产品有大量研究支持其营销宣传。在适当的环境下，这些产品有效。当我说补剂符合其营销宣传时，并不意味着我建议使用这类补剂，仅是告诉消费者产品标签上声称的功效已经研究证实。选择使用或不使用补剂，应该根据自己的训练目标、生活方式和对所有支持力量与爆发力增强的因素的考量。如果你的饮食、训练及休息没有走上正轨，那么补剂不会对你有帮助。

咖啡因

咖啡因是一种存在于咖啡、茶、汽水和非处方药制剂中的药品，根据身体对咖啡因的敏感性，它可以起到多种不同的效果。摄入者可能会感到警觉并清醒，或者感到紧张不安、心跳加速，或者频繁如厕（大量的咖啡因具有利尿作用）。

咖啡因会残留在体内，因此随着时间推移，即使少量摄入也会在体内累积。咖啡因的半衰期为4~6小时，这意味着身体需要这么长的时间来代谢一半的摄入量。由于存在半衰期，这一物质可能不会达到你预期的目标。如果在白天少量多次饮用含咖啡因的饮料，咖啡因便会累积，最终达到身体无法承受的量。咖啡因会增加焦虑或不安，进而降低身体的功能。其他副作用还包括胃部不适、易怒和腹泻。

咖啡因还会抑制对硫胺素（一种对碳水化合物代谢十分重要的维生素）和几种矿物质（包括钙和铁）的吸收。经常摄入咖啡因（每日饮用4杯或更多咖啡，或摄入330毫克咖啡因），并且饮食中钙摄入量不足（每日少于700毫克）的女性，患骨质疏松症的风险更高。

如何起作用

大多数关于咖啡因的研究都集中于耐力运动。主要研究发现为咖啡因能延长多数耐力运动员的运动表现。对此有三种理论提出解释。第一种最初被认为是最合理的理论，认为与咖啡因提高脂肪用于供能的能力有关。咖啡因刺激肾上腺素的产生，后者是一种让脂肪酸加速释放到血液中的激素。在开始运动时，肌肉开始消耗可用的脂肪酸作为能量，同时保留一些肌糖原。部分研究支持这一理论。

第二种理论认为，咖啡因可通过改变调节细胞内碳水化合物分解的关键酶或系统而直接影响骨骼肌。然而，对这一理论的研究一直存在矛盾和不确定性。

第三种理论可能是咖啡因让人在训练时自我感觉的运动量比实际少的根本原因。该理论指出，由于咖啡因对中枢神经系统存在直接影响，运动员可能会产生心理效应，感觉自己运动量没有实际的大，或者咖啡因以某种方式让肌肉收缩力量最大化。我们现已了解咖啡因可穿过血脑屏障并对抗腺苷的作用，而腺苷是一种通过减缓神经细胞活动来引起困倦的神经递质。在大脑中，咖啡因结构与腺苷相似，可以与脑细胞上的腺苷受体结合。但是咖啡因与腺苷的作用不同，所以咖啡因不会减缓神经细胞活动。相反，它刺激大脑分泌化学物质肾上腺素，一种"逃跑或战斗反应"激素，让人在运动时感觉更好。目前这是最受研究支持的主流理论。

在力量运动中摄入咖啡因

补充咖啡因是否对爆发力运动有帮助？根据大量新研究，的确有。2010年的一份综述报告对29项研究进行了回顾，这些研究测试了咖啡因增强爆发力训练表现的作用，如短跑接力和抗阻训练。17项研究中有11项显示，摄入咖啡因后，团体运动和爆发力运动的表现有显著进步，但最大的进步出现在不常摄入咖啡因的精英运动员身上。11项研究中，有6项表明摄入咖啡因有助于抗阻训练。

咖啡因在爆发力运动中起作用的原因很可能与它能触发肾上腺释放肾上腺素有关。这可以改善肌肉收缩。当这种情况发生时，身体能感知到的用力程度会减少，这让人无须在有意识提高训练强度的情况下推起更大重量。最重要的是，随着时间的推移咖啡因能增强力量，这无疑能增大肌肉量。咖啡因确实能起到功能辅助作用：大量研究表明，它能让运动表现增强22%。此外，增强运动表现所需要摄入的咖啡量约为480毫升或2杯，这个剂量不会对身体产生脱水作用。

咖啡因-碳水化合物组合

关于咖啡因的一些最具突破性的研究是它与碳水化合物的相互作用。基本上，咖啡因与碳水化合物结合摄入可以提高运动表现。举个例子：英国科学家调查了同时摄入碳水化合物和咖啡因对运动表现的影响。模拟比赛中，足球运动员饮用含碳水化合物（6.4%）及咖啡因（160毫克）饮料时的运动强度比仅饮用碳水化合物或安慰剂时更高。

另一项对自行车运动员的研究发现，当参与者处于负能量平衡状态时，与单独摄入碳水化合物相比，同时摄入咖啡因与碳水化合物会增加脂肪的消耗并减少非肌糖原碳水化合物的消耗。然而咖啡因对20公里自行车计时赛的运动表现没有影响。这项研究于2008年发表在《应用生理学、营养学与新陈代谢期刊》（*Journal of Applied Physiology, Nutrition and Metabolism*）。

对训练有素的运动员起到最大作用

研究还表明，在身体状况良好时摄入咖啡因作为爆发力增强剂效果最佳。对游泳运动员的实验证明了这一点，他们的运动包括无氧和有氧运动。训练有素的游泳运动员在摄入250毫克咖啡因后，游泳速度显著提高，达到最大泳速。但对没有训练经验、偶尔游泳的人则无效。同一组研究人员此前曾对没有训练经验的被试者进行实验，被试者在补充咖啡因后进行阻力骑行。同样，咖啡因并未使其运动表现有显著的进步。

关于咖啡因的最终结论

国际运动营养学会对咖啡因与运动表现的看法如下：

- 对训练有素的运动员来说，按照每公斤体重3~6毫克摄入咖啡因，具有提高运动表现的功效。更高剂量并不会让运动表现有更大进步。
- 与喝咖啡相比，干燥状态的咖啡因的功能增强作用更大。

- 在长时间的力竭性运动中，咖啡因可提高身体警觉性。

- 咖啡因对于持续的最大耐力运动具有功能增强作用，并且已被证明对于提高计时赛成绩十分有效。

- 咖啡因补剂有益于高强度运动，包括足球和橄榄球等团体运动，这两项均被归类为长时间间歇性运动。

- 咖啡因可改善力量和爆发力表现。

- 咖啡因具有利尿作用，但运动员不应用它来引起体液流失。

我推崇咖啡因作为运动补剂的一个主要原因是，即便在充分休息的情况下，它也能提高精神表现的某些方面，尤其是警觉性，要是睡眠不足，它还能起到更多作用。我的意思是，咖啡因能改善因睡眠不足而受损的认知（思维）功能。最终，这意味着如果感到身体不那么疲劳的话，训练者能更容易地完成每组动作最后的次数、额外组或耐力阶段。

但是，请记住，咖啡因会加剧某些健康问题，例如溃疡、心脏病、高血压和贫血等。应当听从医生的建议。最重要的是，勿为了增加能量而用咖啡因来代替合理的、常规的营养。

碳水化合物-蛋白质运动饮料

尽管这看上去难以想象，但你可以运用一种简易配方来调整身体，自然地增加去脂肌肉、减少脂肪。方法就是训练后立即饮用含有蛋白质的液体碳水化合物补剂。这样能启动肌肉增长的过程，并提高能量水平。

这一简易配方为360毫升液体碳水化合物和蛋白质，在进行力量训练后立即饮用。此时身体能最大限度地利用这些营养素来强健肌肉并燃烧脂肪。我的客户都用我开发的克莱纳增肌配方饮料，这在本书第17章中有介绍。长期以来，我的许多健身客户都使用这些配方，在开始饮用配方饮料后不久，可以观察到，他们身体成分中的脂肪减少，同时肌肉增加。

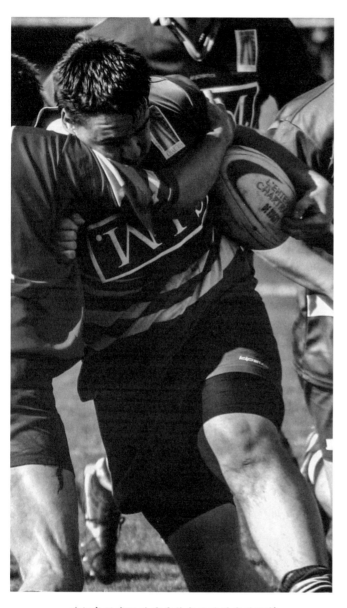

进行高强度运动需要补充正确种类的燃料，
以保持肌肉强壮及高能量水平

如何起作用

这一配方如何帮助肌肉变得更强壮结实？训练无疑是初始刺激因素。通过训练挑战肌肉使它产生生长反应。但为了肌肉的增长，需要结合摄入蛋白质和碳水化合物为肌肉生长创造合适的激素环境。

原理是蛋白质和碳水化合物能触发体内胰岛素与生长激素的释放。胰岛素是肌肉增长的重要因素，它能帮助葡萄糖和氨基酸进入细胞，将这些氨基酸重组成身体组织，防止肌肉萎缩和身体组织流失。生长激素能提高身体生成蛋白质的速度，促进肌肉生长和脂肪燃烧。这两种激素均直接参与肌肉生长。运用这一简易增肌配方，可让身体为肌肉生长做好准备。

科学依据

关于碳水化合物-蛋白质补剂对运动员及训练者的作用的研究支持了我多年来的观察。下面举出一些例子：

- 在一项科学研究中，14名正常体重的男性和女性食用蛋白质含量不同的测试餐：不含（无蛋白质餐）、15.8克、21.5克、33.6克和49.9克。所有被试者均结合摄入58克碳水化合物。饭后每隔一段时间采集一次血样。与食用无蛋白质餐的被试者相比，摄入含蛋白质餐的被试者的胰岛素升高最多。这项研究指出蛋白质有促进胰岛素分泌的作用。

- 在另一项研究中，9名有经验的男性力量训练者摄入水（作为对照）、碳水化合物补剂、蛋白质补剂或碳水化合物-蛋白质补剂。他们在训练后立即服用指定的补剂，2小时后再次服用。在训练后及此后的8小时，研究人员抽取被试者的血样，以确定血液中各种激素的水平，包括胰岛素、睾酮和生长激素。

  最重要的发现是，碳水化合物-蛋白质补剂引起了胰岛素及生长激素水平最大限度的升高。蛋白质与训练后摄入的碳水化合物有协同作用，共同创造出一种对肌肉生长极为有益的激素环境。

- 如果在年纪稍长时才开始进行力量训练，那么对你来说在训练后摄入蛋白质十分重要。丹麦的研究人员要求一组74岁及以上的男性在每次训练结束后立即饮用或2小时后饮用含10克蛋白质、7克碳水化合物、3克脂肪的蛋白质饮料。这项研究持续了12周。研究结束时，在训练后立即摄入液体蛋白质的被试者，得到了最佳的肌肉生长。研究结果的重点是，越快补充蛋白质，就能获得越好的效果。

更多能量

在训练后饮用碳水化合物-蛋白质饮料，还能获得其他益处：更高的能量水平。这种营养组合不仅刺激激素活性，还开始补充肌糖原，这意味着会获得更多肌肉能量。训练越努力，肌肉增长越多。

当将蛋白质添加到这种混合补剂中时，身体糖原生成的过程会比仅摄入碳水化合物时更快。一些有趣的研究证明了这一点。在一项研究中，9名男性在3个不同的时段分别骑2小时自行车，以耗尽肌糖原储备。在每次训练结束后和再过2小时后，被试者饮用纯碳水化合物补剂、纯蛋白质补剂或碳水化合物-蛋白质补剂。通过观察肌肉活检标本，研究人员观察到摄入碳水化合物-蛋白质混合物的男性的肌糖原储备速度明显更快。

原因何在？众所周知，进行长时间耐力训练后摄入碳水化合物有助于恢复肌糖原储备。当蛋白质结合碳水化合物一起摄入时，体内胰岛素水平便会激增。从生物化学方面来看，胰岛素就像油门，它以两种方式加速身体制造糖原的发动机。首先，胰岛素加快葡萄糖和氨基酸进入细胞；其次，它激活一种对糖原合成至关重要的特殊酶。

另一项研究中，一群运动员进行了足够的训练来消耗身体的糖原储备。之后，其中一部分人服用碳水化合物-蛋白质补剂，另一部分人饮用6%的葡萄糖电解质溶液。两组运动员再次进行训练。在耐力方面，摄入碳水化合物-蛋白质组比另一组延长66%。

一项类似研究让8名受过耐力训练的自行车手进行2次时长2小时的训练，旨在消耗身体糖原储备。在训练后以及再过2小时后，他们摄入碳水化合物-蛋白质补剂或仅含碳水化合物的补剂。碳水化合物-蛋白质补剂含有53克碳水化合物及14克蛋白质，而碳水化合物补剂含有碳水化合物20克。碳水化合物-蛋白质补剂的效果十分显著：运动员体内的葡萄糖水平升高了17%，胰岛素水平则上升了92%。此外，当运动员服用碳水化合物-蛋白质补剂时，身体肌糖原的储备比服用碳水化合物补剂时高128%。

科学研究表明，对于高强度训练者来说，运动后摄入蛋白质和碳水化合物的最佳组合比例为1∶3，即50～60克碳水化合物配上20克蛋白质。经常会出现这样一个问题，训练者应当吃练后餐还是饮用液体的碳水化合物-蛋白质补剂。我们从科学数据寻找答案。纽约州伊萨卡学院的研究人员测试了一餐全天然食品、一种碳水化合物-蛋白质补剂饮料、一种只含碳水化合物的饮料或安慰剂是否会对抗阻训练后的胰岛素、睾酮及皮质醇水平产生影响。研究表明，碳水化合物–蛋白质补剂饮料效果最好，但主要作用是升高胰岛素水平。如前所述，胰岛素对于促进糖原的生成必不可少，由此看来训练后最好进食液体食物。这就是为什么我的客户喜欢饮用以我的配方制作的思慕雪！读者可以在本书第17章找到各种思慕雪配方。

肌　酸

肌酸是迄今为止力量训练者最重要的天然燃料增强补剂之一。与许多补剂不同，肌酸被广泛研究，迄今相关研究已有500多项。在这些研究中，有300项关注肌酸对提升运动表现的价值，其中约70%报告了积极效果。这些令人兴奋的实验表明，肌酸在需要高水平力量和爆发力的运动中，包括力量训练、划船和自行车冲刺，可以显著改善运动表现。肌酸有另一个好处：多项研究表明，在为期4～12周的训练中，摄入肌酸者的体重平均增加0.9～2.3公斤。此外，肌酸还能改善整体表现，这意味着补充肌酸可以适应更大强度的训练。结果是更多的肌肉增长。因此，补充肌酸是增加肌肉量安全有效的方法。

在2010年发表于《国际运动营养学会期刊》上的一篇综述文章中，肌酸获得了重要认可。作者指出，肌酸是运动员在训练中增加高强度运动能力和肌肉量的最有效的营养补剂。

听起来不错吧？这是当然的。谁会不喜欢肌酸等真正的天然补剂，而选择类固醇等合成的、具有危险性的化合物？使用肌酸是增强力量和让肌肉发达的有效途径。

如何起作用

肌酸由精氨酸、甘氨酸和蛋氨酸三种非必需氨基酸，以每日2克的速度从肝脏和肾脏中合成。人体约95%的肌酸通过血液运输，储存在肌肉、心脏和其他身体细胞中。在肌细胞内，它被转化为磷酸肌酸，一种进行微小能量供应的化合物，足以维持几秒钟的运动。因此，磷酸肌酸在短时运动中效果最好，比如需要短时快速爆发的力量训练。磷酸肌酸还能补充细胞储备的ATP，一种为肌肉收缩提供能量的分子燃料。有了更多的ATP，肌肉可以做更多运动。

当前市面上有三种主要的肌酸形式（一水合物、柠檬酸盐和丙酮酸盐），我敢肯定各位想知道哪种形式效果最好。对这一问题已进行了广泛研究。所有近期研究的结论是，这三种肌酸形式都有效。然而，与其他两种形式相比，一水肌酸在肌肉增长和运动表现方面具有更佳的作用。

对一名力量训练者而言，在肌肉中加入肌酸，就好比耐力运动员在肌肉中加入碳水化合物一样，可以在训练中推起更大重量，运动更长时间，因为肌酸能加快肌细胞产生能量的速度。补充肌酸不能直接增长肌肉，但肌酸确实会产生一种间接效果：使人可以进行更大强度的训练，进而引起肌肉增长。一旦进入肌肉，肌酸会引起膨胀，进而影响碳水化合物及蛋白质的代谢。

关于肌酸的最新消息

已经有500多篇文章论述了补充肌酸对力量、爆发力和运动表现的影响。肌酸研究的一个新领域，肌酸如何影响神经系统的健康状况，吸引了大量关于肌酸补剂潜在益处的研究。以下内容为关于肌酸补剂的最新科学文献概述：

- 通过补充肌酸，蛋奶素食者（他们体内肌酸的储备通常较低）肌肉中的肌酸储备可以增加到与食荤者相当的水平，并能更好地合成ATP。

- 补充肌酸已被证明可以提高进行力量训练的老年男性的骨矿物质含量及骨密度。这种益处与肌酸使肌肉量及力量增加有关。随着年龄增长，男性身体肌肉和骨骼往往会流失，所以这一发现很有希望帮助提高老龄男性生活质量。

- 业余游泳运动员每日补充肌酸（5克）2次，持续7天，结果是在400米比赛的最后50米冲刺得更快。这一发现暗示肌酸很可能在比赛的最后阶段让选手依然感到力量充沛。

- 睡眠不足时，大脑中的肌酸水平会下降。然而，一项试验中被试者在试验前7天摄入肌酸，每日摄入4次，每次5克，结果显示补充肌酸对睡眠和情绪会产生积极作用。

- 越来越多的医学机构在验证肌酸是否能促进肌肉恢复。有时研究结果显示有希望，而在其他时候没有。在一项研究中，研究人员观察了力量训练和补充肌酸对重症肌无力患者有何影响。重症肌无力是一种慢性自身免疫性神经肌肉疾病，其特征是骨骼（自主）肌产生不同程度的乏力。他们发现，这两种干预措施都促进了力量与肌肉量的增长。而从另一项研究来看，在膝关节置换术前服用肌酸补剂并不能增强肌力，对患者术后恢复亦没有帮助。

摄入多少

肌酸补剂会增加肌肉中的肌酸含量，为肌肉提供除了来自碳水化合物的糖原外的另一种能量来源。问题在于人体需要摄入多少肌酸？身体的确能从食物中获得肌酸，大约每日1克，但这还不足以提高力量训练的表现。

肌酸通常为粉剂。最新的科学研究表明，增加肌肉肌酸储备最快速的方法为每日每公斤体重摄入约0.3克肌酸，至少持续摄入3天，之后每日摄入肌酸3～5克，以维持较高的储备水平。每日摄入2～3克少量的肌酸，在3～4周的时间内将增加肌肉肌酸储备。

由于肌酸水平将在肌肉中维持大约3周，另一种策略为循环摄入肌酸而非使用冲击、维持期。从每日摄入5克开始，持续6周左右。与冲击期剂量相比，这一剂量要让肌肉肌酸储备达到饱和需要更长的时间，但结果几乎无差别。停止摄入肌酸3周左右，然后再次摄入。在清理期，身体肌肉水平和训练成效将保持在高水平。这一策略花费的金钱更少，同时仍能为运动员带来有竞争力的结果。

何时补充肌酸的疑问已经在研究中得到部分解答。加拿大一项为期6周的研究发现，运动后补充肌酸可以增加肌肉大小。这项特别的研究着重于手臂肌肉，肌酸的效果在男性身上比女性更为明显。另外，在高强度有氧运动前摄入肌酸，可以增加运动过程中产生的能量。对于肌酸的服用时间还需要进行更多测试，但是这项研究对此提出了一些有趣的可能性。

肌酸无毒，研究一直未发现按照建议剂量摄入时会产生任何不良副作用。肌酸不会干扰在高温下训练或比赛时正常的体液流动，而这对时常在高温下训练或比赛的耐力运动员来说是好消息。但是如果一次摄入过多，会让人感到胃部不适。每日摄入1～10克肌酸的唯一已知副作用为身体水分增加。此外，一份报告指出，部分人在使用肌酸补剂时可能会出现肌肉痉挛，甚至肌肉撕裂。然而这些说法并没有被证实。

在摄入肌酸时务必多喝水，这可以减少肌肉痉挛。如果每日摄入40克或更多的剂量，这无疑是自找麻烦。据一些报道，如此高的剂量会导致肝肾损伤。因此，如果此前患有肾脏疾病（如肾透析或先前做过肾移植），不应摄入肌酸。然而，对于身体健康者来说，肌酸不会对肾功能产生负面影响。

我始终认为，在计划摄入肌酸之前，你必须安排好自己的营养、训练及休息。当然，在补充肌酸前一定要咨询医生。

用肌酸和碳水化合物增压

关于补充肌酸的一个重要事实是肌酸与碳水化合物结合摄入效果最佳。这种组合可以使肌肉中积累的肌酸增加60%！

这是最近一项研究的关键发现。研究人员将24名男性（平均年龄24岁）分为试验组和对照组。对照组在无糖橙汁中加入5克肌酸，每日饮用4次，连续5天。试验组则摄入相同剂量的肌酸，30分钟后饮用510毫升含有碳水化合物的溶液。5天试验期后的肌肉活检显示，两组人员的肌酸水平都有提高，但存在一处显著差异，试验组的肌酸水平比对照组高60%。试验组人员肌肉中的胰岛素浓度也更高。

分提淀粉：新奇碳水化合物

碳水化合物的新品种是一种获得专利的支链淀粉组分，是新型运动补剂产品的关键成分。它由一种天然淀粉制成，但快速分子组分被挑选出来，创造出了独特的产品，而且有可信的研究来支持它宣称的功效。不同于添加到饮料和粉末中其他类型的碳水化合物，如葡萄糖和麦芽糊精，这种产品最显著的功效在于它能快速补充肌糖原，速度大约比其他形式的碳水化合物补剂快70%。这意味着在锻炼后，当肌糖原消耗殆尽时，碳水化合物的吸收会更快，而研究表明这能提高运动表现。这种产品还有其他研究证实的益处：

- 提高肌肉对肌酸的吸收；

- 通过提升胰岛素水平，增强训练后的肌肉生长；

- 是运动后补充糖原（肌肉能量）的绝佳选择；

- 无糖；

- 通过胃的速度比其他单糖快80%，因此不会引起胃部不适或腹胀。

它可以控制运动前后淀粉的摄入量，切实有效而不会让人有饱腹感，让人可以利用胃部空间来进食营养丰富而不含淀粉的蔬菜和水果，这是极佳的瘦身、健康的食物组合。

这项研究对力量训练者、运动员和锻炼者的影响是巨大的。试想一下：通过同时补充肌酸和碳水化合物，你可以为自己的身体增压。肌肉中肌酸越多，人就越有力量进行力量训练。同样重要的是，肌酸-碳水化合物组合能升高胰岛素水平。胰岛素会增加葡萄糖的摄取，葡萄糖最终以糖原的形式储存在肝脏和肌肉中作为燃料。体内储存的糖原越多，用以进行运动（包括有氧运动）的能量就越多。肌酸-碳水化合物组合是所有类型运动真正的能量增强剂。其他研究显示，肌酸与蛋白质和碳水化合物结合摄入亦有类似的益处。

葡萄糖-电解质溶液

葡萄糖-电解质溶液对参加持续不到1小时的高强度比赛，或持续1小时甚至更长时间的项目的运动员有益。这类溶液有两个作用：补充因出汗而流失的水和电解质；为肌肉提供少量碳水化合物，减少肌肉和肝糖原储备的消耗。在比赛中，运动员可以跑动、骑行或游泳更长时间，因为补充碳水化合物节省了储备的糖原。大多数饮料含有6%～8%的碳水化合物。碳水化合物可以是葡萄糖，一种单糖；果糖，一种从水果中提取的糖；蔗糖，即普通食糖（葡萄糖和果糖的混合物）；麦芽糊精，一种源自玉米的复合碳水化合物；或者这些糖的组合。

没有证据表明电解质能改善人在普通训练中的运动表现。对于持续时间少于3小时的运动，除非训练者经医生确诊患有矿物质缺乏症，或者每天的出汗量超过体重的3%（一个体重68公斤的运动员的出汗量超过2公斤），否则不需要补充电解质。训练超过3小时的耐力运动员和超耐力运动员才是需要补充电解质的人群之一。除非你将自己列为这类优秀运动员，否则食用富含天然食品的饮食，你就能摄入足够的矿物质。

除了补充液体、电解质和碳水化合物的能力，葡萄糖-电解质溶液还可以增强人体免疫系统。这一惊人的消息来自阿巴拉契亚州立大学。研究人员让两组马拉松运动员进行2.5小时的高强度跑步机运动，一组在运动前30分钟喝下750毫升葡萄糖-电解质溶液（佳得乐），运动期间每15分钟饮用240毫升，最后在6小时恢复期再饮用750毫升；另一组按照相同的时间表补充液体，但仅为无碳水化合物的安慰剂溶液。

研究人员从被试马拉松运动员身上采集血样，发现饮用葡萄糖-电解质溶液的选手血液中的皮质醇水平低于其他选手。皮质醇是一种抑制免疫反应的激素。所以显然当体内营养充足时，压力会减轻，皮质醇水平会保持正常，这有助于维持更好的免疫功能。因为这仅是一项研究，很明显并未提供葡萄糖与免疫之间联系的最终完整答案。尽管如此，这项研究仍十分吸引人。

此外，其他研究发现，在有氧运动期间饮用运动饮料可以增强愉悦感，这意味着运动者可能不会注意到运动时身体的不适。对于不喜欢运动的人来说，喝一点运动饮料可能会激发他们的动力，因为这能让他们感觉更好。

葡萄糖-电解质溶液主要为耐力运动员所用。但从两个重要方面来说，力量训练者也适宜饮用这种溶液。首先，如果进行的训练带有有氧运动，尤其是在高温下进行，这种补剂可以减少体内电解质与液体的损耗。其次，如果进行45分钟或更长时间的高强度训练，补充液体和身体燃料则意味着更多的能量。

阿巴拉契亚州立大学的格雷格·哈夫博士进行了一项研究，调查在进行抗阻训练前及训练中，补充葡萄糖饮料或安慰剂对肌糖原水平和运动表现有何影响。训练结束后，葡萄糖饮料组与安慰剂组相比，肌糖原降解明显更少（15%：19%）。尽管这组研究人员此前曾报道，当被试者补充葡萄糖饮料时，连续多组的抗阻训练表现都有所提高，但在该项研究中，并没有观察到单组抗阻训练得到任何改善。

也有人推测这类饮料是否对运动后的氧化性损伤有影响。在饮用运动饮料或安慰剂的力量训练者中，研究人员未发现氧化应激存在差异。运动饮料显然不能帮助治愈运动后的肌肉损伤。然而，在运动饮料中添加氨基酸形式的蛋白质已被证明有助于肌肉恢复和肌蛋白的合成，尤其是对于饮用添加6克氨基酸的运动饮料的力量训练新手来说。这种混合物显著提高了胰岛素浓度，有助于合成代谢作用，降低了应激激素皮质醇的水平，减轻了运动对身体的应激效应。在这类饮料中添加蛋白质也被证明可以减少运动相关的精神疲劳感。

碳水化合物凝胶怎么样？

碳水化合物凝胶是高度浓缩的碳水化合物来源，具有布丁般的黏稠，往往包装在一次性小袋中。这类产品专为参加耐力活动的运动员和训练者设计，通常混合简单碳水化合物与调味剂，部分产品配方中也加入了蛋白质。这种凝胶能很快被吸收到血液中，因此是即食能量的优质来源，尤其是在长时间训练期间。研究发现，含有蛋白质的碳水化合物凝胶相比普通碳水化合物凝胶，对运动表现的改善作用更持久，所以是更好的选择。食用凝胶时，确保摄入足够的水分以使身体处理碳水化合物和蛋白质，并防止脱水。

饮用这些饮料的最佳时间是在有氧运动或其他任何运动期间，尤其是在炎热天气下运动或劳动时。在夏季人体流失的水分比其他任何季节都要多。此时身体也会失去更多电解质，尽管身体越健康，汗液中这类矿物质的浓度越低。另外，高温下身体还会燃烧更多的糖原，这又成了饮用葡萄糖-电解质溶液来解渴的另一个好理由。

增重粉

你一定看到过这样的场景：巨大的罐子上醒目地写着诱人的产品描述，如"增重者""坚固的肌肉""去脂肌肉强化者""肌肉供应者"。这类产品属于一组被称为增重粉的补剂。多数增重粉都含有各种碳水化合物、蛋白质、氨基酸、维生素、矿物质和其他被认为可以改善运动表现的成分。产品制造商声称他们的特殊配方可以帮助训练者增长肌肉。

但增重粉是不是确有其效？事实上，没有人确切知道这些配方是否存在特别之处，除了我们已经了解清楚的：刻苦训练，以正确种类的蛋白质和碳水化合物为身体提供更多能量，身体就会增长肌肉。由于企业不需要对自家产品进行研究，所以针对特定产品的研究非常少。然而，1996年孟菲斯大学的一组研究人员对两种仍在市面上销售的增重粉进行了测试。其中一种是Gainers Fuel 1000，一种高热量补剂，给每日膳食增加约1400千卡的热量（290克碳水化合物、60克蛋白质和1克脂肪）。虽然这种补剂还含有许多其他成分，但它的配方包含两种曾被炒作成增肌剂的矿物质：吡啶甲酸铬和硼。

吡啶甲酸铬与肌肉生长有关，因为它能增强胰岛素的作用。但这种矿物质与肌肉生长的关联仅到此为止，并不存在有效的科学证据表明吡啶甲酸铬能直接促进肌肉增长。硼则被吹捧为一种通过增加血液中的睾酮含量来促进肌肉生长的补剂，但实验未能证实这一说法。在最近的一项研究中，10名男性健美运动员每日摄入2.5毫克硼，而另有9名男性健美运动员服用安慰剂。两组运动员都进行了为期7周的常规健身活动。结果所有19名男性的去脂体重、力量和睾酮水平均显示出同等程度的增长。补充硼并没有带来什么不同。简单说来，真正起作用的是训练。

回到1996年关于增重粉的研究：第二种补剂为Phosphagain。这种补剂为每日膳食增加约570千卡的热量（64克碳水化合物、67克蛋白质、5克脂肪）。和大多数增重粉一样，该品牌含有很多其他成分，据说可以增长肌肉。其中最知名的是肌酸（见前一节）、牛磺酸、核苷酸和左旋谷氨酰胺。牛磺酸是一种存在于肌肉中的氨基酸，在动物实验中发现牛磺酸可以增强胰岛素的效力。核苷酸是RNA和DNA的组成部分，该品牌中所含核苷酸从酵母的RNA中提取。核苷酸是新陈代谢的基础，参与生长发育相关的细胞分裂和复制。至于左旋谷氨酰胺，这是一种氨基酸，理论上可调节细胞的含水量与肌肉中蛋白质的生成过程。

为检验两种产品对肌肉生长的影响，孟菲斯大学的研究人员选择了28名26岁左右的男性力量训练者，并且这些训练者中没有人正在服用或服用过类固醇。被试者平均已训练6年。

研究人员将被试者分为三组：1/3的被试者每日服用3次麦芽糊精补剂（麦芽糊精是一种来自玉米的碳水化合物），另外1/3按照制造商的指示每日摄入2份Grainers Fuel 1000增重粉，余下1/3根据制造商的指示每日摄入3份Phosphagain增重粉。被试者不知道自己服用的是哪种补剂，他们都继续保持正常的训练和饮食。此外，他们被告知在研究前两周和研究期间不得服用任何其他补剂。

以下是对研究人员发现的总结：

• 服用麦芽糊精补剂和Grainers Fuel 1000增重粉，同时结合力量训练计划，都能促进肌肉量适度增加。

• 补充Grainers Fuel 1000增重粉的被试者，脂肪重量及体脂率显著增加。

• 在力量训练中，补充Phosphagain增重粉比补充麦芽糊精和Grainers Fuel 1000增重粉能更有效地促进肌肉生长。事实上，根据首席研究员理查德·克赖德尔博士的结论，摄入Phosphagain增重粉的被试者，肌肉增长得更多，而身体脂肪却未增长。

在各位得出自己的结论之前，让我强调一下：对于究竟是Phosphagain增重粉的哪种成分导致这些结果，科学界尚无定论。为了证实这些发现，还需要对增重粉总体以及它们所含的个别成分进行更多的测试。但是，在适当的时间摄入蛋白质和碳水化合物（增重粉含有这两种营养素）是增肌饮食的重要补充。重要的是，Phosphagain增重粉中添加的肌酸很可能是导致结果的一个因素。

当不能仅从食物增加热量摄入时，增重粉有助于达到这一目的。但请记住，这类增重产品通常热量都极高（500～1000千卡）。诚然，这些热量能帮助人增加体重，但增加的体重最终可能是脂肪。而通过控制自己的蛋白质、碳水化合物和脂肪摄入比例来控制身体成分，这对训练者来说要容易得多。

可能符合营销宣传

根据早期研究，这类产品看上去与其营销宣传内容相符，但是尚无足够的数据给出明确的答案。最终，这类产品可能会起作用，也可能没有什么效果。我建议读者留意期刊和研究著作，因为这类补剂可能会出现在最新进展里。

精氨酸

精氨酸是运动员出于诸多原因而摄入的一种氨基酸。据推测，精氨酸能刺激生长激素的分泌，后者驱动肌肉生长，但是尚没有研究能证实这一益处。精氨酸参与肌酸的合成，但这并非补充精氨酸的充分理由，服用肌酸即可。

精氨酸也是大多数一氧化氮产品的主要成分。一氧化氮是一种血管扩张剂，可以放松动脉平滑肌。这有助于降低血压，增加流向肌肉的血液，输送更多营养素和氧气来促进肌肉生长。然而到目前为止，几乎没有证据支持精氨酸的增肌作用，所以还需要更多研究以更好地评估精氨酸对力量训练者的作用。理论上，精氨酸看起来是有前景的，但显然还没有充分的数据来支持这一看法。可以关注相关研究，但不要盲目使用任何精氨酸产品。

补充精氨酸时务必谨慎一些，过量可能会损伤胰腺。科学文献中至少有一个案例研究表明补充精氨酸与胰腺炎有关。

β-丙氨酸

β-丙氨酸被广告宣传为令人激动的新型运动表现增强补剂，它是一种天然的非必需氨基酸，存在于动物蛋白的肌肉部分，如牛肉、鸡肉、猪肉、鱼肉、羊肉和其他食物中。它是肌肽的组成部分，后者是一种类蛋白质化合物，集中在收缩活跃的肌肉中。β–丙氨酸似乎是一种缓冲剂，这意味着它可以防止某些酶促反应，这类反应会增加肌肉中的乳酸，从而抑制肌肉在训练时的"灼烧感"。

科学家们对β–丙氨酸兴趣浓厚，因为他们发现，在多位冠军级力量运动员的肌肉中，都存在天然的、异常高水平的肌肽。通过控制高强度运动产生的乳酸的自然增加，这些运动员能在肌肉力竭之前完成更多次动作或者更多次冲刺。为了帮助不能自然产生高水平肌肉肌肽的人，最初的研究尝试在饮食中补充肌肽。研究发现，肌肽在消化过程中会被代谢掉，所以摄入肌肽并不会提高肌肉中的肌肽水平。因此，研究人员转向补充β–丙氨酸，产生肌肽的基本成分，并发现这种氨基酸可以提高肌肉肌肽水平。下一步是证明肌肉中的β–丙氨酸越多，运动表现就越好。

对β–丙氨酸的研究有条不紊，多得到的是正面结果，尽管并非所有的研究结果都一致。补充β–丙氨酸已被证明能增加肌肉肌肽含量，从而增加肌肉总体的缓冲能力，并有可能在高强度运动中提高体能。对β–丙氨酸补剂与运动表现的研究表明，在多回合高强度训练及单回合持续60秒以上的训练中，被试者运动表现都有所改善。类似地，补充β–丙氨酸已被证明可延迟神经肌肉疲劳。尽管β–丙氨酸不能提高最大力量或有氧能力，但耐力表现的某些方面，如无氧阈和力竭时间，均能得到提升。

多数研究都针对男性被试者，而俄克拉荷马大学的两项调查则对女性展开了研究，并得出了与男性不同的结果。2006年，杰夫·斯托特博士及其同事研究了持续28天补充β–丙氨酸对22名女性运动员的高强度运动表现有关的几个参数的影响。被试者补充β–丙氨酸或安慰剂，并在功率自行车上进行递增负荷运动试验直至力竭。结果显示β–丙氨酸组在无氧（但不是有氧）代谢和表现的测量方面明显优于安慰剂组。

2010年，俄克拉荷马大学的研究人员再次调查了补充β–丙氨酸的效果，这次以44名女性进行为期6周的HIIT。被试者被分成3组：丙氨酸组、安慰剂组及对照组（完全不服用任何补剂）。训练包括每周在功率自行车上骑行3次，每次5组，每组2分钟，每组间隔1分钟的被动恢复，运动强度为最大负荷（在开始的峰值有氧能力测量时记录）的90%～110%。所有被试者的心肺功能均有改善，但3组间的测量结果无差异。科学家们得出结论，HIIT是提高最大摄氧量的"一种有效省时的方法"，而丙氨酸并未显示出任何益处。

最重要的是什么？可以告诉各位，在我的实践中，一部分客户训练离不开β-丙氨酸，另一部分客户摄入β-丙氨酸对他们的训练或比赛结果没有影响。最有可能的是，第二类客户与最初的精英运动员被试者相同，他们能自然产生高水平的肌肉肌肽。也可能他们的运动表现已达巅峰，部分是由于他们的身体天生就有能力产生更多的肌肉肌肽，所以补剂并不会有任何明显的或统计上可测量的效果。而对于身体产生肌肽偏少的人来说，补剂似乎可以神奇地减少肌肉灼烧感和疲劳，从而提升训练强度、体能和改善运动表现。

我对β-丙氨酸所持的看法是，如果你参加高强度训练、比赛，或者两者都参加，那就值得尝试补充这种氨基酸。其服用方法如下：β-丙氨酸的冲击期是28天（4周），尽管最近一项为期5周的研究显示，β-丙氨酸补剂组和安慰剂组间不存在结果差异。各类研究中使用的剂量为每日3.2～6.4克，分为每天4次或更多次摄入。单次剂量超过800毫克会导致短暂的手足刺痛和麻木，这可以通过使用定时缓释配方和较小剂量来消除。多种补剂的配方中均有β-丙氨酸，甚至混合了肌酸。一项研究已经表明β-丙氨酸与肌酸结合摄入比单独摄入β-丙氨酸或肌酸更能延迟肌肉疲劳。

β-羟基-β-甲基丁酸

β-羟基-β-甲基丁酸（简称HMB）存在于葡萄柚、鲶鱼和其他食物中，是亮氨酸的分解产物，后者是一种BCAAs。身体能自然地从含有亮氨酸的蛋白质中产生HMB。

研究表明HMB具有抗异化作用，也就是说，它能抑制体内肌肉及蛋白质的降解，可以让人连续多天更高强度的训练。对HMB的初步研究表明，如果你刚刚开始力量训练计划，每日摄入1.5～3克HMB有助于增加肌肉量，减少身体脂肪，提高力量水平。但是根据该项研究，HMB对于训练有素的运动员则没有裨益。

支链氨基酸

BCAAs（支链氨基酸）指亮氨酸、异亮氨酸和缬氨酸。在耐力运动中，体内这些氨基酸的水平会下降，这会导致比赛中产生疲劳。新兴但有限的研究表明，补充BCAAs可以改善运动表现，尤其是在耐力项目中。一项研究发现，饮用含BCAAs的运动饮料的马拉松运动员，成绩提高达4%。然而，并非所有的研究都显示出BCAAs具有正面效果。

以下是一些基于BCAAs补剂已知信息的指南。训练期每日4～21克剂量，长时间训练前及训练中每小时随6%～8%葡萄糖电解质溶液摄入2～4克，已被证明能改善对训练的生理和心理反应。换句话说，能让运动员在训练时身心都感觉更好。理论上，在高强度训练中补充BCAAs也有助于减轻疲劳，并防止肌肉中的蛋白质降解。你可以买到瓶装BCAAs，但乳制品和乳清蛋白粉中也含有这类营养素。关于食物中BCAAs的更多信息，请参见本书第2章。

未来的研究机会指向补充BCAAs以减少抗阻运动引起的肌肉酸痛。可以留意这类研究的发表。

肉　碱

肉碱在红肉和其他动物制品中存在，是一种类蛋白质物质，一度被认为是重要的维生素。现今科学家们已了解肉碱并非必需营养素，因为肝脏和肾脏可以在没有食物的情况下合成肉碱。大多数人每日从食物中摄入50～300毫克这种营养素。即便不摄入那么多，身体也能用赖氨酸和蛋氨酸自行合成。体内约98%的肉碱储备在肌肉中。

肉碱在体内的主要作用是将脂肪酸输送到细胞中作为能量燃烧。基于这一作用，许多关于肉碱对运动者具有潜在好处的理论被提出。一种理论认为，肉碱通过让肌肉利用更多的脂肪，从而节省糖原消耗，提高运动表现。另一种理论是，基于肉碱在细胞能量代谢过程中的作用，它可以减少肌肉中乳酸等废物的堆积，从而延长运动表现。撇开理论不谈，我们来看看科学研究的发现。

多项研究评估了肉碱补剂对患者和运动员人群的益处。不同的研究结果表明，肉碱（每日摄入0.5～2克）会增加脂肪氧化，提高运动期间的心血管效率。新的研究显示，补充肉碱可以帮助身体燃烧更多肌肉中的脂肪。它也被证明可以促进碳水化合物的代谢。肉碱能从肌肉中消耗更多的脂肪与碳水化合物储备，这项能力无疑会给耐力运动员带来巨大的竞争优势。

新的研究表明，肉碱作为一种运动补剂能起的作用，比此前认为的更多。来自英国的研究人员发现，肉碱需要胰岛素的帮助才能进入肌细胞。（要使肉碱发挥作用，就必须让其进入肌肉。）过去运动营养学家认为应空腹摄入肉碱，但如今我们有了不同的认识。由于肉碱需要胰岛素，所以最好在用餐的时候服用，尤其是食用可快速消化的高碳水化合物食物时，因为这类食物会提高体内的胰岛素水平。

研究还表明，肉碱与胆碱一起摄入可以减少脂质过氧化，并保存体内的维生素E和维生素A。同样，研究发现在长期运动中肉碱能单独增强大鼠的抗氧化能力，因此它可能对免疫系统具有保护作用。

根据在研究中读到的内容以及在实践中的观察，我建议你按下列方式摄入肉碱：训练及比赛时摄入2克左旋肉碱加80克碳水化合物。80克碳水化合物相当于以下物质：

- 80克Vitargo S2（研究肯定了肉碱与Vitargo S2作为来源的碳水化合物结合使用的有效性）；
- 1.44升6%碳水化合物溶液运动饮料（如佳得乐）。

提醒我的读者一句：部分补剂是含有左旋肉碱与右旋肉碱的混合物。左旋肉碱是安全的，但右旋肉碱会引起肌肉乏力及肌红蛋白（血液中的氧气输送蛋白）的排泄。如果要补充肉碱，请使用仅含左旋肉碱的产品。

CoQ10

CoQ10（泛醌）存在于细胞线粒体（细胞的能量工厂）中，在一系列输送氧气和产生能量的化学反应中起着核心作用。它还是抗氧化剂，有助于消灭自由基，尤其是在有氧运动中。

此外，CoQ10补剂已成功用于心脏病患者。至于它对运动员和训练者有何益处，目前尚无定论，尽管我因其对心脏病的疗效而将它归为"可能有用"的一类。有关CoQ10的更多信息，请参阅本书第7章。

一些研究表明，CoQ10可以提高缺乏运动者的有氧运动能力。但是在一项研究中，训练有素的铁人三项运动员连续4周每日摄入100毫克CoQ10、500毫克维生素C、100毫克肌苷和200国际单位维生素E，结果他们的耐力没有变化。

必须补充的是，高剂量的CoQ10可能有害。在一项研究中，连续20天每日补充120毫克会损伤肌肉组织，这可能是因为氧化增加。

共轭亚油酸

共轭亚油酸（简称CLA）是存在于牛肉、乳制品和膳食补剂中的脂肪酸家族。用于补剂的商用CLA制剂由红花油或葵花籽油制成。类CLA化学结构的混合物，称为同分异构体，天然存在于食品及商用CLA制剂中。其中两种异构体，顺-9，反-11异构体和顺-10，反-12异构体，最具有生物可利用性。顺-10，反-12 CLA异构体可能具有最强的抗肥胖效果。

对这种补剂的研究大量涌现。例如，在观察CLA对分离的脂肪细胞的作用时，研究人员发现它能促进脂肪分解，抑制脂蛋白脂肪酶（一种脂肪储存酶）的活性。此外，CLA将膳食脂肪运送到细胞中，用以燃烧供能或增长肌肉。此外，CLA的研究人员表示，这种补剂不会收缩脂肪细胞（节食会收缩脂肪细胞），而是防止它们扩大。脂肪细胞扩大是人发胖的主要原因。

自从CLA被证明可以减少动物的体脂后，研究人员就试图验证它是否也能减少人体脂肪。在发表于《营养学期刊》（*Journal of Nutrition*）上的一项研究中，

CLA明显减轻了60名超重志愿者的体重。这些志愿者服用安慰剂或CLA 12周，CLA的每日摄入量为1.7～6.8克。实验结束时，每日补充3.4克CLA的人，体脂平均减少了2.7公斤。故研究人员得出结论，每天补充3.4克CLA足以减少脂肪并控制体重。

CLA研究中最引人注目的领域之一，是它具有明显减少腹部脂肪的能力，这对想甩掉腹部赘肉的人来说是个福音。虽然迄今为止，仅在男性身上才观察到这种缩小腰围效果的证据，但这并不排除对女性也有同样的效果。我们且看看研究结论。

在一项2001年发表于《国际肥胖及相关代谢紊乱期刊》（*International Journal of Obesity and Related Metabolic Disorders*）的瑞典研究中，25名腹部肥胖的男性（39～64岁）每日摄入4.2克CLA或安慰剂。在为期4周的试验结束时，摄入CLA的人腰围减小了1.4厘米，研究人员认为这具有重要的临床意义。相比之下，安慰剂组的腰围减小不明显。研究结果表明，这种安全且可能有益的补剂对减少腹部脂肪的作用显然值得进一步研究，尤其是在女性中。

尽管如此，关于CLA补剂的有效性仍存在不少争议。尽管动物研究的结果十分令人信服，结果显示出CLA对调节体重、减少脂肪和维持去脂组织的益处，但在人体研究中却很少显现出正面作用。这种困惑的部分原因在于使用的异构体混合物，导致最有效的顺-10，反-12 CLA异构体被稀释。此外，实验结果呈正面的动物所用的CLA基于体重的剂量比人类被试者大20倍。

最近的一项人体研究表明，CLA补剂可增加能量消耗与脂肪燃烧、降低体重。该研究中的被试者在6个月中每日摄入4克顺-9，反-11 CLA和顺-10，反-12 CLA异构体混合物。另一项人体研究则显示去脂体重增加，这与能量消耗增加有关。该研究中的被试者每日摄入6.4克的CLA异构体混合物，持续12周。

显然，我们越来越接近关于CLA的有效性，以及哪些有效、哪些无效的更确定的结论。CLA补剂还有一个益处，可能增加骨密度。与此同时，我建议读者在购买CLA补剂前，再等等更多关于这种补剂的研究。不过，可以在膳食中加入更多富含CLA的食物。CLA是一种天然的膳食脂肪酸，主要存在于全脂牛奶、牛肉、鸡蛋和奶酪中。草饲动物制品中的CLA水平明显更高。由于CLA是一种脂肪酸，低脂或脱脂制品实际上不含这种物质。

硫酸氨基葡萄糖和硫酸软骨素

结合硫酸氨基葡萄糖和硫酸软骨素的补剂当下正作为关节炎药物出售。尽管对该组合的研究仍在进行，但有充分的证据表明这种补剂确实有助于缓解疼痛，改善关节炎患者的活动，效果或许与非甾体抗炎药一样，并且长期使用没有不良副作用。

一项对膝盖软骨损伤的运动员的研究显示，服用这种补剂140天后，76%的人症状完全缓解，并恢复了全面运动训练。然而，没有证据表明氨基葡萄糖可以修复运动损伤的韧带或肌腱。在这一领域还需要进行更多研究，但是补充这类化合物看起来能起到良好的效果。

谷氨酰胺

谷氨酰胺是人体中最丰富的氨基酸。尽管大脑、肺、血液和肝脏中都有大量谷氨酰胺，但大部分谷氨酰胺还是储存在人体肌肉中。谷氨酰胺是蛋白质、核苷酸（RNA和DNA的组成单元）和其他氨基酸的组成部分，也是构成人体免疫系统的细胞的主要燃料来源。

新出现的证据表明，谷氨酰胺至少可以从4个方面优化恢复。谷氨酰胺能节省蛋白质消耗，刺激糖原形成，保护免疫系统，增强蛋白质合成。

剧烈运动时，肌肉将谷氨酰胺释放到血液中，这会消耗多达34%的肌肉谷氨酰胺储备。肌肉中的谷氨酰胺不足时则会出现问题，因为缺乏谷氨酰胺会促使肌肉组织的分解与消耗；但如果谷氨酰胺充足，则可以防止肌肉流失。

谷氨酰胺还能刺激肌糖原的合成。在一项研究中，被试者骑自行车90分钟，运动后2小时内静脉注射谷氨酰胺，结果使肌肉中的糖原浓度增加1倍。不过，目前还不清楚谷氨酰胺在这方面究竟是如何起作用的。科学家们推测谷氨酰胺本身可以转化为肌糖原，或者它可以抑制糖原分解。

此外，谷氨酰胺是构成免疫系统的细胞的主要燃料来源。如前所述，剧烈运动会消耗谷氨酰胺，研究人员认为，谷氨酰胺缺乏是进行高强度训练的运动员免疫力下降的原因之一。补充谷氨酰胺可以防止使训练中断的感染。

最后，谷氨酰胺帮助控制细胞的水合水平（细胞充盈度），维持细胞体积能促进蛋白质合成，减少蛋白质分解。

因此，谷氨酰胺对任何想最大限度地提高运动能力、肌肉修复和免疫力的人有益。推荐的谷氨酰胺剂量为每日5～15克。

甘　油

甘油为一种糖浆状物质，能使身体储存水分并减少排尿。部分运动饮料含有甘油，也可以买到添加到水中的甘油补剂。一些研究显示，补充甘油可以使身体超水合。对补充甘油是否真能提高运动表现的研究，结论还模棱两可，但澳大利亚最近的一项研究表明，在炎热环境中补充甘油，会增加自行车运动员的体液潴留（600毫升）及增强耐力表现（5%）。

甘油的推荐剂量为每公斤体重1克，每克稀释在20～25毫升的液体中。

MCT油

MCT油主要由椰子油加工而成，是一种合成的膳食脂肪，20世纪50年代，由制药业首次为常规脂肪消化障碍的患者开发。时至今日，MCT油仍被用于医疗领域，它也是一种流行的健身补剂，作为燃脂剂、增肌剂和能量来源进行销售。

MCT油的分子结构与传统类型的脂肪如黄油、人造黄油和植物油截然不同。传统脂肪由16个或更多碳原子串联在一起的长链组成，因此被称为长链甘油三酯（简称LCT）。身体脂肪也属于一种LCT。而MCT油的碳链较短，仅有6～12个碳原子，因此被称为中链甘油三酯。

由于这种分子差异，MCT油比普通油或脂肪中的脂肪酸消化、运输和代谢得更快，因此具有一些有趣的特性。首先，MCT油像碳水化合物一样在体内燃烧。与传统脂肪不同，MCT并不以体脂的形式被储存，而是直接被输送到细胞中燃烧供能。MCT油燃烧速度十分快，以至于热量在热效应中转化为体热，从而提高新陈代谢率。新陈代谢越快，身体燃烧的热量就越多。

这是否意味着如果服用MCT油，新陈代谢就会加快，从而燃烧更多的脂肪？罗切斯特大学的研究人员研究了这种可能性。在一项以7名健康男性为对象的试验中，研究人员测试了含MCT的餐食是否比含LCT的餐食更能提高代谢率。这些男性在不同的日子随机进食含有48克MCT油或45克玉米油的测试餐。在研究中，男性食用MCT餐后的6小时内代谢率增加了12%，而在食用LCT餐后代谢率仅增加了4%。此外，他们血浆（血液的液体部分）中甘油三酯的浓度在食用LCT餐后升高68%，而在食用MCT餐后未发生变化。这些发现使研究人员推测，长期用MCT油代替LCT可能会促进体重减轻。

其他研究人员对此并不确定。在加拿大艾伯塔省卡尔加里大学的一项研究中，健康成年人被安排添加MCT油的低碳水化合物饮食。研究人员发现，这种饮食对提高新陈代谢率没有实际影响。在24小时内燃烧的热量不到总摄入热量的1%。然而，被燃烧转化为能量的肌蛋白却有所减少。虽然MCT油本身可能并非燃脂剂，但它可以通过抑制蛋白质分解来帮助保持去脂体重。

在大多数关于MCT油与脂肪燃烧的研究中，志愿者摄入大量MCT油，通常为30克或更多，以产生促进新陈代谢的效果。大多数人的身体不耐受这么大的剂量，因为过量的MCT油会引起肠道不适和腹泻。在我看来，摄入如此大剂量的MCT油来刺激脂肪燃烧是不可行的。

用MCT油燃烧脂肪还有另一个问题。推荐的方式是MCT油与碳水化合物一起摄入，这种做法能防止酮症。如果脂肪分解的最后阶段没有碳水化合物协助，脂肪代谢的副产品酮体便会在体内堆积，即为酮症。但当MCT油与碳水化合物一起摄入时，对脂肪燃烧没有任何作用。原因是碳水化合物会触发胰岛素的释放，而胰岛素会抑制脂肪转化为能量。因此，摄入MCT油对燃烧脂肪没有任何好处。必须运用传统的方法来燃脂，训练并注意饮食。

由于MCT油在体内的处理过程与碳水化合物类似，它有助于增强耐力。有个案例：在南非开普敦大学医学院，研究人员将86克MCT油（近3汤匙）和2升10%葡萄糖饮料混合，观察这种混合物对6名受过耐力训练的自行车运动员的运动表现的影响。研究人员让运动员饮用仅含葡萄糖、含葡萄糖和MCT油，以及仅含MCT油的饮料。在实验室里，运动员以中等强度骑行约2小时，然后完成更高强度的计时赛。他们在3个不同的场合进行骑行和计时赛，这样每人能使用每种饮料各1次。运动员每隔10分钟喝1次饮料。当运动员补充MCT油–葡萄糖混合物时，运动表现进步最大。研究人员对运动员进行了进一步的生化测试，证实这种组合能使脂肪更容易转化为燃料，同时节省糖原。因此，当与碳水化合物结合摄入时，MCT油可以通过节省肌糖原的方式来提高有氧耐力。

另一种关于MCT油的说法是它有助于增加肌肉。然而，没有对照研究来证明这一点。不过，食用一点MCT油来为更高强度的训练补充额外的热量还是有理可循的。开始时每日食用0.5～1汤匙（7～15毫升）即可。如果过量食用，MCT油的快速吸收会导致痉挛和腹泻。在试用MCT油之前，需要获得医生准许。

N-乙酰半胱氨酸

N-乙酰半胱氨酸（简称NAC）是半胱氨酸的一种变体，后者是帮助身体合成谷胱甘肽（一种参与增强免疫力的抗氧化剂）的氨基酸。NAC补剂被用于治疗呼吸系统疾病，包括急性和慢性支气管炎。此外，它有助于治疗心血管疾病，并可能用于治疗糖尿病和部分癌症。

在运动领域，主要对耐力运动员测试了NAC的效用。在一项研究中，8名男性以模拟比赛的极高强度骑行45分钟，同时分别摄入NAC或安慰剂。摄入NAC的男性，运动表现提高了26%，可能是因为NAC能够增强携氧分子并减少肌肉中的氧化作用。现在判断NAC补剂是否能真正提高运动表现还为时过早，但相关研究值得关注。

磷脂酰丝氨酸

PS（磷脂酰丝氨酸）是一种脂溶性营养素，主要集中在大脑中，它能支持神经细胞的许多关键功能，包括情绪和大脑健康。目前已可买到PS补剂（从大豆中提取），并且它已经被充分研究。以下为部分研究结果：

- 连续1个月每天摄入300毫克PS可以帮助年轻人更好地应对压力（来自心算测试）。
- 男性足球运动员在持续10天每日补充850毫克PS后，跑至力竭的时间增加了。这种益处可能更多地与PS减轻焦虑并改善情绪的效力有关，因为这种营养素对预防肌肉损伤、氧化应激或脂质过氧化没有实际作用。一项对自行车运动员的研究观察了类似的参数，结果也发现PS对运动表现具有提升作用。这同样是由于PS具有改善情绪的效力。如果心情很好，人自然会喜欢运动，所以精神能量更多。

如果想补充PS，我建议每日摄入750毫克。我相信，补充PS可能会对任何一种大脑健康计划有益。

蛋白质补剂

蛋白质补剂是一种在训练后或每餐之间，摄入高质量、无脂肪、无乳糖蛋白质的便捷方式。市场上有各种各样的蛋白质补剂。每种补剂对锻炼者、力量训练者和其他运动员都具有独特好处。

表8.3指导你了解各种蛋白质补剂在加工过程中的差异，是不同蛋白质来源的一份概要。

表 8.3　蛋白质补剂：有何不同

蛋白质形式	特点
水解蛋白	水解蛋白是部分被分解的蛋白质。这使得这种蛋白质味道更苦，但好在新产品的味道已得到改善。水解蛋白能被极好地吸收，几乎没有任何潜在过敏原
分离蛋白	分离蛋白的蛋白质浓度最高（90%～95%），脂肪、乳糖及矿物质含量极少（如果还有的话）。这些营养素被去除以"分离"蛋白质
浓缩蛋白	浓缩蛋白的蛋白质浓度为25%～89%。相比其他形式的蛋白质，浓缩蛋白经过较少加工程序，含有部分乳糖、脂肪和矿物质

牛初乳

初乳为一种透明的乳前期液体，是每个新生哺乳动物的第一种食物，富含生长因子、氨基酸和生物活性蛋白，有助于新生儿在其生命第一周的发育。市面上有几个牛初乳品牌，其中一种名为"完好无损"。学界已对这种低热加工初乳对运动表现的作用进行了研究，结果显示牛初乳有助于提高重复回合训练的力量和爆发力。

牛初乳在PER（3.0）和PDCAAS（1.0）方面与乳清蛋白相似。此外，它脂肪含量低，不含乳糖。由于其天然的胰岛素样生长因子高含量，牛初乳被美国全国大学生体育协会（简称NCAA）和USOC禁止。如果你不受这两个组织的限制且正在寻找任何可能增强力量的优势，那么可以尝试牛初乳，因为它易于消化。

鸡蛋蛋白

从鸡蛋蛋白（蛋清蛋白）中获取的蛋白质被认为是比较蛋白质类型的参考标准。鸡蛋蛋白传统上是补充蛋白质的首选，但价格相当昂贵。鸡蛋蛋白的PER为2.8，PDCAAS为1.0。如果你希望丰富蛋白质补剂种类，那么这一种蛋白质值得你选择。

大豆蛋白

尽管大豆中的蛋氨酸含量低，但大豆依然是优质蛋白质的极佳来源。大豆浓缩蛋白（70%蛋白质）和分离蛋白（90%蛋白质）是素食者特别好的蛋白质来源。大豆分离蛋白还含有异黄酮葡萄糖苷，具有许多潜在的健康益处。大豆蛋白的 PER 为 1.8～2.3，PDCAAS 为 1.0。大豆蛋白的缺点在于，它在增长肌肉方面不如乳清蛋白有效。另外，如果你是素食者或者你不吃牛奶蛋白，大豆蛋白是你增加蛋白质摄入的一个极佳替代，尤其是在运动后立即摄入时。

乳清蛋白

乳清蛋白为牛奶的成分，在制作奶酪和其他乳制品的过程中被分离出来。它富含 B 族维生素、硒和钙。此外，乳清蛋白似乎能提高体内抗氧化剂谷胱甘肽的水平。

蛋白质补剂与减重

除了用于增肌饮食，蛋白质补剂还经常被用在减重饮食中。增加膳食蛋白质已被证明是成功的减重策略，服用蛋白质补剂是只增加蛋白质而不增加碳水化合物和脂肪的简易方法。

乳清蛋白是否能抵抗氧化应激？至少有一项研究表明，答案是肯定的。20名运动员（10男、10女）连续三个月服用乳清蛋白补剂（每日20克），对照组则补充安慰剂。研究人员评估了所有运动员在自行车比赛中的功率和运动能力。补充乳清蛋白组的体能在两方面都有显著提高，而安慰剂组的体能没有变化。研究人员得出结论，长期补充一种旨在增强抗氧化防护的产品，可以提高运动表现。

乳清蛋白和牛初乳一样，是补剂中最优质的蛋白质。它消化迅速，能使氨基酸被快速吸收。在售的还有水解乳清蛋白水、离子交换层析分离乳清蛋白和交叉流微量过滤分离乳清蛋白。它们的氨基酸结构、脂肪含量、乳糖含量和保存谷氨酰胺的水平略有差异。目前还不清楚这些微小的差异是否会对运动表现产生影响。如果想减少碳水化合物的摄入量，那么摄入乳清分离蛋白是个好选择。然而，这种乳清蛋白中的钙与其他矿物质的含量较低。

2011年发表在《营养学期刊》上的一项研究发现，乳清蛋白比大豆蛋白更有助于减重。在这项为期23周的临床试验中，摄入乳清蛋白的被试者的体重和体脂肪量分别比摄入碳水化合物的被试者低1.8公斤和2.3公斤。相比大豆蛋白，乳清蛋白能更明显地减少腹部脂肪。

乳清蛋白对减重如此有效的一个原因是它富含亮氨酸，亮氨酸是一种调节肌肉量的氨基酸，在减重过程中还能帮助你减少体脂。研究表明，2.5克的亮氨酸是理想的减脂剂量，乳清蛋白含有10%的亮氨酸，其他蛋白质的亮氨酸含量则略低。因此，25克的乳清蛋白含有理想剂量的亮氨酸。

槲皮素

由于FRS公司对槲皮素补剂的成功营销，槲皮素广受自行车、铁人三项、交叉训练运动员的欢迎。槲皮素是一种天然存在于水果和蔬菜（如红苹果、葡萄和浆果）的抗氧化剂。

一项主要的综述研究得出结论，槲皮素对耐力运动员的益处非常小，但这仍有统计学意义。它有益的原因在于可以让身体的最大摄氧量（代表身体能处理多少氧气）提高3%。身体的最大摄氧量越大，运动表现就越好，产生的疲劳感就越少。事实上，这一微小的差别，仅在竞赛的精英级别才重要。对此我的结论是，还需要进行更多的研究才能确认槲皮素是否为有效的补剂。

核　糖

人体的每个细胞中都有核糖，它是一种单糖，构成DNA与RNA的碳水化合物主链，而DNA和RNA是控制细胞生长繁殖的遗传物质，因此掌管着所有生命。核糖还参与ATP的生成，后者是所有活细胞的主要产能分子，核糖是其结构成分之一。细胞需要ATP才能正常工作。

正常情况下，身体可以生成并回收所有需要的ATP，尤其当有充足的氧气供应时。但在某些情况下，即局部缺血（组织缺乏血液流动）和剧烈运动时，ATP的再生速度不够快，产生能量的化合物腺嘌呤核苷酸会从细胞中流失。这将损害肌肉功能并消减力量，因为细胞需要腺嘌呤核苷酸来产生足量的ATP。

在动物研究中，核糖补剂使大鼠肌肉中的核苷酸合成速度提高了3～4倍。其他动物研究发现，核糖可以在剧烈运动后的12～24小时内将核苷酸恢复到接近正常水平。

部分医学研究表明，核糖补剂（每日服用10～60克）可以增加某些患者体内可用的ATP，并防止其他患者的局部缺血。但对于运动员和训练者又如何？如今作为一种运动补剂销售的核糖对他们有何裨益？根据2000年美国运动医学会会议上发表的两篇研究摘要，我将核糖移到可能符合营销宣传的类别下。两项研究都表明，在高强度训练前、训练中、训练后摄入核糖，很可能有助于增加肌肉能量，增强爆发力。

在一项小型研究中，6名被试者摄入了2～10克核糖，结果他们的高血糖水平维持了120分钟以上，而服用安慰剂的被试者则没有这种效果。这项研究暗示核糖可以使更多的能量（血糖）提供给工作肌肉。

第二项研究的结果更有说服力，因为这是一项实际的运动表现测试。这项研究调查了与服用口味相同的安慰剂相比，短期核糖补剂是否能改善8名年轻男性的无氧运动表现。被试者进行间隔60秒休息时间的6次10秒自行车冲刺。

被试者先进行2次熟悉骑行，再完成6次冲刺骑行，而后4次力竭骑行和2次后测骑行。36小时的时间内摄入核糖补剂4次，每次8克，后测骑行前120分钟摄入最后一次。在6次冲刺中，有4次峰值功率提高了2.2%～7%，总功率提高了2%～10%。研究人员如今希望在更大规模的研究中证实这些结果。

可从运动饮料、能量棒、片剂和粉剂的形式补充核糖。通常建议以每日3～5克作为维持剂量，高强度训练的运动员则为每日5～10克。

作为一种恢复肌肉能量的方法，核糖前景很好。所以，保持关注，关于这种吸引人的新型补剂，以及它对运动员与锻炼者有何效果，还需要了解更多。

牛磺酸

牛磺酸是人体中最丰富的氨基酸之一，存在于中枢神经系统和骨骼肌中，在大脑和心脏中浓度很高。蛋氨酸和半胱氨酸可在维生素 B_6 的帮助下合成牛磺酸。动物蛋白是牛磺酸的优质来源，植物蛋白中不含牛磺酸。

牛磺酸对大脑中的神经递质起作用。有报道称补充牛磺酸对治疗癫痫有好处，可以控制抽动，如面部抽搐。然而，牛磺酸治疗癫痫的效果十分有限，因为牛磺酸不易越过血脑屏障。

牛磺酸也是一种有效的细胞保护剂，可防止由运动引发的DNA损伤。它似乎能减少运动造成的肌肉损伤，从而加快训练间隙的肌肉恢复。其他研究表明，补充牛磺酸可以通过增加肌肉收缩力来改善运动表现。此外，牛磺酸可能发挥胰岛素样作用。研究表明，它能改善胰岛素抵抗，帮助身体更好地利用葡萄糖，还能降低甘油三酯和血液中有害胆固醇的水平。

随着高强度运动的进行，血液中牛磺酸的含量会增加，这可能是由于牛磺酸从肌肉纤维中被释放出来。由于与大脑中的神经递质有关，牛磺酸近日被提倡作为提高注意力、认知能力和幸福感的补剂。一项研究调查了这些可能性，研究发现含有咖啡因、牛磺酸和葡醛内酯（一种源自碳水化合物代谢的天然解毒剂）的补剂，能对人的精神和情绪产生正面作用。但是由于是对多种成分组合的测试，我们无法知道单独摄入牛磺酸的效果如何。

目前对运动员体内牛磺酸的研究十分有限，还需要更多研究来验证它的益处。然而，由于补充牛磺酸在其他人群中可能存在的效果，牛磺酸补剂依然值得观察。

不符合营销宣传

这类产品要么没有科学数据，要么存在负面数据，或是相关研究不足，或者只有动物研究来支持宣称的效果。可以继续关注研究文章，但我不会把金钱和时间浪费在这类产品上。

肌 苷

肌苷是一种天然的化学物质，能改善氧气利用，可能是通过促使产生额外的ATP来起作用。然而，研究并不支持肌苷补剂能增强体能的说法。如果肌苷的确能产生更多ATP，这会使身体获取更多能量，但这一说法没有研究支持。

丙酮酸

丙酮酸盐，或更具体地说，丙酮酸，是在人体碳水化合物代谢过程中自然生成的，并参与细胞水平上发生的能量产生反应。许多食物中也含有微量丙酮酸盐。作为丙酮酸盐出售的膳食补剂来源于丙酮酸，后者与矿物质盐结合，通常是钙、钠或钾。几乎没有数据支持营销宣称的能促进减重的剂量（每日0.5～2克）对减脂或改善运动表现有用。目前也没有足够的研究来支持结合丙酮酸盐与肌酸的新型补剂的有效性。

色氨酸

色氨酸是一种氨基酸补剂，运动员用它来增强力量和增加肌肉量，尽管它并不能起作用。人们摄入色氨酸来缓解失眠、抑郁、焦虑和经前紧张。1989年，成千上万的美国人在服用了日本一家化学公司生产的被污染的色氨酸后，患上了一种名为高嗜酸性粒细胞肌痛综合征的致残疾病。结果色氨酸被撤出市场。市面上有一些新型色氨酸产品，但我认为没有任何理由服用这些产品。如果想通过摄入更多色氨酸来提高大脑的血清素水平，那么可以试试火鸡肉和牛奶。

锌和镁

锌和镁是维持健康与生理功能所需的矿物元素，它们能增加能量消耗和改善运动表现。锌和镁被配制成一种补剂，并作为一种增强力量的配方销售。但迄今为止，还没有正式发表的研究证明这种组合有效。

潜在有害

这类产品已被证明会造成伤害，不值得冒险尝试。所有药物都具有一定的风险与益处。仅仅因为这类产品存在潜在的危害并不一定意味着它们不起作用。潜在有害意味着风险大于任何潜在的好处。

氨基酸

氨基酸补剂被大力推销给健美运动员和其他力量训练运动员，这种补剂声称能增加肌肉，是类固醇药物的安全替代品。但不仅健美运动员会购买这种补剂，普通的训练者也会被产品承诺吸引，即氨基酸是蛋白质的组成部分，能增长去脂肌肉和燃烧脂肪。虽然数据支持运动后摄入必需氨基酸会增加肌肉生长和力量的说法，但人体所需的必需氨基酸为6克。这种补剂价格不菲，存在风险。美国实验生物学协会联合会（简称FASEB）近日对现有的氨基酸数据进行了详尽的研究，得出的结论是没有足够的信息来确定膳食补剂中任何氨基酸的安全摄入量，因此不应认为这种补剂安全。18～20克的乳清蛋白可以安全提供大约6克的必需氨基酸。

雄烯二酮

雄烯二酮是一种天然存在于人体内的激素，是睾酮的直接前体。部分植物，尤其是花粉中含有雄烯二酮，哺乳动物的性腺中也有这种激素。运动员摄入雄烯二酮旨在提高血液中的睾酮水平，达到增强力量和增长肌肉的效果。据推测，相比合成类固醇，雄烯二酮更安全。然而，还没有太多可靠的研究来证明补剂厂商声称的雄烯二酮确实有效的说法。因为它是一种受管制和禁用的物质，接受药检的运动员不能摄入！

蜂花粉

市面上售卖的蜂花粉补剂实际上是一种由蜜蜂唾液、植物花蜜和花粉组成的松散的粉末，被压缩成400～500毫克的药片或装入胶囊。也有颗粒形式的蜂花粉，可以撒在食物上。蜂花粉富含氨基酸，蛋白质含量平均为20%，但在10%～36%之间浮动。蜂花粉10%～15%为单糖，含有微量脂肪和矿物质。它已被作为一种提高体能的运动补剂销售。一些欧洲的研究发现蜂花粉补剂存在益处，但美国的研究没有。蜂花粉是否对人体有害？可能会。蜂花粉确实含有花粉，所以如果你容易过敏，服用蜂花粉可能会出现过敏反应，或者更严重一点，死于过敏性休克。

脱氢表雄酮

脱氢表雄酮简称DHEA，是一种由肾上腺自然分泌的类固醇。作为一种抗老化产品，DHEA可能是货架上被人们谈论、宣传最多的补剂。DHEA被认为具有近乎神奇的特性，从增强性欲、提高免疫力、减重到提高能量水平。健美运动员、力量训练者和其他运动员都希望这种补剂能增长肌肉和燃烧脂肪。但没有确切的证据支持DHEA确实具有这种效果。事实上，研究表明，补充DHEA不会增强力量。与所有合成类固醇一样，脱氢表雄酮也有副作用，包括女性毛发过度生长和其他雄性化效果，以及男性乳腺发育。DHEA的一个主要问题在于没有进行长期的人体实验。

二甲基甘氨酸

二甲基甘氨酸（简称DMG，也称维生素 B_{15}）是一种膳食补剂，而不是维生素，据称可以增强有氧能力和耐力。然而，没有研究证实这些说法。多数人没有意识到的是，含DMG的补剂会导致细胞染色体损伤。

γ-丁内酯

γ-丁内酯（简称GBL）是一种市面上可买到的工业溶剂，是清洁剂、溶剂、油漆去除剂和发动机去垢剂的成分。它也作为一种天然补剂在互联网、健康食品商店及健身房销售，被宣称为天然的、无毒的膳食补剂。GBL的制造商声称，它能增加肌肉，改善体能，并起到壮阳的作用。

虽然GBL被标为一种膳食补剂，但它本身和含有它的产品均为非法药物，以各种商品名称售卖，包括Renewtrient、Revivarant、Blue Nitro、Revitalizer、Gamma G和Remforce。FDA已对含有GBL的产品发布召回，原因在于GBL已引起至少55起不良事件，包括1例死亡。仔细阅读补剂上的成分标签，以确保自己避开这种物质。

植物甾醇

植物甾醇是从植物中提取的天然类固醇，常被推广给锻炼者、力量训练者和运动员。植物甾醇包括在米糠油中发现的谷维素；菝葜，一种被宣传为睾酮的天然形式的草药提取物；β-谷甾醇，一种脂质提取物；阿魏酸，另一种脂质提取物。迄今为止对这些补剂所做的研究表明，它们对运动人群的身体成分没有影响，且部分人对这类物质敏感，可导致过敏和过敏性休克。

饮食仍然是关键

增长健康、结实的肌肉并非如进行训练和补充营养一般简单，还需要做更多。不能忽视良好的饮食习惯。请在本书第10章和第11章中学习如何为自己制订健身饮食计划，并参考第12～第16章中的力量训练样本菜单。最重要的是，每天摄入足够的优质热量，以便在运动及活动时为身体提供能量。

表 8.4　补剂评级

补剂	符合营销宣传	可能符合营销宣传	不符合营销宣传	潜在有害
咖啡因	✔			
碳水化合物-蛋白质运动饮料	✔			
肌酸	✔			
葡萄糖-电解质溶液	✔			
增重粉	✔			
精氨酸		✔		
β-丙氨酸		✔		
β-羟基-β-甲基丁酸（HMB）		✔		
支链氨基酸（BCAAs）		✔		
肉碱		✔		
辅酶 Q10（CoQ10）		✔		
共轭亚油酸（CLA）		✔		
硫酸氨基葡萄糖 / 硫酸软骨素		✔		
谷氨酰胺		✔		
甘油		✔		
中链甘油三酯油（MCT 油）		✔		
N-乙酰半胱氨酸（NAC）		✔		
磷脂酰丝氨酸（PS）		✔		
蛋白质补剂		✔		
槲皮素		✔		
核糖		✔		
牛磺酸		✔		
肌苷			✔	
丙酮酸盐			✔	
色氨酸			✔	

补剂	符合营销宣传	可能符合营销宣传	不符合营销宣传	潜在有害
锌和镁			✓	
氨基酸				✓
雄烯二酮				✓
蜂花粉				✓
脱氢表雄酮（DHEA）				✓
二甲基甘氨酸（DMG，维生素B_{15}）				✓
γ-丁内酯（GBL）				✓
植物甾醇				✓

第 9 章
植物药对运动表现的影响

    草药是最受欢迎的自拟方药物,有胶囊、片剂、溶液剂和粉剂等形式。美国人的膳食补剂消费额达200亿美元,其中超过50亿美元用于草药补剂。草药补剂的销售额每年增长3%~5%。草药作为健身补剂被大力推广,但几乎没有证据表明其有效(尽管现在比以往有更多数据),甚至草药还会造成伤害。

    草药是一种植物或植物的一部分,因其药用性、香气或味道而具有价值。草药及草药疗法已有数百年历史,甚至尼安德特人也用植物来治病。约30%的现代药物源自草药。用草药和植物烹饪是影响身心健康的一种十分有效的方式。我鼓励训练者通过在饮食中添加更多草药及植物来增强食物的治疗作用。不过,在本章中,我将更着重于阐述草药补剂。本章内容可以帮助训练者了解哪些草药对人体有益、哪些有害。

天然，但并不总是安全无害

一种常见但危险的看法是草药天然，因此安全。植物提取药物和草药补剂之间的区别在于谨慎的科学研究。美国的草药补剂生产商不需要将产品提交至FDA审核，因此缺乏产品的质量或安全性监管。如果没有强制执行的标准，那么产品标签上描述的成分及效力很可能不准确。加州大学洛杉矶分校人类营养中心的一项研究发现了一些令人震惊的证据。研究人员分析了锯棕榈、卡瓦醉椒、松果菊、人参和贯叶连翘的商业剂型。他们从9家生产商各购买了2套补剂，每套6瓶，分析其中成分。结果显示，这些产品的实际成分与标签上的成分存在差异，尤其是松果菊和人参。甚至产品标签提供的信息都各不相同，而剂量建议和信息也各式各样。

这项研究反映出草药产品存在一个重要问题。当对非标准化产品进行有效性试验时，无论研究设计多么充分，都很难找到产品是否有效的确凿证据，因为消费者服下的产品与试验用的提取物可能在任何方面均不相同。

许多草药补剂受过污染，尽管知名主流品牌的产品通常不会出现这种情况。因此，尽量购买信誉好的厂家的草药补剂。另外，确保产品标签上列出了所有成分，并经过良好的实验室认证。既然已经花费大量时间来确保自己吃下了干净的食物，训练也达到了最佳水平，那么有什么理由要不小心地用一种不可信的补剂来扰乱自己的健康和运动表现呢？

FDA将草药列为食品补剂。因为将草药标为药物需要进行严格测试，以证明它们的安全性和有效性，且测试每种草药需花费数百万美元，因此鲜有制造商愿意为此投资。

对消费者来说，幸运的是，补剂产品上不得标示未经证实的说法。美国政府最新规定要求补剂行业遵守与包装食品相同的标签法。这意味着任何宣称有健康功效的补剂均须有政府认可的科学证据来支持其说法。任何销售的缓解、调节、治疗或预防疾病的产品，均被FDA作为药物监管。

如今消费者在补剂标签上看到的是结构和功能声明。这意味着生产商可以宣称其膳食补剂对人体结构或功能具有影响，不过内容必须真实无误。我举一个这类声明的例子，比方说"维生素C与免疫功能有关"。

即使是在严格标准下检测并生产的药物，也时常会有过敏反应。因此，大量服用未经检测的草药，更有可能会产生过敏反应，这种反应有时可致命。草药也会与处方药相互作用。如果目前正服用药物，那么在使用任何草药补剂之前，应当咨询医生、药剂师或营养师。

此外，如果计划做手术而同时在服用草药补剂，务必在术前告知医生。部分草药，尤其是银杏、蒜、生姜和人参，会干扰正常的凝血，可能导致手术期间的大量失血。而能提振情绪的草药，如贯叶连翘和卡瓦醉椒，会增强麻醉的镇静效果，这也有危险性。

孕妇和哺乳期女性应避免服用所有草药制剂。如果你正处于妊娠或哺乳期，向医生或营养师咨询能否服用一些特定的草药茶，因为即使是这类物质，也会对发育中的胎儿或婴儿产生有害反应。亦勿给儿童服用草药补剂或药物。几乎没有关于儿童服用草药安全性的医学信息。善意可能反而造成严重的伤害。

由于该行业没有普遍的质量控制监管，草药补剂确实存在受到化学污染的危险。植物原料在收割或加工前是否喷撒过化学品？加工过程中也可能有其他有毒污染物或违禁和非法物质进入产品。例如，一项研究测试了草药产品中禁用的合成类固醇及生长激素情况，发现15%的产品含有未在标签上注明的激素原（激素的变体）。这些产品大部分在美国制造，但在欧洲国家销售。从其他国家邮购的产品比在美国本土购买的产品更不可靠。以下为部分单独出售或作为健身补剂成分的知名草药的详细报告。我对这类草药的分类与我在本书第8章中对运动补剂的分类类似。根据目前的运动科学研究，这类草药中有一部分符合制造商的营销宣传内容，而其他可能有效。本章末尾的表9.2可为市场上多种改善运动表现的草药的有效性提供快速参考。

符合营销宣传

大部分草药补剂的研究在美国以外进行，但此处列出的产品受到专家一致认可，均经过了充分的功效试验。即便如此，草药也可以作为强效药物，应以使用处方药的审慎来使用草药。

布枯叶

这种草药的叶子从南非一种本土灌木上采摘，通常被制成茶和其他补剂形式。布枯叶具有温和利尿作用，从这方面看，它能帮助身体消除多余的水分。它也可以作为杀菌剂，对抗尿路中的细菌。

尽管草药师建议每日服用2～3次，每次不超过2克，但通常认为布枯叶安全无害。

何首乌

中国古代草药师宣称，这种蓼科植物是最好的长生药之一。在草药师看来，何首乌根据其根部的大小和生长年限而表现出不同效用。例如，拳头大小的50年何首乌根可以防止头发变白，碗一般大的100年何首乌根能保持情绪快乐，脸盆大小的150年何首乌根可以让牙齿脱落长出新牙，而200年的何首乌可以恢复青春活力。民间传说也是如此。

传说何首乌是优良的心血管草药，能降低胆固醇、保护血管、增加心脏的血流。但何首乌其实是一种天然泻药，用于通便可能安全。

瓜拿纳

瓜拿纳是生长在亚马孙河流域的一种红色浆果，其咖啡因含量为咖啡豆的7倍，在健康食品店被广泛作为能量补剂销售。能量饮料和能量水中也含有这种草药。瓜拿纳补剂以这种浆果的种子为原料制成。

许多天然减重补剂中添加有这种草药，它被认为可增加热效应，从而刺激新陈代谢。大剂量的瓜拿纳会导致身体脱水，因为其所含咖啡因具有利尿作用。就对运动表现可能的益处而言，瓜拿纳已被证明能提升动物的血糖水平。然而，对人类能否产生同样的功效还有待观察。请注意：如果对咖啡因敏感，那么最好不要摄入瓜拿纳。

马黛茶

马黛茶是另一种含咖啡因的草药。它被吹捧为天然兴奋剂，咖啡因含量为2%。由于马黛茶被认为有助于控制食欲，部分天然减重补剂添加有这种草药。与瓜拿纳一样，能量饮料和能量水中亦添加马黛茶。它还具有温和的利尿作用，因此可暂时减轻水分体重。医学专家认为，短期少量服用这种草药相对安全。

请记住，瓜拿纳和马黛茶都含有咖啡因。有一些客户兴奋地告诉我，说自己已经戒掉咖啡因，然而我发现他们一直在饮用含有这些草药的能量水！结果这些客户并没有戒掉咖啡因，他们只是把咖啡因的来源从咖啡变成草药水。谨慎使用这类草药，一定仔细阅读饮料标签。训练者必须对天然含有咖啡因的草药有充分了解。标签上不会列出咖啡因，除非咖啡因是添加成分。

可能符合营销宣传

关于这类草药宣称的功效是否属实，研究尚不清楚，它们可能有效，可能无效。若想尝试服用这些草药，请记住，这无疑是用自己做试验。在亲身试用之前，最好等等看研究结果如何。

甜菜根汁

看过2012年伦敦奥运会的人，或许听说过甜菜根汁是一种可能有效的耐力补剂。甜菜根汁似乎可以通过减少摄氧量同时减轻运动产生的疲劳感，来延长力竭前的运动时间。

研究表明，相比没有饮用的运动员，饮用甜菜根汁的运动员的需氧量更少，血压也更低。其他益处还包括改善运动表现和训练时的心脏功能。

硝酸盐是天然存在于各种食物中的化合物，包括甜菜根、绿叶蔬菜、腌肉和茶。硝酸盐在体内被转化为各种其他化合物，包括亚硝酸钠，这一转化过程部分涉及口腔和消化道中的细菌。

过去，由于担心转化的亚硝酸盐会增加癌症风险，膳食硝酸盐被禁用，但新的科学研究揭示，硝酸盐不一定对人体健康有害，它甚至可以增加运动时的血液流动和能量。硝酸盐是甜菜根汁中的天然活性化合物。旱芹、菠菜和宽叶羽衣甘蓝也含有丰富的硝酸盐。

硝酸盐致癌的结论已被证明是研究缺陷所致，目前已被撤回。然而，媒体刊登的恐惧硝酸盐的报道远多于撤回结论的报道。今天，美国国家科学院、美国癌症协会和美国国家研究委员会一致认为，摄入亚硝酸钠不会致癌。虽然无硝酸盐产品减少了总的钠摄入量，但大多数"无硝酸盐"腌制产品以旱芹汁或其他天然来源的硝酸盐作为重要的抗菌防腐剂。没有硝酸盐，腌肉难以保质。

在多项关于甜菜根汁的研究中，有一项是在埃克塞特大学对自行车运动员的试验。研究人员发现，甜菜根汁通过提高肌肉利用燃料的效率来增加能量。这项研究主要针对年龄在19～38岁的男性自行车运动员，他们在健身脚踏车上训练，为期1周。结果，每日饮用半升甜菜根汁，可以将力竭前的骑行时间延长16%。其他研究表明，饮用甜菜根汁对步行、跑步和抗阻训练也会产生同样的好处。

甜菜根汁究竟如何起作用？从根本上讲，它使血液中的硝酸盐含量增加了1倍，并降低了肌肉利用其能源ATP的速度。

请参见第17章的香蕉、甜菜、橙抗氧化剂思慕雪，它的成分中包括甜菜。这并不能提供有效剂量的甜菜根汁，但无疑能增加全天的硝酸盐总摄入量。

使用甜菜根汁补剂是摄取足够膳食硝酸盐最简单的方法，但这种方法的副作用是红色大小便。硝酸盐还有其他优质来源（表9.1）。大多数研究表明，膳食硝酸盐的有益摄入量为300～500毫克。

表9.1　食物中的膳食硝酸盐[①]

250毫克/100克：旱芹、水芹、峨参、莴苣、红甜菜根、菠菜、芝麻菜	
100～250毫克/100克：块根芹、大白菜、菊苣、茴香、擘蓝、韭菜、欧芹	
标准分量的硝酸盐含量	
1杯生菠菜	900毫克
1/2杯熟羽衣甘蓝	200毫克
1杯生叶状莴苣	100毫克
1/2杯蔬菜汁	40毫克

红辣椒

红辣椒是一种让食物变得辛辣的香料，可能可以真正地燃烧脂肪。它含有一种叫作辣椒素的化合物，研究表明辣椒素可以增加能量消耗并促进脂肪燃烧。本书第5章讨论了最佳燃脂食物，包括辣椒中的辣椒素。提取辣椒素来制成不辣的补剂，是令人激动的新选择。

然而，许多运动员在服用这种补剂时遇到了困难。他们的胃里会产生灼烧感。幸运的是科学家已经从甜椒中提取出辣椒酯类物质二氢辣椒素酯，这是一种不太辛辣形式的辣椒素。现有的数据表明，每日摄入3毫克为佳，该剂量可以燃烧脂肪而不会让胃部产生灼烧感。

松果菊

松果菊为向日葵族植物，其中有三种可药用——紫松果菊、狭叶松果菊和

---

① 资料来源：E. Coleman, Reap the benefits of beetroot juice—evidence suggests it improves heart health and athletic performance, *Today's Dietitian*, 2012, 14(2): 48。

苍白松果菊。德国E委员会为类似于FDA的机构，该委员会已批准使用紫松果菊作为感冒和慢性呼吸道感染的辅助治疗药物。该委员会的专论描述了大量草药及其治疗应用，指出松果菊制剂能增加体内白细胞的数量。白细胞会破坏入侵人体的有机体，包括感冒病毒。

2006年进行的一项严格的松果菊综述研究，分析了16项松果菊试验。结论是部分证据表明松果菊的土上部分对成人感冒的早期治疗有效，但这些结果并不完全一致。

运动员和训练高度频繁的人群常出现免疫力低下，这也就是多位运动科学家建议补充松果菊的原因。然而我的看法与他们不同。其中一个原因是如果患有花粉症，服用松果菊制剂会使你面临产生严重过敏反应的风险，甚至是危及生命的过敏性休克。过敏症状总体上呈上升趋势，因此我认为不值得冒险去服用这种草药。

如果你患有自身免疫性疾病如红斑狼疮，或进行性疾病如多发性硬化，切勿服用松果菊，因为这种草药会过度刺激人体的免疫系统，加剧损害。另外，口服松果菊勿超过8周。

人　参

人参在远东地区被作为增强和恢复健康的补品已有数千年的历史，最近这种草药又被吹捧可改善训练者和运动员的运动表现。人参取自人参科（五加科）药用植物的根。分为很多种类，包括人参属的植物，以及植物学近亲西伯利亚人参，亦称刺五加。

在德国，人参和刺五加被批准作为药物使用。事实上，德国E委员会在其专论中指出，这类人参可以"作为疲劳虚弱时恢复和健体的补品，在工作能力和注意力下降时，以及康复期使用"（Blumenthal, 174）。

而在美国，FDA认为人参是一种食品。根据一项营养分析，100克人参根含热量338千卡，碳水化合物70克，还含有维生素A、维生素B_1（硫胺素）、维生素B$_2$（核黄素）、维生素B$_3$（烟酸）、维生素B$_{12}$、维生素C和维生素E，以及矿物质钙、铁和磷。

人参属植物的主要活性成分为植物甾醇人参皂苷。刺五加的活性成分则是植物甾醇刺五加苷，刺五加苷与人参皂苷的化学结构不同，但具有相似性质。这些化学成分的作用机制十分复杂，但科学家们从理论上认为它们具有增加线粒体（细胞的能量工厂）的大小、刺激肾上腺激素产生、增强大脑中神经递质的传递等功能。

在草药医学中，所有人参均被认为是"适应原"。这个词由苏联科学家在1947年提出，指的是一种能增强对生理应激抵抗力、改善运动表现、延长耐力、刺激身体运动后恢复能力的物质。

卢克·布奇博士在一篇综述论文中总结了多项已完成的研究，他指出，如果服用人参补剂的时间足够长、剂量足够大，的确能提高体能及精神表现。此外，他还指出，人参对没有训练经验或年龄超过40岁的被试者更有效。补充人参也不会立即直接产生效果。它是一种补剂，服用至少8周才起效。

在另一项研究中，服用标准化人参提取物，剂量至少为2克，时间超过8周，几乎都能显著改善体能或精神表现。西伯利亚人参与人参不同，前者对人的体能无明显影响。当然，对这两种人参都尚需进行更深、更充分的研究。

显然，关于人参的研究存在矛盾。我们应如何理解这些数据？最合理的解释为商业人参制品之间本身存在巨大差异。对24种人参根及制品（包括软胶囊、片剂、干胶囊和人参茶）的分析表明，其中人参皂苷的浓度有很大的不同。另一项研究显示，即使是同一品牌的人参制品，其人参皂苷含量也各不相同，部分产品甚至根本不含人参皂苷。此外，商业人参制品的化学成分根据人参根的生长年限、栽培方法、所用根的部分以及制造方法而有所差异。

弄清自己购买的人参的成分并不容易，并且服用人参未必可靠。已知大剂量及长期服用人参存在副作用：高血压、焦虑、失眠、低血压、镇静、乳房疼痛、乳腺结节和阴道出血。此外，人参会同许多药物产生反应。禁止人参与兴奋剂一起服用，包括不得过量摄入咖啡因的同时服用人参。请务必咨询医生及药剂师，了解清楚人参与自己正在服用的任何药物是否存在潜在相互作用。

绿　茶

绿茶是源自亚洲的一种常绿植物的叶子和叶芽，对注重健康的人群十分有吸引力，因为它可能有助于减重。绿茶中富含儿茶素，动物和人体研究表明，这种化学物质似乎能增加脂肪燃烧，并刺激热效应。绿茶的抗炎效果亦极佳。

日本研究人员在2001年的一项研究显示，与服用含少量儿茶素的安慰剂的被试者相比，持续12周每日服用600毫克儿茶素的男性，体重减轻、BMI下降，并且腰围变小。

绿茶和咖啡因共同摄入所产生的效果，也得到广泛研究。2011年，研究人员发表了一篇关于绿茶抗肥胖作用机制的综述，并在《营养生物化学期刊》（*Journal of Nutritional Biochemistry*）上报道了研究发现。他们指出，主要的假设为绿茶儿茶素影响交感神经系统，增加能量消耗，促进脂肪氧化。咖啡因也会影响交感神经系统的活动，它与儿茶素协同作用，能提高抗肥胖效果。研究人员推测其他可能的机制也参与其中，包括食欲抑制、脂肪燃烧酶的增加和热量吸收的减少。

绿茶是否有助于提高运动表现？相关研究并未发现绿茶具有任何提高运动表现的效果。我个人认为，对此还需要进行更多研究。

甚至人体需要摄入多少绿茶来实现减重也未知。1999年，马里兰州的一项研究让被试者连续4天每日饮用6¼杯（1.5升）茶。日本最近的一项针对男性的研究（前文已有提及）发现，连续12周每日喝2杯半（600毫升）茶可成功减重。如果对咖啡因敏感，那么从低剂量开始饮用，而且绝对不要在睡前饮茶。

无论绿茶最终能否成为一种真正的抗肥胖物质，适量饮用绿茶仍然有益。研究发现绿茶中的天然化学物质可以预防牙周病、部分癌症及心脏病。除非对咖啡因过敏，绿茶及其提取物可安全摄入，并可能对健康有益。

不符合营销宣传

下述产品没有足够的研究来支持其营销宣传内容，我不会花钱购买。在历史上，这类产品会被称为"狗皮膏药"。

牛 蒡

牛蒡是蒲公英的近亲，常被声称能净化血液、利尿、治疗痤疮和银屑病等皮肤病、发汗。这些说法均未得到科学研究证实，也没有确凿的证据表明牛蒡具有任何有用的治疗效果。但却有报道饮用被颠茄（一种有毒的植物）污染的牛蒡茶而中毒的案例。

膜萼酸模

膜萼酸模被虚假宣传为人参的低价美国产替代品，但无论从植物学还是化学角度来看，它都与人参毫无关系。膜萼酸模原产于美国西南部和墨西哥，被草药爱好者推荐用于解决各种问题，从能量不足到麻风病。问题是膜萼酸模为潜在致癌物，因为它含有大量鞣酸。

酸 橙

酸橙（也称苦柑或辛弗林）是中国水果枳实的植物学名称。一种叫作辛弗林的生物碱就是从这种水果中提取的，它是许多健身补剂的成分。辛弗林为麻黄碱（一种在麻黄中发现的生物碱）的化学近亲，但几乎没有麻黄碱的副作用。辛弗林被认为可抑制食欲、提高代谢率，并通过刺激细胞内脂肪燃烧酶的作用来帮助燃烧脂肪。然而，迄今为止还未发表过辛弗林作为燃脂剂的研究。

毛喉鞘蕊花

毛喉鞘蕊花为唇形科植物，在印度（阿育吠陀）医学中被广泛应用。其活性成分二萜毛喉素可激活腺苷酸环化酶，后者是一种增加细胞中环腺苷酸的酶。环腺苷酸的合成会影响许多生物系统，包括动物和人体脂肪细胞中储存脂肪的分解。这种酶还调节身体对食物的热反应，提高代谢率，激活脂肪燃烧。

使用这种草药的理论是如果能刺激脂肪酸代谢，那么就能在保存去脂肌肉组织的同时减掉身体脂肪。即便如此，对毛喉鞘蕊花的研究并未证实其有这种作用，并且这种草药也不能促进减重。

冬虫夏草

冬虫夏草是一种原产于中国西藏山区的真菌，它的独特性是生长在毛虫幼体上。冬虫夏草可作为一种改善运动表现的补剂，被认为能打开呼吸通道，增加氧气流通。随着细胞获得更多氧气，耐力便随之增强。然而，研究未能证实这种效果。虽然冬虫夏草被描述为安全温和的，但关于其安全性的信息很少。

特纳草

特纳草取自一种墨西哥灌木的叶子。在20世纪初，它被吹捧为强效催情剂。研究人员对特纳草进行了更仔细的科学研究，结果表明这种草药并无任何激发性欲的特性或有益的生理作用。

雷公根

雷公根为伞形科植物，是一种常见的杂草，通常生长在亚洲的排水沟和夏威夷的果园里。这种草药有一种已知功效，通过帮助身体排除多余液体来对抗水分潴留。它也是一种中枢神经系统兴奋剂，被认为是一种亲脂或燃烧脂肪的草药。雷公根也是许多去皮下脂肪补剂的成分之一。然而《美国草药医师桌上参考手册》（*Physician's Desk Reference for Herbal Medicines*）并未引用任何研究来支持这些有关雷公根功效的说法。

由于雷公根的刺激作用，患有任何慢性疾病者，应当避免使用，其副作用包括失眠和焦虑。

蝴蝶亚

蝴蝶亚（蝴蝶亚仙人掌）是一种带刺多肉植物，生长在南非和纳米比亚边境的卡拉哈迪沙漠。数千年来，布须曼人（该地区的土著民族）一直使用这种草药来抵御穿越广袤沙漠长途跋涉时的疼痛、饥饿和干渴。20世纪60年代，在布须曼人向南非军方透露了蝴蝶亚的秘密之后，南非的研究人员开始着手研究这种植物。从那时起，人们开始研究蝴蝶亚的各种特性，包括它通过抑制食欲减重的能力。直至近日，它才被作为一种控制体重的天然膳食补剂。但是目前尚无任何关于该草药的人体研究，所以我们不知道关于蝴蝶亚的说法是否可信。

锯棕榈

在德国，锯棕榈是获批用于治疗男性良性前列腺增生（简称BPH）的几种植物之一。据称，锯棕榈能增加尿流量，减少排尿频率，并使排尿更容易。在美国，超过200万人用这种草药来治疗前列腺增生，但是否有用呢？精心设计的研究表明这种草药不能缓解前列腺增生的症状，也不会帮助缓解前列腺炎或慢性骨盆疼痛综合征，后者会导致腹股沟疼痛，并伴有或不伴有尿急或尿频等排尿症状。

蒺　藜

蒺藜是一种受欢迎的力量训练用草药。这种草药被认为是一种天然甾醇，可以增加睾酮含量、肌肉量，以及增强力量。然而根据最近的研究，蒺藜并不能对人体产生这些功效。

潜在有害

这类产品已被证明会对人体造成伤害，不值得冒险使用。尽管其中部分产品或许能带来一些好处，但风险远大于收益。

麻黄属植物

麻黄属植物是世界上已知最古老的栽培植物，也被称为麻黄或摩门教徒茶，是一种短效兴奋剂和有效的减重辅助品，部分感冒药中含有这种草药成分。数年前，因为麻黄的安全性问题，包括它对心血管系统造成的有害影响，FDA禁止在膳食补剂中使用麻黄。然而2005年4月，一名联邦法官驳回了禁令，称FDA将麻黄作为一种药物而非食品进行监管。该裁决允许补剂公司在产品中添加麻黄，但由于媒体的批评，大多数公司并未这样做。事实上，如今多家补剂制造商仍引以为傲地宣传自家产品不含麻黄。

麻黄对人体有多种副作用，包括焦虑、激越和快速心跳。这种草药能使心跳加速、血压升高，对心脏病、高血压或糖尿病患者可致命。

保哥果

保哥果指多种树木的树皮，它作为一种草药剂，被制成茶或化妆品成分。保哥果常被宣传为癌症的治疗药物。事实上，树皮中确实含有少量的经研究显示具有抗癌特性的拉帕醇，但保哥果本身有潜在的毒性，消费者切勿被诱导。

北美擦树

北美擦树通常被制成茶，是一种听起来像是万灵药的知名草药。它被宣传为兴奋剂、肌肉松弛剂、发汗剂、血液净化剂，还可治疗风湿、皮肤病和斑疹伤寒。然而所有这些益处均未得到医学支持，甚至医学文献上都没有记载。此外，这种草药含有一种名为黄樟素的油类，可致癌。

育亨宾

育亨宾是从西非一种常绿植物的树皮中提取的一种草药，能刺激勃起，它也因具有激发性欲的特性而著称。这种草药的提取物育亨宾碱是治疗勃起功能障碍的处方药。

可提振情绪的植物药

有几种植物能影响情绪。它们通常不似药物那般有效，且需要更长时间才能显示其作用。尽管副作用亦不像药物副作用一样强烈，但也确实存在，因此须始终遵循说明书的剂量。此处对这类植物做一个简要介绍：

- 西番莲花——有助于镇静、减少焦虑、改善睡眠。
- 洋甘菊——有助于镇静、减少焦虑、改善睡眠。
- 银杏叶——改善大脑血流，使思维更清晰。
- 卡瓦醉椒——能提升情绪和幸福感，使人放松，减轻焦虑。（不过，我并不推荐这种草药，因为它会产生严重而危险的副作用，包括肝损伤。）
- 贯叶连翘——能缓解轻度抑郁。（请注意：这种草药会干扰其他药物的作用，仅可在医师指导下使用。）

抗炎植物药

本书的很大一部分内容讲述了在饮食中加入抗炎食物。使用抗炎植物药为其中的一种方式。下述内容将介绍我最推崇的抗炎植物药。

姜

这种广受欢迎的草药有助于缓解轻度肌肉疼痛的症状，其作用类似于非甾体抗炎药，但不会对消化道产生负面影响。推荐剂量为每日2～7克。姜还有助于缓解轻度恶心，我推荐在赛前感到紧张的人可服用。姜有胶囊和含片两种药剂形式。

姜 黄

印度烹饪中常用这种香料，它含有一种叫作姜黄素的强效抗炎和抗氧化剂。姜黄素通过几种得到确认的途径起作用。作为一种抗氧化剂，它能提高体内谷

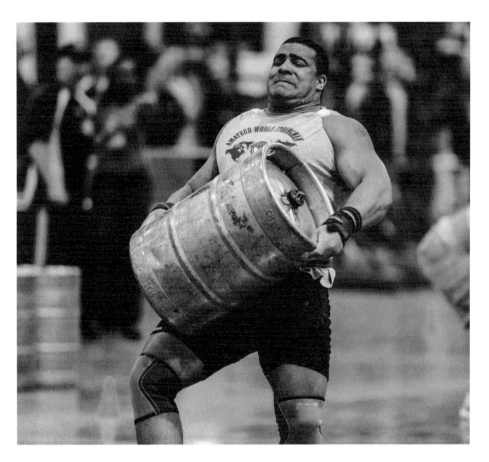

抗炎药有助于减少剧烈运动后的肌肉酸痛和疲劳感

胱甘肽的水平，后者是人体主要的抗氧化剂之一。它还能阻止前列腺素E2的形成，这是一种促进体内炎症的化合物。可以通过在食物中加入姜黄而获取姜黄素的益处。

黄酮醇

这类植物化学物质为强效抗氧化剂和抗炎药，包括槲皮素、山柰酚、杨梅素，以及柑橘类生物类黄酮，如柚皮素、橙皮素等。绿茶也含有黄酮醇。这些有益的化合物很容易通过食物获得。富含槲皮素的食物包括刺山柑、绿叶蔬菜欧当归、苹果和甘菊茶。山柰酚存在于茶叶、花椰菜、卷心菜、羽衣甘蓝、豆类、菊苣、韭菜、番茄、草莓和葡萄中，银杏叶等草药补剂和蜂胶中也含有山柰酚。葡萄、浆果、洋葱、茶和核桃中含有杨梅素。黄酮醇在柑橘类水果、黑巧克力和各种茶中含量最高。

抗肿胀的植物药

你是形体运动员，或是想看上去更有肌肉线条？如果是这样，那么有部分植物可以帮助你。从长远来看，肿胀通常是饮食中摄入盐分过多、流质不足或悠悠球节食法的结果。因此，首先需要减少饮食中的盐，或者简单地用香草和香料调味。然后确保自己每日饮用足够的水来帮助肾脏排出液体。

富含电解质的食物或植物可以防止肿胀，平衡体内水分。以下为实例：

水果和蔬菜

芦笋、旱芹、蔓越莓汁、黄瓜、蒲公英、茄子、茴香。

香草和茶

首蓿茶、红茶、小豆蔻、甘菊茶、芜荽、蒲公英茶、绿茶、欧芹。

提醒一句：不要过度摄入这些食物和香草，否则会导致身体脱水。

运动营养学真相与谣言: 功能性食品是否可作为新型训练用主食?

无论是咬下一口运动能量棒、畅饮一杯钙强化橙汁, 还是咕嘟喝下贯叶连翘或松果菊等草药熬成的汤, 你所摄入的均是功能性食品。

从技术上讲, 功能性食品是指能够提高运动表现或有益于健康的食品。美国营养与饮食学会在其关于功能性食品的意见论文中, 将这类产品定义为"任何可能在其所含传统营养成分之外提供健康益处的改良食品或食品成分"(American Dietetic Association, 2009, 735-746)。

符合这一定义的产品包括:

· 减少或去除糖分、脂肪、钠或胆固醇的食品。比如无脂奶酪、低糖果酱或低钠汤。像这样的功能性食品对节食者有益, 有助于预防或控制肥胖、心血管疾病、糖尿病和高血压。

· 添加天然成分的食品。添加纤维或维生素的早餐麦片粥和意大利面是很好的例子。用这种方法改良的食物, 可在预防疾病方面发挥重要作用。

· 添加了食品中通常缺乏的营养素的食品。如添加叶酸的面包、汤或添加治疗草药的软饮料。添加营养的食物可以帮助人们摄取更高水平的、有益健康的营养素, 对保持身体健康十分重要。

· 在发酵过程中添加特殊健康细菌的益生菌酸奶以及其他乳制品。这类食物被认为可以促进肠道健康菌群的生长, 从而促进消化并预防疾病。

· 针对运动员和训练者营养与能量需求的运动食品。其中包括添加电解质的运动饮料, 含肌酸、氨基酸等营养素的蛋白粉, 以及富含维生素、矿物质或草药的运动能量棒。这类功能性食品旨在提供能量, 促进肌肉生长, 补充运动过程中流失的营养素。

是否应该将这些食物纳入自己的日常膳食? 答案是肯定的, 尤其是在当你看重的是其方便性, 并且正试图促进肌肉生长、让肌肉更健康、增强肌肉力量时。特别是运动食品, 可以帮助训练者实现这些目标。不过你应当将功能性食品视作对膳食的补充, 而不是替代真正的食物。最后, 为身体补充能量的最佳方法始终是食用各种各样、营养丰富的食物, 包括精益蛋白质、乳制品、水果、全谷物、蔬菜, 以及正确种类的脂肪。

其他具有良好证据支持的重要且有效的抗炎和抗氧化植物药包括葡萄籽提取物、接骨木果、石榴、荨麻、南非钩麻、乳香、亚麻籽、奶蓟草、白柳树皮。

防范措施

如果仍对草药补剂感到好奇并打算尝试，请遵循以下防范措施：

- 选择信誉良好的制造商所生产的优质补剂；
- 请记住，价格并非总是质量的可靠指标；
- 不得超过建议剂量；
- 向经过良好训练的专业医护人员寻求建议；
- 一般来说，选择配方更简单而不是更复杂的补剂；
- 在积极治疗期间，选择更易吞咽吸收的液体形式；
- 选择补剂形式时，需考虑到口味以及吞咽的方便性；
- 使用任何植物和草药补剂，均应告知自己的医护团队。

表 9.2　草药补剂评级

补剂	符合营销宣传	可能符合营销宣传	不符合营销宣传	潜在有害
布枯叶	✓			
何首乌	✓			
瓜拿纳	✓			
马黛茶	✓			
甜菜根汁		✓		
红辣椒		✓		
松果菊		✓		
人参		✓		
绿茶		✓		
牛蒡			✓	
膜荚酸模			✓	
酸橙			✓	
毛喉鞘蕊花			✓	
冬虫夏草			✓	
特纳草			✓	
雷公根			✓	

补剂	符合营销宣传	可能符合营销宣传	不符合营销宣传	潜在有害
蝴蝶亚			✔	
锯棕榈			✔	
蒺藜			✔	
麻黄属植物（麻黄）				✔
保哥果				✔
北美擦树				✔
育亨宾				✔

第三部分

饮食计划与菜单

　　本书的这一部分让你将前文所学知识付诸实践。你已经具备一定知识基础，了解到相关信息并受到一些启发。现在让我们将所有已经学到的知识付诸实践，为自己设计一份个性化的健身饮食计划。第一步，确定自己的目标：问问自己是想保持体重、增加肌肉、减重或减脂？是否处于非赛季并试图提高成绩，还是努力夺冠并计划达到最佳水平？是力量训练新手还是已有多年训练经验？第10章里，我将介绍我在设计客户的定制营养计划时采取的步骤。了解这些信息，各位可以像找我咨询一样，根据自己的目标计算出所需热量，并安排自己的蛋白质、碳水化合物和脂肪需求。第10章还提供了定制后文介绍的所有菜单计划所需的信息。第11章提供了终极竞技营养策略，可让身体为竞赛达到巅峰状态，我会将自己所知的最高职业机密倾囊相授。

　　第12～第16章中列有5种饮食策略（保持体重、增加肌肉、交叉训练、减脂、练线条），其中每种都带有一份菜单计划，专为力量训练新手或每周训练3次或4次的人而设计，还提供了另一份菜单计划，适合肌肉发达的或每周训练5次甚至更多的力量训练者。所有菜单计划也分为女性和男性。这些计划从我设计用于制订菜单的数学模型开始。通过代入自己的体重，你可以制订自己的个性化饮食计划。本部分的菜单是根据体重82公斤的男性和体重59公斤的女性的需求举出的示例。如果体重不同，只需将自己的体重代入公式，即可创造属于你自己的个性化计划。

菜单选择的食物相似，所以当训练目标改变，可以很容易地从一种饮食策略切换到下一种。部分菜单把运动安排在上午，另外一些将运动安排在下午晚些时候，这样你就能明白如何根据自己的训练时间来定制菜单。一定保证运动前的零食以及运动后的零食或正餐。规划菜单需要花费一点时间、精力，但你能得到有价值的回报！

当设计好自己的饮食后，可以通过第17章的食谱来找一些乐趣。这一章的内容包括我为客户以及多年来合作过的团队制作的特殊能量饮料。这些饮料可以用来代替液体补剂。给它们添加液体或粉状补剂，可以获得额外的效果。我和我的家人尤其喜欢思慕雪，每天都会制作。饮用思慕雪是一种很好的摄入额外蛋白质、水果和蔬菜的方式。也请不要错过能量早餐，因为早餐能给一整天带来美味又充满能量的开始。我还引用了沙尔·索设计的食谱，对此我深感荣幸。她曾连续两次在有药检制度的国际奥林匹亚健美大赛中摘得"自然健美小姐"头衔。沙尔是很好的榜样，也是我的挚友。

还是那句话，努力训练，同时吃出力量！

第 10 章

制订健身饮食计划

帮助人们改变饮食习惯的理想方式,有不同的流派。其中一派的做法不太明确,仅提供选择菜单的指导方针和策略,但不带具体菜单计划。我发现,这种方法最适合没有具体目标者,或者那些把每件事都做得差不多的人,但需要不时进行调整。对大多数人来说,这种方法留下了过多的错误空间,导致他们从未完全达到自己的运动表现和体形目标。而定下理想化目标的人则需要一个有针对性的计划,这样才能做出有助于计划成功的选择。这就是我在本书中提供具体计划的原因,因其可以精确地勾勒出如何通过饮食来实现目标。在接受严格训练的同时,需要饮食来支持训练。

本书中的健身饮食计划从确定适当的热量水平开始,然后确定蛋白质、脂肪和碳水化合物的正确比例以达到个人目标。菜单的制订基于一个食物群计划,我根据当前最新的营养学知识略做调整。食物群驱使饮食多样化,同时允许训练者通过食物选择和食物群之间的交换来量身定制饮食计划。以样本菜单为起点,然后添加或减少份数,以满足个人的蛋白质、碳水化合物和脂肪需求。

我提供了大量膳食脂肪的例子，让训练者可以制订个性化的计划。低脂和脱脂牛奶，极精益和精益蛋白质来源是膳食计划的首要选择。唯一的例外是整鸡蛋，这是一种中脂蛋白质。饮食中也应含有一些健康脂肪来源，如植物油、橄榄油、坚果和种子，来代替饱和脂肪含量较高的动物脂肪。考虑把任何低脂或脱脂蛋白质补剂作为极精益蛋白质。

要摄入更多的中脂蛋白质来源，如大豆制品，以及少量高脂蛋白质来源，只需将1份极精益蛋白质加上1份脂肪换成1份中脂蛋白质即可。将1份精益蛋白质加1份脂肪换成1份高脂蛋白质。参考每份食物群营养素含量表，以便熟练变换食物群。记住，一旦计算出自己的总热量、蛋白质和碳水化合物需求，便可以很容易地确定所需脂肪克数。蛋白质和碳水化合物以外所有剩余热量均为脂肪热量。将脂肪热量除以9，就会得到每日所需总脂肪克数。

你也可以在水中加入1茶匙糖作为运动饮料饮下，并学习如何利用糖给身体带来益处。这类高血糖生成指数食物可以帮助你的肌肉恢复，并且在运动时饮用效果最好。

关于酒精，需要注意的是：与任何其他宏量营养素相比，酒精的新陈代谢与脂肪代谢更为类似。经常饮酒会减缓训练，阻碍身体减少脂肪，甚至危害健康与安全。因此，本书健身饮食计划中不考虑纳入酒精。

创造自己的饮食计划

计算出自己每日所需营养和热量后，使用下面这张每份食物群营养素含量表（表10.1）来设计个人饮食方案。这张表显示了各食物群中1份食物的营养素含量。确保计划涵盖了所有食物群的选项，以保证膳食均衡。添加液体补剂以满足额外的碳水化合物、蛋白质和热量需求。请参考下一节的分量表（表10.2），了解每种食物群分量的大小。

表 10.1　每份食物群营养素含量 [1]

食物群	碳水化合物（克）	蛋白质（克）	脂肪（克）	热量（千卡）
面包及淀粉	15	3	1 或更少	72～81
水果	15	—	—	60
脱脂牛奶	12	8	0～1	80～89
低脂牛奶	12	8	3	107
添加糖（1 茶匙，4 克）	4	—	—	16
蔬菜	5	2	—	25
极精益蛋白质	—	7	0～1	35
精益蛋白质	—	7	3	55
中脂蛋白质	—	7	5	75
脂肪	—	—	5	45

熟知分量

分量是每份食物群的食物量。然而分量并不总是指个人认为的 1 份食物的量。例如，1 份煮熟的意大利面为 1/2 杯（70 克），但如果晚餐是意大利面，你很可能会吃下至少 140 克。1 杯（140 克）意大利面等于 2 份面包及淀粉食物群。

弄清食物分量是成功的基础。这种方法旨在将热量控制纳入健身饮食计划。如果进食分量过大或过小，饮食计划便行不通。下面的表格列出了每种食物群分量的大小。开始执行计划之初，应当时常参考这张表，同时称量食物，以便控制分量。坚持数周以后，便能脱离表格而自行操作了。

---

① 资料来源：American Diabetes Association and American Dietetic Association, 1995, *Exchange lists for meal planning* (Alexandria, VA: American Diabetes Association)。

表 10.2　食物群分量表

牛奶及酸奶

1 份热量 90～110 千卡

食物	分量
脱脂或低脂牛奶	1 杯（240 毫升）
脱脂炼乳	1 杯（240 毫升）
脱脂奶粉	1/3 杯（22 克）
原味脱脂酸奶	1 杯（230 克）
钙和维生素 A、D 强化脱脂及低脂豆浆或米浆	1 杯（240 毫升）

蔬菜

1 份热量 25 千卡

食物	分量
多数熟蔬菜	1/2 杯（81 克）
多数生蔬菜	1 杯（30～100 克）
生莴苣	2 杯（56 克）
抱子甘蓝	1 杯（30 克）
蔬菜汁	180 毫升
蔬菜汤	1 杯（240 毫升）
番茄沙司	1/2 杯（120 毫升）
莎莎酱（无油）	3 汤匙（45 克）

水果

1 份热量 60 千卡

食物	分量
多数水果，整果	1 个，中
多数水果，切碎或带汁罐头	1/2 杯（120 克）
甜瓜，切丁	1 杯（156 克）
浆果、欧洲甜樱桃、葡萄（整果）	3/4 杯（80 克）
果汁	1/2 杯（120 毫升）
香蕉	1 根，小
葡萄柚、杧果	1/2 个

食物	分量
李	2个
杏	4个
草莓（整果）	1¼（180克）
猕猴桃	1个
欧洲李干	3个
无花果	2个
葡萄干	2汤匙（28克）
蔓越莓、葡萄、水果混合汁（100% 果汁）	1/3 杯（80毫升）
蔓越莓汁鸡尾酒（低热量）	1 杯（240毫升）

面包及淀粉

1 份热量60～100千卡

食物	分量
面包	1 片
皮塔饼	1 块，小
百吉饼、英式松饼、小圆面包	1/2 块，小
面包卷	1 个，小
熟米饭、熟意大利面	1/2 杯（97 克）
玉米饼	圆形，15 厘米
薄脆饼干	2 块，大；3～4 块，小
烤面包丁	1/3 杯（13 克）
椒盐卷饼、烤薯片	30 克
年糕	2 块
熟麦片粥	1/2 杯（119 克）
冷麦片，不加糖	1/2～1 杯（15～30 克）
格兰诺拉麦片	1/2 杯（30 克）
玉米、豌豆、土豆泥	1/2 杯（105 克）
玉米棒	1 个，中
烤带皮土豆或番薯	1 个，小

蛋白质

1 份热量 35～75 千卡，1 份极精益蛋白质热量 35 千卡、脂肪 0～1 克，1 份精益蛋白质热量 55 千卡、脂肪 3 克，1 份中脂蛋白质热量 75 千卡、脂肪 5 克

食物	分量
极精益	
去皮禽肉	30 克
白色鱼	30 克
新鲜金枪鱼或水浸金枪鱼罐头	30 克
所有贝类	30 克
豆类、豌豆、小扁豆*	1/2 杯（100 克）
奶酪配含 1 克脂肪的加工三明治肉	30 克
蛋白	2 个
精益	
可选或特选级瘦牛肉、瘦猪肉、瘦羊肉或完全去脂的小牛肉	30 克
去皮深色禽肉或带皮鸡肉	30 克
牡蛎、鲑鱼、鲶鱼、沙丁鱼、油浸金枪鱼罐头	30 克
奶酪配含 3 克脂肪的熟食三明治肉	30 克
帕玛森干酪	30 克
中脂	
多数不同类型的牛肉、猪肉、羊肉、去脂小牛肉、带皮深色禽肉	30 克
火鸡肉或鸡肉碎	30 克
含 5 克脂肪的奶酪	30 克
脂肪含量 4.5% 的茅屋起司	1/4 杯（56 克）
整鸡蛋	1 个
丹贝	1/2 杯（120 克）
豆腐	1/2 杯（120 克）

* 1 份算作 1 份极精益蛋白质加 1 份淀粉。

脂肪及油类

1 份热量 45 千卡

食物	分量
黄油、植物油	1 茶匙（5 克或 5 毫升）
奶油奶酪、浓奶油	1 汤匙（15 克）
打发奶油、酸奶油（低脂或脱脂）	2 汤匙（30 克）
沙拉酱（全脂）	1 汤匙（15 克）
牛油果	1/8 个，中（2 茶匙或 30 克）
黑橄榄	8 个
坚果	6～10 颗
种子	1 汤匙（9 克）
花生酱及其他坚果酱	1/2 汤匙（8 克）

添加糖

我无法列出食物中所有添加糖的完整清单。没有食品制造商会将这类信息置于标签上。但是你可以像我一样，根据基本准则来弄清这个问题。每茶匙或每份糖含有 4 克碳水化合物和 16 千卡热量（不含蛋白质或脂肪）

麦片及谷物

谷物本身不含任何糖。查看 1 盒谷物（如麦丝卷）包装侧面的营养成分标签，你会发现每份含糖 0 克。因此，谷物中所含的任何糖都由制造商添加。多数加糖麦片每份含糖 8 克，这相当于添加 2 茶匙糖，而且许多含糖量更高。添加水果的麦片例外，这类麦片中的部分糖来自水果。看看成分标签，要是在水果前列有任何糖，表明添加糖的最大份额并非来自水果。同样的概念也适用于面包、薄脆饼干及其他谷物制品。标签上注明的任何糖均在加工过程中添加

酸奶及牛奶

1 杯（240 毫升）牛奶含有 12 克天然乳糖。查看牛奶盒上的营养成分标签，你会发现 1 份（1 杯）牛奶含糖 12 克。高于这个量的部分属于添加糖，如巧克力牛奶和其他调味牛奶中的糖。
1 盒酸奶通常重 180 克。1 盒原味酸奶含有约 12 克天然乳糖。高于这个量的部分为添加糖。多数酸奶添加至少 4 茶匙糖，有一些添加 6 茶匙或更多

水果及果汁

1 个中等大小的水果含有约 15 克碳水化合物，其中 2～3 克通常为纤维，其余是天然果糖。购买罐头、冷冻水果和果汁时，务必阅读配料标签以检查是否添加糖。1/2 杯（120 克）罐头或冷冻水果，或 1/2 杯（120 毫升）果汁中若含有超过 15 克的糖，均为添加糖

蔬菜、蔬菜汁及蔬菜汤
1 份中等大小的蔬菜含 5 克碳水化合物且无糖。营养成分标签上列出的糖均属于添加糖

饮料
水明显不含任何天然糖。因此，软饮料罐营养成分标签上的所有糖均为添加糖，通常一罐 360 毫升的饮料含 10 茶匙（50 克）糖。运动饮料通常每杯（240 毫升）含糖约 12 克，相当于 3 茶匙添加糖。同样的原理也适用于多数不含牛奶或果汁的瓶装饮料。作为甜味剂添加到饮料和食品中的果汁浓缩物，是在加工过程中高度精制的果汁，几乎与糖浆一样。白葡萄汁浓缩物等成分实际上与添加糖性质一样

个性化计划

为获得力量与肌肉最大限度的增长，请在设计饮食时遵循以下准则。

根据体重评估热量需求

当体重产生变化，必须重新计算所需能量和营养素。本书第12—16章概述了各阶段饮食计划的热量需求，可助你完成计算。

保持肌肉

每周训练 5 次或以上的男性，每日每公斤体重需要摄入 42 千卡热量（82 公斤的男性需每日摄入3444千卡）。每周训练5次或以上的女性，每日每公斤体重摄入44～50千卡热量，能使肌肉增长（59公斤的女性每日摄入2950千卡）；每日每公斤体重摄入38～40千卡热量（共2360千卡）能保持肌肉。女性体形越高大、肌肉越发达，就需要摄入越多热量来维持肌肉。

身形较小的女性维持体重所需的热量为每日每公斤体重少于38千卡。女性需要多次试错，因为所有研究均以男性为被试者，同时男性与女性的运动强度差异较大。在其余阶段，女性通常应选择热量摄入范围的下限。这种饮食对健美运动员、力量举运动员、举重运动员，以及业余力量训练者均有益。力量训练新手则应遵循新手指南。

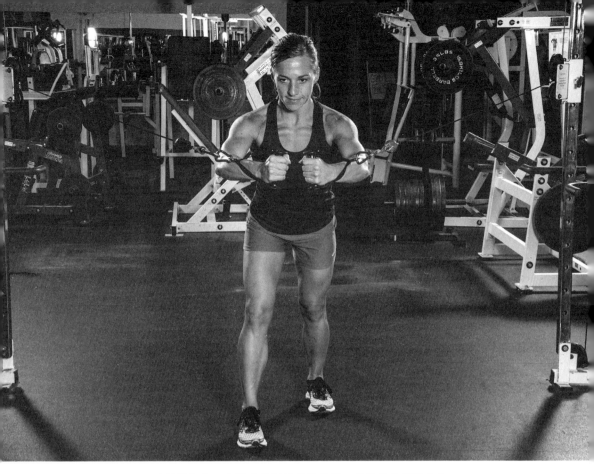

为保持肌肉，女性力量训练者需要摄入的热量比男性略少

增　肌

　　该计划要求训练者每日每公斤体重摄入44～52千卡或更多热量，这取决于训练强度（82公斤的男性每日需摄入4264千卡或更多，59公斤的女性每日需摄入2596～2950千卡）。从低的热量摄入开始，根据需要添加热量。如前所述，女性每日每公斤体重需摄入44千卡热量。身形较小的女性在开始增肌计划时，应摄入略偏少的热量，再根据需要添加。这种饮食计划能为所有竞技和业余力量训练者带来好处。力量训练新手应遵循新手指南。

减　脂

　　要减脂并开始塑造线条（10～12周的赛前节食）时，训练者每日每公斤体重需要35～38千卡热量（82公斤的男性每日需摄入3116千卡，59公斤的女性每日需摄入2065千卡）。由于女性相比男性更难减脂，所以女性应选择热量摄入范围的下限，同时增加有氧运动，以使每日燃烧300~400千卡热量。同样，身形较小的女性需要摄入更少热量。这一建议主要针对健美运动员。力量训练新手应遵循新手指南。

练线条

这一计划要求女性每日每公斤体重摄入29千卡热量（最多7~14天，59公斤体重的女性应摄入1711千卡），男性每日每公斤体重摄入32千卡热量（82公斤体重的男性应摄入2624千卡）。如果你是一位身形较小的女性且一直以低热量摄入减脂，那么可以再减少推荐的热量。只有在绝对必要时才能使用这种方法。这种饮食计划只适用于健美运动员或试图减至某个体重级别的运动员，不适于力量举运动员和奥运举重运动员。

试图达到某个体重级别的力量举运动员和举重运动员

为塑造肌肉线条节食一段时间后，在降至目标体重前两周，再次采用保持肌肉的饮食方案，并用目标体重计算热量。这将使训练者在不损失肌肉和力量的情况下减少体脂。对于想要减脂的超重力量训练者来说，这种策略也是一种良好的基本饮食方案。

计算蛋白质需求

蛋白质需求量随着能量摄入和训练目标而变化。确保在所有4种饮食策略中都能满足自己的蛋白质需求。如果你是严格素食者，进行所有饮食计划时应增加10%的蛋白质摄入。

保持　　每日每公斤体重1.4克

增肌　　女性：每日每公斤体重2~2.2克

　　　　男性：每日每公斤体重2.5克

減脂　　　　　每日每公斤體重2.2克

練線條　　　　每日每公斤體重2.3克，素食及嚴格素食者每日每公斤體重2.5克

計算碳水化合物需求

按照每日每公斤體重5～7克來計算自己的碳水化合物需求。力量訓練者每日每公斤體重需攝入5～6克碳水化合物來保持肌肉，若要增肌則每日每公斤體重需攝入6.5～7克。進行高強度超類型運動（如鐵人運動）的交叉訓練者，每日每公斤體重需攝入8～10克碳水化合物。運動新手在所有類型訓練中的碳水化合物需求均更少，但隨著訓練強度增加，需求量亦會增加。

在減脂和練線條階段，女性與男性的碳水化合物需求量有所不同。下面列出每日每公斤體重所需的碳水化合物。

減脂　　　　　　　女性：每日每公斤體重2.5～3.5克

　　　　　　　　　男性：每日每公斤體重3～4克

練線條　　　　　　女性：每日每公斤體重1.8～2.9克

　　　　　　　　　男性：每日每公斤體重2.3～3克

計算脂肪需求

脂肪佔總熱量的25%～30%。脂肪來源應以單不飽和脂肪與多不飽和脂肪為主，包括 ω–3脂肪酸，少攝入飽和脂肪。

要計算飲食計劃中所需的脂肪克數，首先確定蛋白質與碳水化合物的熱量（1克蛋白質＝4千卡，1克碳水化合物＝4千卡）。然後從體重和訓練階段所需的總熱量中減去這些熱量，就能得到所需的脂肪熱量。每克脂肪熱量為9千卡，因此用脂肪熱量除以9，就是脂肪克數。

以一個體重為82公斤的訓練新手的保持飲食計劃為例：

热量	每公斤体重33千卡
	33×82 公斤 = 2706 千卡
蛋白质	每公斤体重1.4克
	1.4×82 公斤 = 115 克
碳水化合物	每公斤体重4.5克
	4.5×82 公斤 = 369 克
脂肪	剩余热量，约每公斤体重1克

计算蛋白质与碳水化合物的热量：

$$115 克蛋白质 \times 4 千卡 / 克 = 460 千卡蛋白质热量$$
$$369 克碳水化合物 \times 4 千卡 / 克 = 1476 千卡碳水化合物热量$$
$$460 + 1476 = 1936 千卡蛋白质加碳水化合物热量$$

然后，计算脂肪热量及克数：

$$2706 千卡总热量 - 1936 千卡蛋白质和碳水化合物热量 =$$
$$770 千卡脂肪热量$$
$$770 千卡脂肪热量 / 9 （千卡·克） = 86 克脂肪$$

因此，这项饮食计划的每日总热量为2706千卡，蛋白质、碳水化合物和脂肪的需求量分别为115克、369克和86克。运用食物群营养素含量表来为自己制订饮食计划吧，以我提供的菜单作为指南。有一个简单的解决办法就是可以从我编写的菜单中添加或删除几份食物。例如，如果需要减少碳水化合物的克数，移出几份糖；要是需要减少脂肪克数，移出几份脂肪即可，以此类推。

宾夕法尼亚州的一支冠军高中橄榄球队，被当地报纸指责服用肌酸，甚至提高运动成绩的药物，因为队员们的体格过于强壮。但面对这些指责，球队教练回答："队员们只是运用了苏珊·克莱纳博士那本《健身饮食的科学》中的方法。那一本书就是我们的制胜法宝。"

到2000年为止，这所高中已赢得5次地区橄榄球锦标赛冠军和4次州冠军，并在2004年摘得Suburban One联赛American Conference级冠军。这是这所高中连续获得的第四个冠军。自1998年以来，我一直与这所高中的体能教练合作，为球员制定营养策略，所以球员们在训练、练习和比赛时，有更多的能量、耐力、肌肉和爆发力。这支球队常据全美前20名榜单，跻身全国值得关注球队的行列。

竞技健美运动员及形体运动员的计划调整

如果正在备赛，那么应在赛前10～12周开始减脂阶段，减少热量摄入，增加有氧运动。然而，如果仅增加有氧运动的强度和时间，身体会在减去脂肪的同时丢失一些肌肉。解决方法是进行HIIT。这种训练能让选手在不消耗宝贵肌肉的情况下让肌肉线条更加明显。HIIT是在心率接近90% MHR的情况下进行的高强度短时运动，中间间隔进行较慢节奏的运动。可以做一些有氧运动，但是需要增加HIIT。

若是你的肌肉线条没有达到预期，那么请在赛前1～2周遵循练线条饮食计划。在这个阶段，每日每公斤体重摄入29～32千卡热量。只要坚持HIIT，体重最终会减少1.4～1.8公斤。确保蛋白质摄入量增至每日每公斤体重2.3克。

坚持计划

要让策略奏效，必须坚持自己的健身饮食计划。用自己喜欢的食物来设计饮食。可以运用第12～第16章的样本饮食菜单来帮助自己制订个人计划。如果不喜欢你的食物，自然难以坚持计划。如果你选择服用液体补剂，可以尝试不同的品牌和口味，找到一种自己喜欢的。

关注自己的身体，有计划地在饥饿时进食。你可以选择在一天中特定的时间点用餐，而不是依赖于每天的节奏。但也要留心自己是饿了还是渴了，人有时容易混淆口渴和饥饿。无论去往何处，都要随身携带食物和饮料。最成功的力量训练者总会随身背一个装满食物和饮料的背包。这样就可以坚持定时进食，要是饿了便不用依赖自动售货机或吃其他高脂、高钠的零食。

健身档案：用心计划，不用惊慌

这个故事听上去很熟悉：35岁的女执行官梅洛迪使用悠悠球节食法，她会定期进行力量训练和有氧运动，但体重总是反弹。梅洛迪身高168厘米，体重68公斤，尝试了所有流行的节食法、减重产品和减肥药，但都没能成功。她肌肉强壮，但体脂率过高。

坚持遵循本书的健身饮食计划仅6周，梅洛迪的体脂率降低了1%，衣服尺码减小了1号。这次经历后，她对健身和营养学产生了浓厚的兴趣，还创办了自己的健康与健身推广公司。使用饮食计划后，梅洛迪这样说道："苏珊拯救了我。在尝试她提供的饮食计划前，我一想到食物就想放弃。而现在我知道怎么安排饮食，并且能执行，因为饮食计划让我感觉很好。"

在你减脂时，你或许会觉得很难去餐馆用餐，旅途中就餐尤为不易。如果需要在外就餐，试着找看有没有专门提供健康食品的餐馆。这种餐馆的菜单应该易于调整，以满足食客的个人需求。别忘了问食谱里用了什么食材，菜单描述可能会有误导性。你甚至可以点菜单上没有的食物，餐馆也许能满足你的要求。

记住，一定要根据自己当前的体重重新计算各种营养素的需求。如果在增肌或增重阶段体重增加，而现在想要减重，使用现在的体重而非增重前的体重。

这些步骤需要你自己独立完成。要使身体变得强壮，就必须努力训练，同时为身体提供能量，这是最佳方式。务必计划好自己的饮食并坚持执行，你终会为身体的感觉、外形和运动表现而感到欣喜。

我为生活繁忙人士提供了多种快捷而美味的食谱，可以在10分钟内准备好，并随身携带。或者，你也可以偶尔去快餐店就餐，关键是选择正确的食物，即低脂高营养的那一种。好在如今的快餐店迎合了消费者对健康饮食的偏好。所以，认真对待训练，也要认真安排自己的饮食（参见附录B了解餐馆就餐与健康快餐的指南）。

要是没有发现你所需要的食物，记住这几个快餐小贴士以备不时之需：

· 点一个普通大小（与大的相比）的三明治，因为它的不健康脂肪含量和热量较低；

· 点一份沙拉和低脂牛奶，而不要点更大的三明治；

· 远离油炸食品；

· 不吃玉米卷饼沙拉里的高脂玉米饼皮；

· 让厨师不要在你点的食物中加酸奶油和秘制酱汁；

· 吃烤土豆时，在土豆上撒些辣椒而不是多脂芝士酱汁；

· 不管点什么食物，只点一份！

健身饮食商店购物清单

饮食计划还包括在商店购物这一步。我建议每周都列一张自己当前健身饮食计划的食物清单，然后再去购买。坚持按照清单来购买食物能帮助你保持正确方向。我在下方列出了一张比较完善的购物清单示例供参考。

精益蛋白质

☐ 火鸡肉   ☐ 鸡肉

☐ 鲑鱼   ☐ 金枪鱼

☐ 其他鱼类   ☐ 瘦牛肉、瘦羊肉、瘦猪肉

☐ ω–3鸡蛋   ☐ 混合豆类

☐ 素食香肠串

乳制品

☐ 脱脂或低脂牛奶   ☐ 脱脂或低脂原味酸奶

☐ 低脂酸奶油   ☐ 低脂奶酪

水果和蔬菜

☐ 混合浆果   ☐ 柑橘类水果

☐ 其他水果（苹果、香蕉、杧果）   ☐ 生菠菜

☐ 胡萝卜   ☐ 花椰菜、菜花、卷心菜

☐ 土豆   ☐ 莴苣、羽衣甘蓝

☐ 蘑菇   ☐ 黄瓜

☐ 柠檬   ☐ 青豆

☐ 洋葱   ☐ 鲜蒜

☐ 红椒和青椒   ☐ 其他蔬菜（秋葵、番薯）

坚果及种子

☐ 花生酱或其他坚果酱   ☐ 混合生坚果（扁桃仁、山胡桃）

☐ 整粒或磨碎的亚麻籽

谷物

☐ 全谷物面包   ☐ 钢切燕麦

☐ 燕麦麸   ☐ 麦麸

☐ 藜麦   ☐ 全麦玉米饼

☐ 糙米   ☐ 玉米卷饼饼皮

☐ 其他谷物

脂肪及油类

☐ 特级初榨橄榄油

☐ 喷雾式油（芥花油或橄榄油）

☐ 黄油、椰子油或涂抹式黄油、椰子油

其他

□ 海盐   □ 黑胡椒

□ 蒜粉   □ 肉桂

□ 小茴香   □ 姜黄粉

□ 辣椒粉   □ 墨西哥肉菜卷饼调味料

□ 甜叶菊或甜菊糖   □ 甜叶菊或甜菊糖

□ 柠檬汁   □ 脱脂沙拉酱

□ 未碱化或无碱可可粉   □ 莎莎酱

□ 芥末酱   □ 意大利香醋

□ 覆盆子醋

第 11 章

计划达到最佳状态

或许你已决心调整身材，让自己看起来苗条、健壮或肌肉发达；或许你希望将力量训练提升一个层次而开始竞技健美、力量举或举重；抑或你是一名寻求额外优势的竞技力量训练者。无论你的目标是什么，合理的营养是关键。

大家可能没有意识到，适用于健美运动员和其他运动员的营养方法也可用于业余锻炼者和力量训练者。这是因为大家的目标通常相同：使肌肉更发达（肌肉量的多少）、刻画肌肉线条（无多余体脂）、训练对称性（肌肉形状与大小彼此成比例）。

无论是想为泳装季塑形、准备健美比赛、进行交叉训练来支持另一项运动，还是为运动增强力量，大家都努力在不牺牲肌肉的情况下减少体脂，从而尽可能多地展现肌肉的线条。或者你主要是想增加力量和肌肉量，或为了外表和健康，或由于自己是一名竞技力量举运动员或举重运动员，这些情况下，你的目标是在训练及比赛时尽可能举起更大重量。

竞技运动员需要控制体重以符合特定的重量级别，所以必须专注于增加和保持肌肉的重量，同时减少体脂，以达到参赛体重。因此，对于所有想要达到最佳体形状态的竞技力量训练者来说，饮食在赛前准备阶段起着至关重要的作用。

直到最近，多数力量运动员仍将饮食区分为两个不同的阶段：增重阶段，他们大量进食而未考虑良好的营养习惯或从食物摄取的热量类型；减脂阶段，在赛前几周采取极端措施，如饥饿节食和药物，来快速减重。即使并非竞技选手，很可能也做过类似的事情：冬季增重，然后在夏季用速效节食法塑形。

除非养成良好的营养习惯，否则减脂阶段会变得像速效节食一样不健康、死板、单调、有损运动表现。增重往往会增加脂肪重量，当需要塑形或为比赛做准备时，就会更难减掉脂肪。

然而，今天更多力量运动员会选择全年保持比赛时的体形状态。这样更容易减掉体脂，因为需要减掉的脂肪较少，而且练线条过程更安全、更成功。所有人都希望始终保持最佳状态，毕竟谁都不知道自己什么时候就会迎来上镜的机会。

本章概述了一种被称为逐渐减量的循序渐进式饮食策略，可让你最大限度地减掉脂肪，保持来之不易的肌肉，展示最佳状态。这种策略适用于任何想保持低体脂且肌肉发达的训练者、健美运动员和力量运动员。本章结尾讨论了健美运动员、力量举运动员和举重运动员的关键问题。

第1步：计划开始日期

节食时间的长短取决于你一开始体形走样的程度。如果因为增重而让体脂过多，那么的确有必要将节食计划延长几个月。

给健美运动员一句忠告：切勿在临近比赛前开始节食。此时运动员若过度倾向于采取速效节食，会导致肌肉流失、力量下降、能量不足、喜怒无常和免疫力低下。无论如何，对大多数人来说，在短时间内减掉大量脂肪几乎不可能。从生理学上讲，即使完全禁食，也没有人能在一周内减掉超过1.8公斤的纯脂肪。相反，应采取循序渐进的节食方法。

建议在赛前10～12周开始节食或备赛。在这段时间对自己的热量、营养素摄入，以及有氧运动水平做出轻微调整。此外，补充肌酸并饮用按我提供的增肌配方制成的思慕雪（参见第17章）。

第2步：确定安全的热量减量

要想塑造完美体形，或在健美等运动中取得成功，练线条必不可少。开始练线条的一个方法是略微减少热量摄入。我的每一位需要减少体脂来提升表现的运动员客户均采取这一策略。通过摄入更少热量，可以逐渐减少体脂。然而热量减少过多并不可行。大幅减少热量摄入会降低身体的RMR，原因有二。第一个原因与食物热效应有关，饭后当食物被消化代谢时，身体的RMR增加。摄入更多热量会增加食物热效应，同时会增加RMR。同样地，减少热量摄入也会降低食物热效应及RMR。如果没有足够热量来驱动新陈代谢过程，身体就很难燃烧热量来减掉体脂。

原因之二，长期热量摄入不足，即每日摄入少于1200千卡，会降低RMR，这是饥饿适应反应的结果。这种反应意味着身体新陈代谢放缓，以适应更低的热量摄入。此时身体会储存食物中的脂肪和热量，而不是燃烧它们以获取能量。如果每天摄入的热量少于1200千卡，实际上会导致体脂增加。

在营养摄入不足的耐力运动员中，饥饿适应反应较为常见。一项对铁人三项运动员的研究发现，这些运动员未摄入足够的热量来为训练和比赛提供能量。当摄入热量增加时，运动员的体重却保持不变。这是因为他们的RMR随着摄入足够热量而恢复正常。为了让新陈代谢保持高速，必须摄入足够热量来满足身体能量需求。

大幅减少热量摄入，也使得脂肪摄入量减少过多，这会使大脑缺乏所需的脂肪营养。因此，大脑会向身体发送信息，让其保存而不是燃烧脂肪。对于男性，低脂肪摄入也会减少同化激素的生成。因此，大幅减少脂肪摄入量实属不当。

节食时，女性每日减少300千卡，男性每日减少400千卡，这是脂肪燃烧的理想代谢窗口，不会对身体的RMR产生负面影响。（关于这一代谢窗口的讨论，参见本书第5章。）同时增加有氧运动，每日燃烧300～400千卡。这种热量控制可以帮助你有效地燃烧脂肪。最初几周会减掉更多脂肪，然后需要增加训练，同时可能要随着体重持续下降而降低热量摄入。正是根据这些科学概念，我设计出减脂饮食（参见第15章）以及练线条饮食（参见第16章）。

或许你会想："为何不速效节食几周来塑形？"毕竟已经努力进行了负重训练，难道力量训练不能防止身体肌肉流失？

尽管这一论点听上去合乎逻辑，但科学研究证明事实并非如此。举个例子：在一项研究中，超重女性被分成两组，其中一组只节食，另一组节食同时进行力量训练。所有被试者持续4周每日仅摄入800千卡热量。结果显示两组人减掉的体重相同（5公斤），甚至减掉的身体成分也相同，所有女性都减掉了3.6公斤脂肪和1.4公斤肌肉。最重要的是，力量训练并不能在低热量节食条件下保留肌肉，当热量摄入限制不那么严格时却能达到这一目的。

其后果显而易见：短短4周，如果采用速效节食，身体会失去宝贵的肌肉。注意热量摄入减少的程度。一项对健美运动员的研究证实，每日每公斤体重仅摄入18千卡热量，7天内身体肌肉便会开始流失。

第3步：增加有氧运动

为塑造健康体格，需提高有氧运动的强度并延长运动时间。有氧运动刺激一种被称为激素敏感性脂肪酶的脂肪燃烧酶的活性，这种酶分解身体储备的脂肪，使其进入循环系统，燃烧以获取能量。有氧运动还能增加最大摄氧量，当体内氧气充足时，脂肪燃烧效率最高。

若大量进行有氧运动，就不必减少热量摄入。这是西弗吉尼亚大学最近一项研究所得出的结论。正常体重的女性只需每周4天进行有氧运动，每次约45

分钟，心率保持在最大值的80%～90%，便能够在 3 个月内减少体脂。她们不必减少热量摄入，却仍能减掉大量体脂。这是努力训练的结果！

还有一些更令人欣喜的讯息：有氧训练越好、体脂越低，就越能燃烧脂肪获取能量。有氧运动通过增加最大摄氧量和增加组织可利用的氧气而增强肌肉燃烧脂肪的能力。在细胞层面，脂肪分解加快，并更快地从脂肪和肌肉组织的储存部位释放出来。

此外，专注于HIIT，这是一种短时（1～2分钟）高强度运动与短时（1～2分钟）低强度运动交替进行的训练。研究表明，这种训练方式使身体在运动后的数小时内保持新陈代谢率升高，因此是一种有效的燃脂策略。此外，它能使训练者在健身房训练的时间得到最大限度地利用，是很好的全身运动。

女性可以通过定期进行有氧运动，包括HIIT，让身体燃烧大量脂肪，保持低体脂。而男性有氧运动消耗的碳水化合物则多于脂肪。过多有氧运动会损害男性身体燃烧脂肪的能力，事实上，它会导致男性的肌肉流失。我建议男性每周最多进行3～4次HIIT以保护肌肉。

毫无疑问，有氧运动，尤其是与HIIT结合，可产生良好的燃脂效果。全年坚持进行有氧运动，训练者能毫不费力地减掉最后几斤赘肉。

第4步：多摄入蛋白质

为削减身体脂肪，每日每公斤体重至少要摄入2.2克蛋白质，这将帮助你保持肌肉量。在减少热量的同时增加蛋白质摄入有助于防止肌肉流失，额外的蛋白质可以作为备用能量，以备身体的不时之需。

第5步：按照从多到少来安排每日膳食

早晨第一件事就是享用一天中最丰盛的一餐。没错，我指的就是早餐。力量训练者和其他有健康意识的人需要以吃其他正餐和零食一样的态度来认真对待早餐。

"早餐（break fast）"的字面意思为"打破禁食"，为饥饿的身体提供营养。此外，早餐还能加快新陈代谢。也有证据表明不吃早餐实际上会降低新陈代谢率。早晨的食物热效应最高，而后逐渐降低。

一顿优质早餐需要包括什么？清洁的碳水化合物，如全谷物麦片粥或全谷物面包，新鲜水果，一些精益蛋白质，以及一点脂肪，这便组成了一天中极佳的第一餐。特别是碳水化合物，有助于控制食欲，促进一整天的脂肪燃烧。不必只限于吃早餐食物。随自己所想，也可以享用一些全谷物面包和淡奶酪，或者一些鸡肉或鱼肉。

第6步：定时用餐和运动

一整天都保持精力充沛，就能以更大强度训练，燃烧更多热量。在运动前、运动中及运动后，摄入高血糖生成指数、快速吸收的碳水化合物。根据个人目标，有时这种碳水化合物的最佳摄入时间在运动中和运动后。此时身体才能最好地燃烧这些碳水化合物来提供肌肉增长所需的能量。其他时候则多食用慢速吸收的碳水化合物来源的食物，如蔬菜和豆类。

运动后务必摄入蛋白质、碳水化合物和脂肪，以补充糖原储备，并在身体中创造一个有利于肌肉增长的激素环境。

安排用餐的时间，注意不要过度限制食物。这可能适得其反，让你脱离控制而暴饮暴食。可以吃一些你认为是在"款待"自己的食物，这总比完全不吃它们好。研究支持受控的"欺骗饮食"，可以帮助减重者坚持自己的饮食计划。

我鼓励我的客户每隔一段时间就享用一些自己最喜欢的食物，但尽量在身体最容易燃烧它们时食用，比如早餐或运动后。这样，这些食物就变成了"恢复奖励"。对待美食持这种乐观态度，能让减重者坚持朝着目标前进。

第7步：勿忽视碳水化合物

就饮食其他方面而言，勿将碳水化合物摄入量削减过多，否则人会懒散，产生不适感。缺乏碳水化合物会对身体能量水平及情绪产生负面影响。在整个逐渐减量的过程中，饮食中含有一些碳水化合物十分重要。最好选择摄入慢速吸收的碳水化合物，如蔬菜、全谷物、豆类和低脂乳制品。

不过，我建议减少添加糖——甜味剂、非膳食汽水、咖啡和茶中的调味糖。

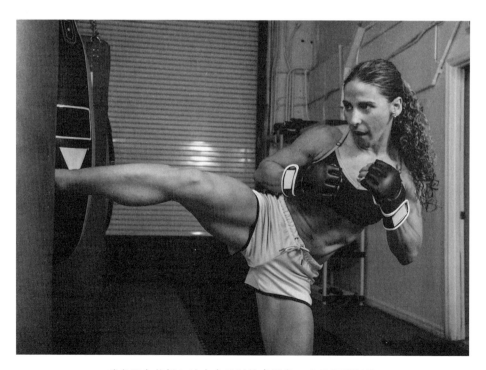

碳水化合物摄入过少会让训练者懒散，从而阻碍训练

正如我之前提到的，添加糖仅在运动前、后摄入能被有效地燃烧供能。

按照建议增加蛋白质摄入，有助于达到最佳状态的饮食的总热量构成是：蛋白质占30%～35%，碳水化合物占40%，以及脂肪占25%～30%。只要不大幅减少热量摄入，饮食中仍会有足够的碳水化合物来满足训练需求。甚至可以添加少量的糖（假如你确实需要），同时仍符合碳水化合物占40%的要求，尽管我更推荐食用营养丰富的食物，如牛奶、蔬菜和水果，来占用碳水化合物的热量。

极低碳水化合物饮食会阻碍训练。发表在《国际运动营养学会期刊》上的一项研究指出，采用阿特金斯饮食法的9名训练者的运动能力降低。这些训练者的确减轻了体重，然而他们的血糖水平显著下降，这导致他们在训练早期便会感到疲劳。这种饮食法和其他类似饮食法对训练活跃者来说，既不合适也无必要。

解决运动及恢复中的添加糖问题

说到为运动和恢复提供能量，高血糖生成指数（快速吸收）碳水化合物无疑是首选。这种碳水化合物指添加糖或类糖成分的组合，包括蔗糖、葡萄糖、果糖、麦芽糊精和异麦芽糖。

如果要进行长时间的运动，理想情况下应当预先摄入这类糖为身体提供燃料。但此处需要提醒一句：添加糖过多会导致胃肠不适，对参加马拉松或铁人三项比赛的人不利。

我不会特别推荐某个特定品牌的产品，除非该品牌在质量与研究证据方面独树一帜。而下面要说到的就属于二者兼具的品牌。淀粉基产品Vitargo S2中所使用的专利支链淀粉组分有希望能解决糖的问题。对碳水化合物负荷、肌酸和β-丙氨酸进行研究的同一实验室以及其他实验室的大量经同行评议的研究发现，这种独特的淀粉组分从胃中排出并输送至肌细胞的速度几乎是其他碳水化合物的两倍。即使与顶级运动饮料中通常使用的消化速度最快的碳水化合物麦芽糊精相比，情况亦是如此。一项已发表的对运动表现的研究显示，与服用含98%麦芽糊精和2%糖的碳水化合物补剂或水的被试者相比，服用Vitargo S2的被试者在自行车计时赛中的输出功率有所提高，耐力表现也更佳。

基于这项研究，我开始推荐我的客户使用Vitargo S2。它不仅是一种极易耐受的运动补剂，而且使我可以设计出更健康的饮食计划。由于碳水化合物从胃中被迅速排出，运动员能在训练前比以往更好地吸收碳水化合物。因此，他们可以在训练前、训练中和训练后摄入大部分的膳食淀粉，以最好地支持训练表现和帮助恢复。由于这种淀粉能尽量减少甚至消除添加糖，让胃在一天中有大量空间来摄入丰富多样的蔬菜。运动员无须像以往一样，靠摄入大量添加糖及淀粉来获得所需的碳水化合物，尤其在增肌和交叉训练饮食中。

如果打算尝试我目前在实践中经常采用的方法，那么可以用Vitargo S2中的淀粉碳水化合物替代运动饮料中的添加糖。事实上，你可以进食更多食物，或许还能减少在一天余下饮食中摄入的淀粉。这使你在减脂、减重时更具备优势。但须认识到，进行高强度运动时服用这种产品效果最好。产品标签已注明！

第 8 步：摄入高效脂肪

如果旨在增长去脂肌肉（增肌饮食），那么你的饮食计划中有足够空间来摄入正确种类的膳食脂肪。然而，如果试图达到减脂或练线条的最佳状态，饮食计划不容许一丁点错误种类的脂肪。脂肪对成功达到目标至关重要，应与蛋白质和碳水化合物按正确比例一起摄入。

关键是应摄入健康的单不饱和脂肪，包括植物油、橄榄、坚果和牛油果中的脂肪。再从多脂鱼类和少量亚麻籽粉中获取 ω–3 脂肪酸。并确保使用 ω–3 脂肪酸（DHA 和 EPA）补剂。

务必避开加工零食、商业烘焙食品和油炸食品中的饱和脂肪和反式脂肪，它们会阻碍减脂和练线条。

第 9 步：少量多餐

如果全天少量多餐，身体会更好地利用食物的热量来供能，而不是作为脂肪储存起来。大多数健美运动员和其他力量运动员一天进食五六餐或更多。以这种方式用餐可以让身体在一整天都充满能量。此外，由于食物热效应，用餐次数越多，便能保持越高水平的新陈代谢。换句话说，每次用餐新陈代谢就会加速。无论是否正在为比赛而节食，少量多餐都是一种很好的饮食习惯。

第10步：食用抗炎食物

运动会增加体内自由基的产生和炎症。然而，可以通过选择抗炎和增强免疫力的食物来减轻这些过程，这类食物都富含抗氧化剂。关键是选择颜色鲜艳的蔬菜和水果（并不包括Fruit Loops牌水果糖和Trix牌麦片），诸如绿色菠菜和甜橙。你也可以从乳制品、鸡蛋和鱼类中获得多种具有治疗作用的营养素。鱼类富含 ω–3 脂肪酸，这种脂肪酸具有十分有效的抗炎特性。

以下为可纳入考虑范围的保健食品：

柑橘类水果	花椰菜	番茄
胡萝卜	菠萝	苹果
橙	香蕉	阳桃
番木瓜	杧果	猕猴桃
血橙	西番莲	仙人果
草莓	欧洲甜樱桃	蔓越莓
覆盆子	蓝莓	红葡萄
黑加仑	绿茶	

与此同时，远离或限制"促炎食物"。这类食物会激发体内炎症。其中问题最大的是添加糖。避免食用加工食品和糖，身体会自动减少有害炎症。促炎食物包括 ω–6 脂肪酸的来源，如红花油、葵花籽油、大豆油、棉籽油和玉米油。

第11步：谨慎补充

在那些为参加比赛而采取速效节食或严格节食的人中，有一些真实发生的营养方面的可怕故事。这些人体内往往缺乏钙、镁、锌、维生素D和其他营养素。一般来说，这类营养素缺乏是因为节食者和健美运动员在节食时不吃乳制品和红肉所致。我时常听说为比赛节食的人只吃鸡胸肉和金枪鱼罐头。其实并不需要回避任何健康食物。可在膳食中加入红肉，只要是瘦肉且烹饪得当的都可以。也可以食用脱脂乳制品，这是强健身体的矿物质及燃烧脂肪的乳清蛋白的重要来源。只要适量食用，这两种食物都不会使人发胖。

由于节食时会减少热量摄入，因此需要服用抗氧化维生素及矿物质补剂，配方至少应包含100% DRIs的所有必需营养素。这种补剂可以帮你满足基础营养。请参见本书第7～第9章了解更多补剂建议。

第12步：注意饮水

有健身意识的人唯恐体内水分潴留，这种身体现象在医学上称为水肿。水分潴留会让人看上去并不瘦，即便是已减重至完美体形。身体的某些部位会因水分潴留而膨胀，看起来像是身体脂肪，然而只是水分而已。

如何防止水分潴留？出乎意料的是，防止水分潴留的最佳方式是在逐渐瘦身的过程中多喝水。这意味着每日至少饮用8杯（2升）或更多水。体内水分充足，身体会自动排出多余水分。而体内水分不足，身体则会尽可能多地吸收水分，最终让人看上去显得臃肿。脱水会消耗能量，因此训练强度会降低。

除了大量饮水，可以遵循下列策略来防止水分潴留。

- **注意钠的摄入量** 很多人将钠视为导致水肿的不良因素，但它是饮食中必不可少的矿物元素。人体每日至少需要500毫克钠。身体会严格控制体内的电解质水平，包括钠。一味地降低钠的摄入量并没有什么效果，即使是减少摄入钠，身体也会保持其所需的钠含量。500毫克是维持体液与电解质平衡的最低摄入量。低于这一限度会使神经与肌肉功能受损，运动表现一定会下降。部分健美运动员会在赛前因为脱水或电解质失衡而昏倒。

如果对钠敏感，也就是说钠会使你水肿，则只需略微减少摄入，但不要过度。简单地避免食用高钠食物，如零食、罐头食品、盐腌食品、泡菜食品、熏制食品和午餐肉。当然也不能在食物中额外添加任何盐。但是通常无须因为含钠而不食用天然食品。多选择食用全谷物、新鲜水果和蔬菜、脱脂乳制品、未加工的肉类。

- **吃天然利尿蔬菜** 部分食物自然有助于身体水分排除，包括芦笋、黄瓜和豆瓣菜。节食时可以尝试吃这类食物，尤其是在担心水分潴留的情况下。每日在饮食中加入一两份这类利尿蔬菜。切记要避免服用药剂形式的利尿剂。这种药物会排除身体里的钠和其他电解质，导致危及生命的电解质失衡。

- **继续有氧运动** 有氧运动能提高血管的弹性与张力。除非血管有弹性，否则水会从血管中渗出并聚集在组织中，从而导致水分潴留。定期进行有氧运动有助于防止这种情况发生。

仅适用于力量举运动员与举重运动员

力量举运动员或举重运动员或许并不太在意自己的肌肉线条，相反，还会希望在所属重量级中尽可能强壮有力。要想在训练和比赛中变得强壮，应当做到以下事宜。

- **为肌肉补充能量** 碳水化合物与肌酸是最好的选择。保持富含碳水化合物的饮食习惯，并补充肌酸。按照本书第8章的建议，将肌酸与碳水化合物结合摄入来为肌肉增加能量。大量关于肌酸的研究表明，这种补剂对增强力量和爆发力具有切实效果。

不需要采取碳水化合物负荷法。没有科学证据表明这种方法对力量运动员有任何提高运动表现的好处。只需在训练及备赛期间保持高碳水化合物饮食即可。在身体燃料充足的情况下参加比赛至关重要。

- **控制有氧运动量及碳水化合物摄入量**　如需减轻体重，那么应在增加有氧运动的同时略微减少碳水化合物的摄入量。这对减脂有帮助，让体重符合你所属的重量级。还需要稍微减少热量摄入，可以通过减少摄入碳水化合物来达到这一目的。然而，碳水化合物热量尽量勿低于总热量的40%。这样，选手既能减轻体重又不丢失力量。

　给自己充足的减重时间，至少10～12周。如果临近比赛，可以把每日每公斤体重摄入的热量减到30千卡。这将导致每周减重1.4～1.8公斤。但是请记住，与此同时身体也会失去一些肌肉。

　如果每日每公斤体重摄入热量减少至30千卡，那么坚持最多7天即可。长期严格的节食会降低RMR及燃烧脂肪的能力。

- **避免采取危险减重措施**　赛前，部分举重运动员会穿着橡胶套装进行运动，或者长时间洗蒸汽浴或桑拿浴，且在此期间都不会喝很多水。这种做法会导致选手严重脱水，损害肾脏和心脏。身体脱水的举重运动员在比赛中通常表现不佳。

　禁食也不是一个好方法，即使只是一两天。禁食后身体很快就会流失水分，脱水引起的健康问题随之而来。身体开始消耗糖原，这使得比赛时几乎不可能取得好成绩。

运动营养学真相与谣言：夜晚进食——合成代谢的秘密

夜晚进食曾被认为是保持低体脂和肌肉发达的禁忌。我需要解开这一谜题。这种看法之所以存在，可能是由于人们误认为当人躺在床上不动时，身体不会燃烧吃下的那顿餐食的所有热量和脂肪。然而事实并非如此简单。相反，根据最近的研究，在晚上进食是另一种增加肌肉量的方法。原因是身体整夜处于合成代谢状态。在晚上，睾酮（一种肌肉生长激素）会自然升高。因此，正确的宵夜可以最大限度地放大睾酮升高的效果。食物还会减弱皮质醇（一种产生脂肪的激素）的效应，并增加可用的构建肌肉的要素，如BCAAs和谷氨酰胺。

诀窍在于制作出正确种类、可促进合成代谢的宵夜。这种宵夜应以低等到中等血糖生成指数的碳水化合物为主，这样就不会引起释放过多的胰岛素，而后者会增加脂肪积累。也要避开脂肪、糖和加工甜味剂。同时应注重摄入精益蛋白质，如乳清、酸奶或坚果。我建议喝一小杯用低脂牛奶、乳清蛋白粉和浆果（果糖的血糖生成指数低）做成的乳清蛋白奶昔。记住：在夜晚进食是一种双赢策略，让人在睡眠时亦能增长肌肉！

第 12 章

维持体形菜单

本章的维持体形饮食法（表12.1），适用于锻炼者、健美运动员、力量训练新手或业余力量训练者、力量举运动员，以及举重运动员。一般你在训练期间不会刻意增重或减重。有时是时间问题，你可能过于忙碌而没有时间去健身房。有时维持体形本就是训练计划（如赛季后）的既定部分。无论出于什么原因，这种菜单都能让你实现目标。

请注意：对于这类菜单中的添加糖，可以选择以淀粉代替。不过在选择以淀粉替代添加糖之前，请参考第11章的"解决运动及恢复中的添加糖问题"。

表 12.1 维持体形饮食法

	女性		男性	
每周训练次数	3次或4次（新手）	5次或更多（有训练经验）	3次或4次（新手）	5次或更多（有训练经验）
总热量				
千卡/公斤	29～33	38～40	33	42

每周训练次数	女性		男性	
	3次或4次（新手）	5次或更多（有训练经验）	3次或4次（新手）	5次或更多（有训练经验）
蛋白质				
克/公斤	1.4	1.4	1.4	1.4
碳水化合物				
克/公斤	3.5	5.5	4.5	6
脂肪*				
克/公斤	0.85～1	1～1.3	约1	约1.4

* 脂肪总量因总热量而异。为找到自己所需的脂肪克数，应确定总热量、蛋白质克数和碳水化合物克数。从总热量中减去蛋白质与碳水化合物热量（1克蛋白质＝4千卡，1克碳水化合物＝4千卡）之和，然后除以9（1克脂肪＝9千卡）便得到脂肪克数。更多信息请参见第10章。

59公斤女性训练新手（每周训练3次或4次）

每日摄入热量1711千卡（29千卡/公斤），蛋白质83克、碳水化合物228克、脂肪50克。如表12.2和表12.3所示。

表 12.2　59公斤女性训练新手用于维持体形的食物群份数

食物群	份数
面包/淀粉	4
水果	5
脱脂牛奶	3
添加糖，按茶匙计	3
蔬菜	8
极精益蛋白质	4
精益蛋白质	3
中脂蛋白质	1
脂肪	7

表 12.3　59 公斤女性训练新手的维持体形菜单

食物群份数	菜单
早餐	
1 份面包 / 淀粉	1 杯（25 克）Kashi 牌全谷物膨化麦片
1 份牛奶	1 杯（240 毫升）脱脂牛奶
2 份水果	1/2 杯（120 毫升）橙汁 3/4 杯（110 克）蓝莓，加进麦片
2 份蔬菜	1 杯炒蔬菜，加入鸡蛋
1 份中脂蛋白质	1 个整鸡蛋，用不粘锅炒
2 份脂肪	1 汤匙磨碎的亚麻籽，撒在麦片里 1 茶匙（5 毫升）油，炒蛋用
	水
零食	
1 份水果	8 个半块杏干
1 份蔬菜	1 杯（128 克）迷你胡萝卜
1 份脂肪	6 颗扁桃仁
	绿茶（其他茶亦可）
午餐	
2 份面包 / 淀粉	2 片全谷物（发芽谷物最佳）面包
2 份蔬菜	三明治夹的蔬菜 蔬菜条
2 份极精益蛋白质	60 克火鸡肉
1 份脂肪	1/8 个牛油果
	水
训练前零食	
1 份牛奶	1 杯（230 克）原味酸奶
1 份水果	1 根香蕉，小
	水
训练中	
	水
训练后奶昔	
1 份水果	1¼（180 克）整粒草莓

食物群份数	菜单
1 份牛奶	1 杯（240 毫升）脱脂牛奶
3 茶匙添加糖	3 茶匙蜂蜜
2 份极精益蛋白质	14 克分离乳清蛋白
晚餐	
1 份面包 / 淀粉	1/2 个烤番薯
3 份蔬菜	1 杯（180 克）清蒸芦笋 2 杯（56 克）什锦蔬菜沙拉
3 份精益蛋白质	90 克烤野生鲑鱼
3 份脂肪	1 茶匙（5 毫升）橄榄油，烤鲑鱼用 1 茶匙（5 克）黄油或 Heart Smart 人造黄油，烤番薯用 2 汤匙（30 克）减脂沙拉酱
	绿茶（其他茶亦可）

59 公斤有训练经验的女性（每周训练 5 次或更多）

每日摄入热量 2360 千卡（40 千卡/公斤），蛋白质 83 克、碳水化合物 325 克、脂肪 79 克。如表 12.4 和表 12.5 所示。

表 12.4　59 公斤有训练经验的女性用于维持体形的食物群份数

食物群	份数
面包 / 淀粉	6
水果	7
脱脂牛奶	3
添加糖，按茶匙计	7
蔬菜	7
极精益蛋白质	4
精益蛋白质	3
中脂蛋白质	1
脂肪	11

表 12.5 59 公斤有训练经验的女性的维持体形菜单

食物群份数	菜单
早餐	
1 份面包 / 淀粉	2 片全谷物（发芽谷物为最佳）面包
1 份牛奶	1 杯（240 毫升）脱脂牛奶
3 份水果	1/2 杯（120 毫升）橙汁 3 茶匙无添加糖苹果泥，面包用
1 份中脂蛋白质	1 个整鸡蛋，炒
2 份脂肪	1/8 个牛油果，切片与鸡蛋一起烹饪 1 茶匙（5 克）Heart Smart Omega 人造黄油，炒蛋用
	水
零食	
1 份水果	8 个半块杏干
3 份脂肪	18 颗扁桃仁
	绿茶（其他茶亦可）
午餐	
3 份面包 / 淀粉	15 厘米赛百味三明治
2 份蔬菜	三明治夹的蔬菜
2 份极精益蛋白质	三明治含 60 克肉
2 份脂肪	2 茶匙（10 毫升）橄榄油或 2 汤匙（30 克）沙拉酱
	水
训练前零食	
1 份牛奶	1 杯（230 克）原味酸奶
1 份水果	3/4 杯（110 克）蓝莓
3 茶匙添加糖	3 茶匙蜂蜜
1 份蔬菜	1 杯嫩红椒
	水
训练中	
	水
训练后思慕雪	
1 份水果	1¼ 杯（180 克）冻整粒草莓
1 份牛奶	1 杯（240 毫升）脱脂牛奶

食物群份数	菜单
4 茶匙添加糖	4 茶匙糖
2 份极精益蛋白质	14 克分离乳清蛋白

晚餐

食物群份数	菜单
2 份面包 / 淀粉	1 个烤番薯
1 份水果	15 颗红葡萄
4 份蔬菜	1 杯（180 克）清蒸芦笋 4 杯（112 克）什锦蔬菜沙拉
3 份精益蛋白质	90 克烤野生鲑鱼
4 份脂肪	1 茶匙（5 毫升）橄榄油，烤鲑鱼用 1 茶匙（5 克）黄油或 Heart Smart Omega 人造黄油，烤番薯用 4 汤匙（60 克）减脂沙拉酱
	绿茶（其他茶亦可）

82 公斤男性训练新手（每周训练 3 次或 4 次）

每日摄入热量 2706 千卡（33 千卡/公斤），蛋白质 115 克、碳水化合物 360 克、脂肪 89 克。如表 12.6 和表 12.7 所示。

表 12.6　82 公斤男性训练新手用于维持体形的食物群份数

食物群	份数
面包 / 淀粉	8
水果	7
脱脂牛奶	3
添加糖，按茶匙计	16
蔬菜	9
极精益蛋白质	6
精益蛋白质	4
中脂蛋白质	1
脂肪	11

表 12.7　82 公斤男性训练新手的维持体形菜单

食物群份数	菜单
训练前零食	
1 份牛奶	1 杯（230 克）原味酸奶
2 份水果	3/4 杯（110 克）蓝莓
3 茶匙添加糖	3 茶匙蜂蜜
	水
训练中	
8 茶匙添加糖	480 毫升运动饮料
	水
早餐	
1 份面包 / 淀粉	1 片全谷物面包
1 份牛奶	1 杯（240 毫升）脱脂牛奶
2 份蔬菜	1 杯炒蔬菜，加入鸡蛋
2 份水果	1 杯（240 毫升）橙汁
3 茶匙添加糖	1 汤匙 100% 果酱，面包用
1 份中脂蛋白质	1 个整鸡蛋，用不粘锅炒
2 份极精益蛋白质	4 个蛋清，与整鸡蛋一起烹饪
2 份脂肪	1/8 个牛油果，切片与鸡蛋一起烹饪 1 茶匙（5 克）Heart Smart Omega 人造黄油，炒蔬菜和蛋用
	水
零食	
2 份蔬菜	2 杯（125 克）胡萝卜和旱芹杆（或其他蔬菜）
3 份脂肪	1½ 汤匙（24 克）天然花生酱
午餐	
5 份面包 / 淀粉	30 厘米赛百味三明治
2 份蔬菜	三明治夹的蔬菜
1 份水果	1 根香蕉，小
4 份极精益蛋白质	三明治含 120 克肉
2 份脂肪	2 茶匙橄榄油或 2 汤匙沙拉酱
零食	
2 份水果	16 个半块杏干

食物群份数	菜单
1份牛奶	1杯脱脂拿铁
1茶匙添加糖	1茶匙糖
2份脂肪	12颗扁桃仁
晚餐	
2份面包/淀粉	1个烤番薯
1份水果	约15颗红葡萄
1茶匙添加糖	1茶匙糖或1茶匙蜂蜜，茶用
3份蔬菜	1/2杯（180克）清蒸芦笋 4杯（112克）什锦蔬菜沙拉
4份精益蛋白质	120克烤野生鲑鱼
3份脂肪	1茶匙（5毫升）橄榄油，烤鲑鱼用 4汤匙（60克）减脂沙拉酱
	绿茶（其他茶亦可）

82公斤有训练经验的男性（每周训练5次或更多）

每日摄入热量3444千卡（42千卡/公斤），蛋白质115克、碳水化合物486克、脂肪113克。如表12.8和表12.9所示。

表12.8　82公斤有训练经验的男性用于维持体形的食物群份数

食物群	份数
面包/淀粉	10
水果	8
脱脂牛奶	3
添加糖，按茶匙计	27
蔬菜	10
极精益蛋白质	6
精益蛋白质	4
中脂蛋白质	1
脂肪	18

表 12.9　82 公斤有训练经验的男性的维持体形菜单

食物群份数	菜单
训练前零食	
1 份牛奶	1 杯（230 克）原味酸奶
1 份水果	3/4 杯（110 克）蓝莓
3 茶匙添加糖	3 茶匙蜂蜜
	水
训练中	
16 茶匙添加糖	960 毫升运动饮料
	水
早餐	
2 份面包 / 淀粉	2 片全谷物面包
1 份牛奶	1 杯（240 毫升）脱脂牛奶
2 份蔬菜	1½ 杯炒蔬菜，加入鸡蛋
2 份水果	1 杯（240 毫升）橙汁 1 杯（170 克）甜瓜块
8 茶匙添加糖	2 汤匙 100% 果酱，面包用
	2 茶匙糖（茶或咖啡用）
1 份中脂蛋白质	1 个整鸡蛋，用不粘锅炒
2 份极精益蛋白质	4 个蛋清，与整鸡蛋一起烹饪
5 份脂肪	1/4 个牛油果，切片与鸡蛋一起烹饪 3 茶匙（15 克）Heart Smart Omega 人造黄油，炒蔬菜和蛋用
	茶或咖啡
	水
零食	
2 份面包 / 淀粉	8 块全麦薄脆饼干
2 份蔬菜	2 杯（125 克）胡萝卜和旱芹杆（或其他蔬菜）
6 份脂肪	3 汤匙（48 克）天然花生酱
午餐	
5 份面包 / 淀粉	30 厘米赛百味三明治
2 份蔬菜	三明治夹的蔬菜
1 份水果	香蕉

食物群份数	菜单
4 份极精益蛋白质	三明治含 120 克肉
2 份脂肪	2 茶匙（10 毫升）橄榄油或 2 汤匙（30 克）沙拉酱
零食	
2 份水果	16 个半块杏干
1 份牛奶	1 杯脱脂拿铁
2 份脂肪	12 颗扁桃仁
晚餐	
1 份面包 / 淀粉	1/2 个烤番薯
2 份水果	约 30 颗红葡萄
4 份蔬菜	1 杯（180 克）清蒸芦笋 4 杯（112 克）什锦蔬菜沙拉
4 份精益蛋白质	120 克烤野生鲑鱼
3 份脂肪	1 茶匙（5 毫升）橄榄油，烤鲑鱼用 4 汤匙（60 克）减脂沙拉酱
	绿茶（其他茶亦可）

第 13 章

增肌菜单

本书的增肌饮食法（表13.1）适用于锻炼新手或有经验的锻炼者、健美运动员、力量举运动员、举重运动员和其他对健美感兴趣的力量训练者。体格越壮、肌肉越大，增长肌肉所需的热量就越多。如果肌肉没有增长，则应每天增加300～400千卡热量摄入，首先增加碳水化合物（占增加热量的75%），然后增加脂肪（占增加热量的25%）。如果正在进行交叉训练并伴有高强度有氧训练，每日每公斤体重应再多摄入碳水化合物1～2克。

表 13.1　增肌饮食法

	女性		男性	
每周训练次数	3次或4次（新手）	5次或更多（有训练经验）	3次或4次（新手）	5次或更多（有训练经验）
总热量				
千卡/公斤	35～38	44～50	42	52 以上

每周训练次数	女性		男性	
	3次或4次 （新手）	5次或更多 （有训练经验）	3次或4次 （新手）	5次或更多 （有训练经验）
蛋白质				
克/公斤	2	2.2	2.2	2.5
碳水化合物				
克/公斤	4.5	6.5	5.5	7
脂肪 *				
克/公斤	1～1.3	1～1.77	约1.33	1.7

* 脂肪总量因总热量而异。为找到自己所需的脂肪克数，应确定总热量、蛋白质克数和碳水化合物克数。从总热量中减去蛋白质与碳水化合物热量（1克蛋白质＝4千卡，1克碳水化合物＝4千卡）之和，然后除以9（1克脂肪＝9千卡）便得到脂肪克数。更多信息请参见第10章。

59公斤女性训练新手（每周训练3次或4次）

每日摄入热量2065千卡（35千卡/公斤），蛋白质118克、碳水化合物266克、脂肪60克。如表13.2和表13.3所示。

表13.2　59公斤女性训练新手用于增肌的食物群份数

食物群	份数
面包/淀粉	6
水果	5
脱脂牛奶	3
添加糖，按茶匙计	3
蔬菜	8
极精益蛋白质	5
精益蛋白质	3
中脂蛋白质	1
脂肪	9

表 13.3　59 公斤女性训练新手的增肌菜单

食物群份数	菜单
早餐	
2 份面包 / 淀粉	1 杯熟燕麦粥或其他麦片粥
1 份牛奶	1 杯（240 毫升）脱脂牛奶
2 份水果	1/2 杯（120 毫升）橙汁 3/4 杯（110 克）浆果，加进麦片粥
1 份中脂蛋白质	1 个整鸡蛋，用不粘锅炒
喷 1～2 秒喷雾式油	炒蛋用
1 份脂肪	1 汤匙磨碎的亚麻籽，撒在麦片粥里
	水
零食	
1 份水果	8 个半块杏干
2 份蔬菜	1 杯（128 克）迷你胡萝卜 1 杯（128 克）樱桃番茄
2 份脂肪	12 颗扁桃仁
	绿茶（其他茶亦可）
午餐	
2 份面包 / 淀粉	2 片全谷物（发芽谷物最佳）面包
3 份蔬菜	三明治夹的蔬菜 2 杯什锦蔬菜沙拉
3 份极精益蛋白质	60 克火鸡肉 30 克奶酪
3 份脂肪	奶酪含 1 份脂肪 1/8 个牛油果 1 汤匙（15 克）沙拉酱或 2 汤匙（30 克）减脂沙拉酱
	芥末酱，三明治用
	水
训练前零食	
1 份牛奶	1 杯（230 克）原味酸奶
1 份水果	1 根香蕉，小
	水
训练中	
	水

食物群份数	菜单
训练后思慕雪	
1 份水果	1¼ 杯（180 克）整粒草莓
1 份牛奶	1 杯（240 毫升）脱脂牛奶
3 茶匙添加糖	3 茶匙蜂蜜
2 份极精益蛋白质	14 克分离乳清蛋白
晚餐	
2 份面包 / 淀粉	1 个烤番薯
3 份蔬菜	1 杯（180 克）清蒸芦笋 4 杯（112 克）什锦蔬菜沙拉
3 份精益蛋白质	90 克烤野生鲑鱼
3 份脂肪	1 茶匙（5 毫升）橄榄油，烤鲑鱼用 1 茶匙（5 克）黄油或 Heart Smart Omega 人造黄油，烤番薯用 4 汤匙（60 克）减脂沙拉酱
	绿茶（其他茶亦可）

59 公斤有训练经验的女性（每周训练 5 次或更多）

每日摄入热量 2950 千卡（按最高限度 50 千卡/公斤计算），蛋白质 130 克、碳水化合物 384 克、脂肪 99 克。如表 13.4 和表 13.5 所示。

表 13.4　59 公斤有训练经验的女性用于增肌的食物群份数

食物群	份数
面包 / 淀粉	8
水果	8
脱脂牛奶	3
添加糖，按茶匙计	18
蔬菜	8
极精益蛋白质	6
精益蛋白质	4
中脂蛋白质	1
脂肪	16

表 13.5　59 公斤有训练经验的女性的增肌菜单

食物群份数	菜单
早餐	
2 份面包 / 淀粉	2 片全谷物面包
1 份牛奶	1 杯（240 毫升）脱脂牛奶
2 份水果	1 杯（240 毫升）橙汁
4 茶匙添加糖	4 茶匙 100% 果酱，面包用
1 份蔬菜	1/2 杯（28 克）炒蘑菇，加鸡蛋
1 份中脂蛋白质	1 个整鸡蛋，炒
4 份脂肪	1/4 个牛油果，切片与鸡蛋一起烹饪 2 茶匙（10 克）Heart Smart Omega 人造黄油，蘑菇和鸡蛋用
	水
零食	
2 份水果	16 个半块杏干
3 份脂肪	18 颗扁桃仁
	绿茶（其他茶亦可）
午餐	
3 份面包 / 淀粉	15 厘米赛百味三明治
3 份蔬菜	三明治夹的蔬菜
3 份极精益蛋白质	三明治含 60 克肉 30 克奶酪
3 份脂肪	奶酪含 1 份脂肪 2 茶匙（10 毫升）橄榄油或 2 汤匙（30 克）沙拉酱
	水
训练前零食	
1 份牛奶	1 杯（230 克）原味酸奶
1 份水果	3/4 杯（110 克）蓝莓
3 茶匙添加糖	3 茶匙蜂蜜
	水
训练中	
8 茶匙添加糖	480 毫升运动饮料
	水

食物群份数	菜单
训练后思慕雪	
1 份水果	1¼ 杯（180 克）整粒草莓
1 份牛奶	1 杯（240 毫升）脱脂牛奶
3 茶匙添加糖	3 茶匙蜂蜜
3 份极精益蛋白质	21 克分离乳清蛋白
1 份脂肪	1/8 个牛油果
晚餐	
3 份面包 / 淀粉	1 个烤番薯 1/2 杯（98 克）糙米
2 份水果	约 30 颗红葡萄
4 份蔬菜	1 杯（180 克）清蒸芦笋 4 杯（112 克）什锦蔬菜沙拉
4 份精益蛋白质	120 克烤野生鲑鱼
5 份脂肪	1 茶匙（5 毫升）橄榄油，烤鲑鱼用 4 汤匙（60 克）沙拉酱
	绿茶（其他茶亦可）

82 公斤男性训练新手（每周训练 3 次或 4 次）

每日摄入热量 3444 千卡（42 千卡/公斤），蛋白质 180 克、碳水化合物 450 克、脂肪 100 克。如表 13.6 和表 13.7 所示。

表 13.6　82 公斤男性训练新手用于增肌的食物群份数

食物群	份数
面包 / 淀粉	10
水果	8
脱脂牛奶	3
添加糖，按茶匙计	24
蔬菜	9

食物群	份数
极精益蛋白质	10
精益蛋白质	6
中脂蛋白质	1
脂肪	15

表 13.7　82 公斤男性训练新手的增肌菜单

食物群份数	菜单
训练前零食	
1 份牛奶	1 杯（230 克）原味酸奶
1 份水果	3/4 杯（110 克）蓝莓
3 茶匙添加糖	3 茶匙蜂蜜
2 份极精益蛋白质	14 克分离乳清蛋白，搅拌在酸奶中
	水
训练中	
16 茶匙添加糖	960 毫升运动饮料
	水
早餐	
2 份面包 / 淀粉	2 片全谷物面包
1 份牛奶	1 杯（240 毫升）脱脂牛奶
2 份水果	1 杯（240 毫升）橙汁
4 茶匙添加糖	4 茶匙 100% 果酱，面包用
2 份蔬菜	1 杯炒蔬菜，加入鸡蛋
1 份中脂蛋白质	1 个整鸡蛋，炒
2 份极精益蛋白质	4 个蛋清与整鸡蛋一起烹饪
4 份脂肪	1/4 个牛油果，切片与鸡蛋一起烹饪 1 茶匙（5 克）Heart Smart Omega 人造黄油加 1 茶匙（5 毫升）橄榄油，炒蔬菜和蛋用
	水
零食	
2 份面包 / 淀粉	8 块全麦薄脆饼干

食物群份数	菜单
1 份精益蛋白质	30 克奶酪
1 份蔬菜	1 杯（124 克）旱芹杆
3 份脂肪	1½ 汤匙（24 克）天然花生酱
午餐	
5 份面包 / 淀粉	30 厘米赛百味三明治
2 份蔬菜	三明治夹的蔬菜
1 份水果	1 根香蕉，小
6 份极精益蛋白质	三明治含 120 克肉 60 克奶酪
3 份脂肪	奶酪含 2 份脂肪 1 茶匙（5 毫升）橄榄油或 1 汤匙（15 克）沙拉酱
零食	
2 份水果	16 个半块杏干
1 份牛奶	1 杯脱脂拿铁
1 茶匙添加糖	1 茶匙糖
2 份脂肪	12 颗扁桃仁
晚餐	
1 份面包 / 淀粉	1/2 个烤番薯
2 份水果	约 30 颗红葡萄
4 份蔬菜	1 杯（180 克）清蒸芦笋 4 杯（112 克）什锦蔬菜沙拉
5 份精益蛋白质	150 克烤野生鲑鱼
2 份脂肪	1 茶匙（5 毫升）橄榄油，烤鲑鱼用 4 汤匙（60 克）减脂沙拉酱
	绿茶（其他茶亦可）

82 公斤有训练经验的男性（每周训练 5 次或更多）

每日摄入热量 4264 千卡（52 千卡/公斤），蛋白质 205 克、碳水化合物 576 克、脂肪 125 克。如表 13.8 和表 13.9 所示。

表 13.8　82 公斤有训练经验的男性用于增肌的食物群份数

食物群	份数
面包 / 淀粉	13
水果	12
脱脂牛奶	3
添加糖，按茶匙计	30
蔬菜	9
极精益蛋白质	13
精益蛋白质	5
中脂蛋白质	1
脂肪	24

表 13.9　82 公斤有训练经验的男性的增肌菜单

食物群份数	菜单
训练前零食	
1 份牛奶	1 杯（230 克）原味酸奶
1 份水果	3/4 杯（110 克）蓝莓
3 茶匙添加糖	3 茶匙蜂蜜
3 份极精益蛋白质	21 克分离乳清蛋白，搅拌在酸奶中
	水
训练中	
16 茶匙添加糖	960 毫升运动饮料
	水
早餐	
2 份面包 / 淀粉	2 片全谷物面包
1 份牛奶	1 杯（240 毫升）脱脂牛奶
3 份水果	1/2 杯（120 毫升）橙汁 1½ 杯冻水果
6 茶匙添加糖	2 汤匙 100% 果酱，面包用
2 份蔬菜	1 杯炒蘑菇和红椒
1 份中脂蛋白质	1 个整鸡蛋，炒

食物群份数	菜单
4 份极精益蛋白质	4 个蛋清与整鸡蛋一起烹饪 14 克分离乳清蛋白（制作思慕雪用）
6 份脂肪	1/2 个牛油果，切片与鸡蛋一起烹饪 2 茶匙（10 克）Heart Smart Omega 人造黄油，炒蛋和蔬菜用 水
零食	
2 份面包 / 淀粉	8 块全麦薄脆饼干
2 份水果	2/3 杯（158 毫升）康科德葡萄汁（与气泡水混合制成汽酒）
1 份蔬菜	1 杯（124 克）旱芹杆
6 份脂肪	3 汤匙（48 克）天然花生酱
午餐	
5 份面包 / 淀粉	30 厘米赛百味三明治（从"含 6 克或更少脂肪"列表中选择）
2 份蔬菜	三明治夹的蔬菜
1 份水果	1 根香蕉，小
午餐	
6 份极精益蛋白质	三明治含 120 克肉 60 克奶酪
4 份脂肪	奶酪含 2 份脂肪 2 茶匙（10 毫升）橄榄油或 2 汤匙（30 克）沙拉酱
零食	
2 份水果	16 个半块杏干
1 份牛奶	1 杯脱脂拿铁
2 茶匙添加糖	2 茶匙糖
2 份脂肪	12 颗扁桃仁
晚餐	
4 份面包 / 淀粉	1 个烤番薯 1 杯熟藜麦
3 份水果	1 杯（124 克）覆盆子加 1 杯（165 克）杧果块，加在冰激凌上
3 茶匙添加糖	1/2 杯轻乳冰激凌
4 份蔬菜	1 杯（180 克）清蒸芦笋 4 杯（112 克）什锦蔬菜沙拉

食物群份数	菜单
5 份精益蛋白质	150 克烤野生鲑鱼
6 份脂肪	冰激凌含 1 份脂肪 1 茶匙（5 毫升）橄榄油，烤鲑鱼用 4 汤匙（60 克）沙拉酱
自由添加（不计入热量）	1 汤匙（15 克）打发鲜奶油，加在水果和冰激凌上

重要提醒：上述热量水平反映的是进行持续高强度训练的人士的需求。如果你不属于这类人士，那么这些热量水平对你来说过高。非持续训练者，可使用针对每周训练较少次数的菜单，或男性可使用女性的热量摄入水平，或使用第 12 章所述维持体形饮食计划。若只需略减少热量摄入，那么减去除训练前后外其他时间的添加糖。请注意，对于饮食计划中所有的添加糖，可选择以淀粉代替。在选择以淀粉替代添加糖之前，请参考本书第 11 章的"解决运动及恢复中的添加糖问题"。

健身档案：增重

你是否是很难增重的人，无论如何尝试，都无法增加肌肉重量？

斯科特 44 岁，是一名企业主管，身高 191 厘米，体重 80 公斤，已有 20 年没能增重。更糟糕的是他食欲不佳。此外，他还因压力、感染和抗生素过度治疗而患胃病。我指导他遵循本书中的增肌饮食计划。

在开始增肌饮食之前，斯科特每天仅摄入约 2800 千卡热量，摄入的维生素、矿物质及水分不足。我让他将热量摄入增加到每日 3560 千卡，另外增加更多蛋白质（每日 113 克）和碳水化合物（每日 570 克）。他还开始补充一种优质抗氧化剂，少量多餐，从鱼类和植物中摄取更健康的脂肪。同时，他减少饮酒。

此外，我建议斯科特用克莱纳简易增肌配方来制作思慕雪，每日服用 400 毫克维生素 E，并继续服用嗜酸乳杆菌，一种在抗生素治疗后恢复肠道菌群的补剂。我还推荐他尝试 Prelief 牌天然补剂，以帮助减轻胃部不适。

仅用 6 周，斯科特身体的能量水平飙升，时刻精力充沛，足以开始一项常规训练计划。他增加了7公斤纯肌肉，但腰围没有变大。他在不刺激胃的情况下摄入了更多热量。

正如斯科特所说："前3周我的体重增加了6公斤，从82公斤到88公斤。客观地说，20年来我的体重从未超过83公斤，过去两三年里我一直在努力让体重增加。"

此外，他的大部分胃部问题都得以解决。

第 14 章
交叉训练菜单

　　对运动表现或高水平健身感兴趣的训练者会通过各种健身运动来进行交叉训练（表 14.1）。本章内容适用于进行力量训练来提高耐力运动功率的训练者。与其他训练计划的菜单不同，那些菜单直接集中于增强力量、爆发力和减少脂肪，本章列出的菜单能帮助训练者通过调整饮食来增强功率，同时增强耐力。

　　由于着重增强力量和耐力，训练者需消耗更多碳水化合物来为心肺训练提供能量。同时，因为参加耐力运动比赛的选手不希望增大体形和增加重量，所以不必摄入增加肌肉所需的蛋白质。这类选手仅是希望蛋白质足以增加功率和完全恢复。当然，需要摄入适量脂肪来增强耐力，脂肪对重要关节的缓冲与润滑、激素平衡、细胞恢复、抗炎功能，以及支持大脑实为关键。

脂肪适应

进行耐力运动比赛时，身体首先开始燃烧碳水化合物，在比赛中期大部分时间则燃烧脂肪，当身体感到疲劳，又回到燃烧碳水化合物以冲刺到终点。训练越好，身体在比赛开始时从燃烧碳水化合物转换成燃烧脂肪的能力就越好，在开始疲劳并回到燃烧碳水化合物之前，用脂肪作燃料的时间就越长。这个最后的开关实际上决定了选手的耐力，以及有多少能量完成最后一圈或冲刺到终点线。如果能让自己的身体更快地转换到脂肪代谢，停留在这一状态更长时间，并为比赛的最后阶段保存更多碳水化合物，无疑会为自己带来竞争优势。这便是脂肪适应背后的完整理论。

尽管运动营养学家对力量运动员饮食中碳水化合物与脂肪摄入量的范围基本达成一致，但就耐力运动员的饮食而言，尤其是那些既需要功率又依靠耐力的运动员，目前尚无定论。问题在于训练有素的运动员能否利用脂肪适应来延长脂肪燃烧时间，同时延长疲劳前的耐力时间。

我们已知脂肪适应确实发生。部分人比其他人更能适应脂肪适应饮食，对脂肪适应反应良好的人来说，连续5天至2周的高脂肪、低碳水化合物饮食，加上高强度、长时间的运动，可以增强身体燃烧脂肪而不是碳水化合物的能力。这种饮食仅15%的热量来自碳水化合物，70%的热量来自脂肪，这会导致身体的碳水化合物储备极低。科学家们创建出一个"饮食周期"模型来弥补碳水化合物的损失，让训练者遵循高脂肪饮食方案，同时有1~3天碳水化合物恢复期。在恢复期，将碳水化合物与脂肪的摄入比例转到70：15，减少运动量。这样，身体氧化脂肪作为燃料的能力略有下降，但仍远高于未采取脂肪适应饮食策略时的水平，身体在需要的时候燃烧碳水化合物的能力也得到部分恢复。

尽管这种模型对脂肪适应饮食反应良好的被试者确实产生了作用，但运动表现的测试结果却不尽如人意。目前尚不清楚改变代谢图谱是否真的能提高运动表现。部分研究结果显示被试者运动表现略有改善，另一些研究的被试者的运动表现却无变化，还有研究记录显示被试者的自行车运动表现变差。

脂肪适应仍处于试验阶段。可以一试，看看自己的身体是否对这种饮食产生良好反应，是否能忍受饮食及新陈代谢的变化。坦诚讲，这种饮食不容易遵循，尤其是在热量需求很高的情况下。由于还没有数据支持脂肪适应能增强运动表现的理论，因此本章中的菜单关注如何为耐力运动员提供精心设计、受科学研究支持的高碳水化合物饮食。

训练中摄入蛋白质

几乎所有训练频繁者都听说过，在运动后立即摄入碳水化合物和蛋白质，能更好地让肌肉补充能量、恢复、重建和生长。最近的数据已开始支持运动前摄入碳水化合物-蛋白质组合也能促进肌肉的恢复与生长的观点。但是，对运动中与碳水化合物一同摄入蛋白质是否有益的疑问，已存在至少10年。关于在运动中使用蛋白质或氨基酸的第一批研究主要集中在耐力运动，以及运动中摄入蛋白质是否能对大脑产生积极影响和延长运动至力竭的时间上。至今，问题仍然没有得到解答。但随着开发出更好的肌蛋白合成与分解的实验室测试，对于耐力运动中随碳水化合物摄入蛋白质的研究已经开始接近答案。随着运动员开始进行交叉训练以支持耐力运动，人们也越来越关注运动中的碳水化合物-蛋白质摄入这一领域，这提供了更多研究机会以支持相关产品开发。

最新的研究证据似乎倾向在运动中随碳水化合物摄入一些蛋白质会产生积极作用，然而目前还不确定。一项经同行评议的复杂研究调查了耐力运动中碳水化合物-蛋白质一同摄入对肌蛋白平衡及合成的影响。在功率自行车训练中，被试者分别饮用碳水化合物饮料（每小时1克/公斤碳水化合物）或碳水化合物结合酪蛋白水解物饮料（每小时0.8克/公斤碳水化合物、每小时0.2克/公斤蛋白质），二者热量相同。研究表明，在禁食状态下，两种饮料都能提高肌蛋白的合成速度，但添加蛋白质并不能让合成速度进一步提高。

另一项研究考察了碳水化合物-蛋白质一同摄入对运动员在足球专项间歇训

练尾段的跑步能力的影响。被试者进行了三次试验，随机饮用安慰剂、6.9%碳水化合物溶液或4.8%碳水化合物加2.1%蛋白质溶液。所有饮料的颜色味道一致。与其他两次试验相比，饮用碳水化合物–蛋白质饮料的被试者疲劳前运动时间更长。当摄入碳水化合物–蛋白质饮料后，被试者在间歇运动组间恢复得更快、耐力更好、自感用力度更低。

第三项研究测试了在高温下进行耐力比赛时，碳水化合物–蛋白质饮料会产生什么效果。在为期8天的Translap山地自行车赛中，共有28名自行车运动员参与试验，他们被随机分配，饮用只含碳水化合物的安慰剂（76克/升）或碳水化合物–蛋白质饮料（碳水化合物72克/升、蛋白质18克/升）。结果显示，与安慰剂相比，补充碳水化合物–蛋白质能显著防止体重下降，增强体温调节能力，使比赛运动表现更佳，但对改善肌肉损伤和酸痛没有效果。这项研究的缺陷在于安慰剂与测试饮料的热量值不同。碳水化合物–蛋白质饮料热量更高，能提供更多能量。因此，很难评估到底是总能量还是蛋白质的存在导致了研究结果的差异。

同时对于运动中补充蛋白质有一个实际考虑：许多人对蛋白质或氨基酸的液体代餐或运动饮料不耐受，这通常会引起胃部不适和恶心。如果身体产生了这种反应，显然运动表现不会改善。如果能耐受运动中喝的蛋白质饮料，那么可以尝试。如果使用几周后没有任何益处，则最好放弃。别把钱浪费在没有效果的事物上。

咖啡因有效

在运动前摄入咖啡因的习惯已延续了数十年，但一项研究提出了一种新观点。该研究调查了在运动后的碳水化合物饮料中添加咖啡因对随后进行高强度间歇跑的能力有何影响。在这项研究中，6名被试者首先运动至力竭，耗尽肌肉的糖原。在运动后的第一、第二及第三个小时，被试者或喝水，或喝碳水化合物溶液（1.2克每公斤体重），或喝每公斤体重添加8毫克咖啡因的相同碳水化合物溶液。所有饮料外观及味道相同。在4小时的恢复期后，被试者进行折返跑测试（高强度跑步能力测试），直到力竭。与其他两种试验饮料相比，所有6名被试者在饮用碳水化合物加咖啡因饮料后体能均有提高。虽然多年来坊间一直传言对于耐受咖啡因的人，碳水化合物加咖啡因饮料是一种获胜的策略，好在如今有数据支持这一传言。由于咖啡因的半衰期为4～6小时，所以有效剂量的咖啡因（公认的增强体能的辅助手段）对第二轮运动表现有帮助不足为奇。

表 14.1　交叉训练饮食法 *

每周训练次数	女性		男性	
	3次或4次（新手）	5次或更多（有训练经验）	3次或4次（新手）	5次或更多（有训练经验）
总热量				
千卡 / 公斤	35～37	44～51	37～41	50～58
蛋白质				
克 / 公斤	1.5	1.8	1.5	1.8
碳水化合物				
克 / 公斤	5～7	6～10	5～7	6～10
脂肪 **				
克 / 公斤	约1.2	约1.8	约0.7	约1

* 交叉训练计划的热量与营养分配根据总训练的量和强度，以及每日的训练量和强度而有所不同。从休息日到长距离日、高强度日、多样训练日，以及临近比赛日，都应根据不同需要来调整总热量和碳水化合物摄入。具体的备赛和比赛日营养高度个性化且多变。请向运动营养师寻求专家建议，定制计划。

** 脂肪总量因总热量而异。为找到自己所需的脂肪克数，应确定总热量、蛋白质克数和碳水化合物克数。从总热量中减去蛋白质与碳水化合物热量（1克蛋白质 = 4千卡，1克碳水化合物 = 4千卡）之和，然后除以9（1克脂肪 = 9千卡）便得到脂肪克数。更多信息请参见第10章。

59公斤女性训练新手（每周训练3次或4次）

每日摄入热量2124千卡（36千卡/公斤），蛋白质89克、碳水化合物355克、脂肪40克。如表14.2和表14.3所示。

表 14.2　59 公斤女性训练新手用于交叉训练的食物群份数

食物群	份数
面包 / 淀粉	7
水果	6
脱脂牛奶	3
添加糖，按茶匙计	20
蔬菜	8
极精益蛋白质	4
精益蛋白质	3
中脂蛋白质	1
脂肪	6

表 14.3　59 公斤女性训练新手的交叉训练菜单

食物群份数	菜单
早餐	
2 份面包 / 淀粉	1 杯熟燕麦粥或其他麦片粥
1 份牛奶	1 杯（240 毫升）脱脂牛奶
2 份水果	1/2 杯（120 毫升）橙汁 3/4 杯（110 克）浆果，加进麦片粥
1 份中脂蛋白质	1 个整鸡蛋，用不粘锅炒
喷 1~2 秒喷雾式油	炒蛋用
1 份脂肪	1 汤匙磨碎的亚麻籽，撒在麦片粥里
	水
零食	
1 份面包 / 淀粉	23 克咸脆饼干
1 份水果	4 个杏干
2 份蔬菜	1 杯（128 克）迷你胡萝卜 1 杯（128 克）樱桃番茄
2 份脂肪	6 颗扁桃仁 绿茶（其他茶亦可）
午餐	
2 份面包 / 淀粉	2 片全谷物（发芽谷物最佳）面包
1 份水果	苹果

食物群份数	菜单
3 份蔬菜	三明治夹的蔬菜 2 杯（112 克）什锦蔬菜沙拉
2 份极精益蛋白质	60 克火鸡肉
1 份脂肪	1/8 个牛油果 芥末酱，三明治用
	水
训练前零食	
1 份牛奶	1 杯（230 克）原味酸奶
1 份水果	1 根香蕉，小
	水
训练中	
12 茶匙添加糖	720 毫升运动饮料
训练后饮用的思慕雪	
1 份水果	1¼ 杯（180 克）整粒草莓
1 份牛奶	1 杯（240 毫升）脱脂牛奶
8 茶匙添加糖	6 茶匙糖和 2 茶匙蜂蜜
2 份极精益蛋白质	14 克分离乳清蛋白
晚餐	
2 份面包 / 淀粉	1 个烤番薯
3 份蔬菜	1 杯（180 克）清蒸芦笋 4 杯（122 克）什锦蔬菜沙拉
3 份精益蛋白质	90 克烤野生鲑鱼
2 份脂肪	1 茶匙橄榄油，烤鲑鱼用 2 汤匙减脂沙拉酱
	绿茶（其他茶亦可）

59 公斤有训练经验的女性（每周训练 5 次或更多）

每日摄入热量 2832 千卡（48 千卡/公斤），蛋白质 106 克、碳水化合物 473 克、脂肪60克。如表14.4和表14.5所示。

另外，运动时的饮料中添加0.2克/（公斤·小时）蛋白质和碳水化合物（添加糖）。在这种情况下，每小时摄入11克蛋白质。如果喜欢尝试必需氨基酸而不是分离乳清蛋白，每克蛋白质含0.2克必需氨基酸。

表 14.4　59 公斤有训练经验的女性用于交叉训练的食物群份数

食物群	份数
面包 / 淀粉	9
水果	9
脱脂牛奶	3
添加糖，按茶匙计	32
蔬菜	8
极精益蛋白质	5
精益蛋白质	4
中脂蛋白质	1
脂肪	9

表 14.5　59 公斤有训练经验的女性的交叉训练菜单

食物群份数	菜单
早餐	
2 份面包 / 淀粉	2 片全谷物面包
1 份牛奶	1 杯（240 毫升）脱脂牛奶
2 份水果	1 杯（240 毫升）橙汁
4 茶匙添加糖	4 茶匙 100% 果酱，面包用
2 份蔬菜	1 杯炒蘑菇和洋葱，加入鸡蛋
1 份中脂蛋白质	1 个整鸡蛋，炒
2 份脂肪	1/8 个牛油果，抹在面包上 1 茶匙（5 毫升）菜籽油，炒蔬菜和蛋用
	水
零食	
2 份水果	16 个半块杏干

食物群份数	菜单
3 份脂肪	18 颗扁桃仁
	绿茶（其他茶亦可）

午餐

食物群份数	菜单
3 份面包 / 淀粉	15 厘米赛百味三明治
2 份蔬菜	三明治夹的蔬菜
2 份极精益蛋白质	三明治含 60 克肉
1 份脂肪	1 茶匙（5 毫升）橄榄油或 1 汤匙（15 克）沙拉酱
	水

训练前零食

食物群份数	菜单
1 份面包 / 淀粉	21 克椒盐卷饼
1 份牛奶	1 杯（230 克）原味低脂酸奶
1 份水果	3/4 杯（110 克）蓝莓
3 茶匙添加糖	3 茶匙蜂蜜
	水

训练中

食物群份数	菜单
16 茶匙添加糖	960 毫升运动饮料
11 克分离蛋白 / 小时	酪蛋白或分离乳清蛋白（通常为 1/2 份）
	水

训练后思慕雪

食物群份数	菜单
2 份水果	1¼ 杯（180 克）整粒冻草莓 一根冻香蕉，中
1 份牛奶	1 杯（240 毫升）脱脂牛奶
9 茶匙添加糖	6 茶匙糖和 3 茶匙蜂蜜
3 份极精益蛋白质	21 克分离乳清蛋白

晚餐

食物群份数	菜单
3 份面包 / 淀粉	1 个烤番薯 1/2 杯（98 克）糙米
2 份水果	约 30 颗红葡萄
4 份蔬菜	1 杯（180 克）清蒸芦笋 4 杯（112 克）什锦蔬菜沙拉

食物群份数	菜单
4 份精益蛋白质	120 克烤野生鲑鱼
3 份脂肪	1 茶匙（5 毫升）橄榄油，烤鲑鱼用 4 汤匙（60 克）减脂沙拉酱
	绿茶（其他茶亦可）

82 公斤男性训练新手（每周训练 3 次或 4 次）

每日摄入热量 3280 千卡（40 千卡/公斤），蛋白质 123 克、碳水化合物 491 克、脂肪 91 克。如表 14.6 和表 14.7 所示。

表 14.6 82 公斤男性训练新手用于交叉训练的食物群份数

食物群	份数
面包／淀粉	12
水果	9
脱脂牛奶	3
添加糖，按茶匙计	23
蔬菜	9
极精益蛋白质	7
精益蛋白质	5
中脂蛋白质	1
脂肪	9

表 14.7 82 公斤男性训练新手的交叉训练菜单

食物群份数	菜单
训练前零食	
1 份牛奶	1 杯（230 克）原味酸奶
1 份水果	3/4 杯（110 克）蓝莓
2 茶匙添加糖	2 茶匙蜂蜜
2 份极精益蛋白质	14 克分离乳清蛋白，搅拌在酸奶中

食物群份数	菜单
	水

训练中

食物群份数	菜单
16 茶匙添加糖	960 毫升运动饮料
	水

早餐

食物群份数	菜单
2 份面包 / 淀粉	2 片全谷物面包
1 份牛奶	1 杯（240 毫升）脱脂牛奶
2 份水果	1 杯（240 毫升）橙汁
4 茶匙添加糖	4 茶匙 100% 果酱，面包用
2 份蔬菜	1 杯炒蔬菜，加入鸡蛋
1 份中脂蛋白质	1 个整鸡蛋，炒
1 份极精益蛋白质	2 个蛋清，与整鸡蛋一起烹饪
2 份脂肪	1/4 个牛油果，抹在面包上 1 茶匙（5 毫升）橄榄油，炒蔬菜和蛋用
	水

零食

食物群份数	菜单
2 份面包 / 淀粉	8 块全麦薄脆饼干
1 份水果	3 汤匙无添加糖苹果黄油
1 份蔬菜	1 杯（124 克）旱芹杆
3 份脂肪	1½ 茶匙（24 克）天然花生酱

午餐

食物群份数	菜单
5 份面包 / 淀粉	30 厘米赛百味三明治
2 份蔬菜	三明治夹的蔬菜
1 份水果	1 根香蕉，小
4 份极精益蛋白质	三明治含 120 克肉
1 份脂肪	1 茶匙（5 毫升）橄榄油或 1 汤匙（15 克）沙拉酱

零食

食物群份数	菜单
2 份水果	16 个半块杏干
1 份牛奶	1 杯脱脂拿铁

(续表)

食物群份数	菜单
1 茶匙添加糖	1 茶匙糖
晚餐	
3 份面包 / 淀粉	1 个烤番薯 1/2 杯糙米
2 份水果	约 30 颗红葡萄
4 份蔬菜	1 杯（180 克）清蒸芦笋 4 杯（112 克）什锦蔬菜沙拉
5 份精益蛋白质	150 克烤野生鲑鱼
3 份脂肪	1 茶匙（5 毫升）橄榄油，烤鲑鱼用 4 汤匙（60 克）减脂沙拉酱
	绿茶（其他茶亦可）

82 公斤有训练经验的男性（每周训练 5 次或更多）

每日摄入热量 4510 千卡（55 千卡/公斤），蛋白质 147 克、碳水化合物 654 克、脂肪 144 克。如表 14.8 和表 14.9 所示。

另外，运动时的饮料中添加 0.2 克/（公斤·小时）蛋白质和碳水化合物（添加糖）。在这种情况下，每小时摄入 16 克蛋白质。如果喜欢尝试必需氨基酸而不是分离乳清蛋白，每克蛋白质含 0.2 克必需氨基酸。

表 14.8 82 公斤有训练经验的男性用于交叉训练的食物群份数

食物群	份数
面包 / 淀粉	15
水果	13
脱脂牛奶	3
添加糖，按茶匙计	39
蔬菜	9
极精益蛋白质	11

食物群	份数
精益蛋白质	6
中脂蛋白质	1
脂肪	14

表 14.9　82 公斤有训练经验的男性的交叉训练菜单

食物群份数	菜单
训练前零食	
1 份牛奶	1 杯（230 克）原味酸奶
1 份水果	3/4 杯（110 克）蓝莓
6 茶匙添加糖	6 茶匙蜂蜜
3 份极精益蛋白质	21 克分离乳清蛋白，搅拌在酸奶中
	水
训练中	
16 茶匙添加糖	950 毫升运动饮料
16 克分离蛋白 / 小时	酪蛋白或分离乳清蛋白
	水
早餐	
4 份面包 / 淀粉	2 片全谷物面包 1 杯熟燕麦粥
1 份牛奶	1 杯（240 毫升）脱脂牛奶（加入水果、果汁、糖及乳清蛋白制成思慕雪）
4 份水果	1/2 杯（120 毫升）橙汁 1½ 杯冻水果 2 汤匙葡萄干或 1/2 杯新鲜水果，加入燕麦粥
12 茶匙添加糖	2 汤匙 100% 果酱，面包用 2 茶匙添加糖，思慕雪用
2 份蔬菜	1 杯炒蘑菇与红椒
1 份中脂蛋白质	1 个整鸡蛋，炒
4 份极精益蛋白质	4 个蛋清与整鸡蛋一起烹饪 14 克分离乳清蛋白（思慕雪用）

食物群份数	菜单
4 份脂肪	1/4 个牛油果，切片与鸡蛋一起烹饪 1 茶匙（5 毫升）Heart Smart Omega 人造黄油，炒蛋和蔬菜用
	水

零食

2 份面包 / 淀粉	8 块全麦薄脆饼干
2 份水果	2/3 杯（15 毫升）康科德葡萄汁（与气泡水混合制成汽酒）
1 份蔬菜	1 杯（124 克）旱芹杆
4 份脂肪	2 汤匙（32 克）天然花生酱

午餐

5 份面包 / 淀粉	30 厘米赛百味三明治
2 份蔬菜	三明治夹的蔬菜
1 份水果	1 根香蕉，小
4 份极精益蛋白质	三明治含 120 克肉
1 份脂肪	1 茶匙（5 毫升）橄榄油或 1 汤匙（15 克）沙拉酱

零食

2 份水果	16 个半块杏干
1 份牛奶	1 杯脱脂拿铁
2 茶匙添加糖	2 茶匙糖

晚餐

4 份面包 / 淀粉	1 个烤番薯 1 杯熟藜麦
3 份水果	1 杯（124 克）覆盆子和 1 杯（165 克）杧果块，放在冰激凌上
3 茶匙添加糖	1/2 杯轻乳冰激凌
4 份蔬菜	1 杯（180 克）清蒸芦笋 4 杯（112 克）什锦蔬菜沙拉
6 份精益蛋白质	180 克烤野生鲑鱼
5 份脂肪	冰激凌含 1 份脂肪 1 茶匙（5 毫升）橄榄油，烤鲑鱼用 3 汤匙（45 克）沙拉酱
自由添加（不计入热量）	1 汤匙（15 克）打发鲜奶油，加在水果和冰激凌上

第 15 章

减脂菜单

这一章的减脂饮食（表15.1）适用于新手及有经验的锻炼者、健美运动员、运动员，以及几乎所有希望在安全可控的状态下减掉身体脂肪，同时不损失宝贵肌肉的人。男性与女性的热量摄入水平不同，因为女性比男性更难减脂。

表 15.1　减脂饮食法

每周训练次数	女性		男性	
	3 次或 4 次 （新手）	5 次或更多 （有训练经验）	3 次或 4 次 （新手）	5 次或更多 （有训练经验）
总热量				
千卡 / 公斤	25	35	28	38
蛋白质				
克 / 公斤	2.2	2.2	2.2	2.2
碳水化合物				
克 / 公斤	2.5	3.5	3	4
脂肪 *				
克 / 公斤	约 0.7	约 1.4	约 0.8	约 1.5

* 脂肪总量因总热量而异。为找到自己所需的脂肪克数，应确定总热量、蛋白质克数和碳水化合物克数。从总热量中减去蛋白质与碳水化合物热量（1克蛋白质 = 4千卡，1克碳水化合物 = 4千卡）之和，然后除以9（1克脂肪 = 9千卡）便得到脂肪克数。更多信息请参见第 10 章。

59公斤女性训练新手（每周训练3次或4次）

每日摄入热量1475千卡（25千卡/公斤），蛋白质130克、碳水化合物148克、脂肪40克。如表15.2和表15.3所示。

表 15.2　59公斤女性训练新手用于减脂的食物群份数

食物群	份数
面包/淀粉	3
水果	3
脱脂牛奶	3
添加糖，按茶匙计	0
蔬菜	4
极精益蛋白质	7
精益蛋白质	5
中脂蛋白质	1
脂肪	4

表 15.3　59公斤女性训练新手的减脂菜单

食物群份数	菜单
早餐	
1份面包/淀粉	1杯（25克）Kashi牌膨化麦片
1份牛奶	1杯（240毫升）脱脂牛奶
1份水果	3/4杯（110克）蓝莓，加入麦片
1份中脂蛋白质	1个整鸡蛋，用不粘锅炒
1份极精益蛋白质	2个蛋清，与整鸡蛋一起烹饪
1份脂肪	1汤匙磨碎的亚麻籽，撒在麦片里
	水
零食	
1份蔬菜	1杯（128克）迷你胡萝卜
1份脂肪	6颗扁桃仁
	绿茶（其他茶亦可）

食物群份数	菜单
午餐	
1 份面包 / 淀粉	赛百味火鸡胸肉百味卷
2 份蔬菜	百味卷夹的蔬菜
4 份极精益蛋白质	百味卷含 90 克火鸡肉 30 克奶酪
1 份脂肪	奶酪含 1 份脂肪
自由添加（不计入热量）	第戎芥末酱
	水
训练前零食	
1 份牛奶	1 杯（230 克）原味酸奶
1 份水果	1 根香蕉，小
	水
训练	
	水
训练后思慕雪	
1 份水果	3/4 杯（180 克）整粒冻草莓 1/4 杯（60 毫升）橙汁
1 份牛奶	1 杯（240 毫升）脱脂牛奶
2 份极精益蛋白质	14 克分离乳清蛋白
晚餐	
1 份面包 / 淀粉	1/2 个烤番薯
1 份蔬菜	1/2 杯（90 克）清蒸芦笋
5 份精益蛋白质	150 克烤野生鲑鱼
1 份脂肪	1 茶匙（5 毫升）橄榄油，烤鲑鱼用
	绿茶（其他茶亦可）

59 公斤有训练经验的女性（每周训练 5 次或更多）

每日摄入热量 2065 千卡（35 千卡/公斤），蛋白质 130 克、碳水化合物 207 克、脂肪 80 克。如表 15.4 和表 15.5 所示。

表 15.4　59 公斤有训练经验的女性用于减脂的食物群份数

食物群	份数
面包/淀粉	5
水果	4
脱脂牛奶	3
添加糖，按茶匙计	0
蔬菜	8
极精益蛋白质	7
精益蛋白质	4
中脂蛋白质	1
脂肪	11

表 15.5　59 公斤有训练经验的女性的减脂菜单

食物群份数	菜单
早餐	
2 份面包/淀粉	2 片全谷物面包
1 份牛奶	1 杯（240 毫升）脱脂牛奶
1 份水果	1/2 杯（120 毫升）橙汁
2 份蔬菜	1 杯炒蔬菜，加入鸡蛋
1 份中脂蛋白质	1 个整鸡蛋，炒
3 份脂肪	1/8 个牛油果，抹在面包上 1 茶匙（5 克）Heart Smart Omega 人造黄油 1 茶匙（5 毫升）橄榄油，炒蔬菜和蛋用
	水
零食	
1 份水果	8 个半块杏干
3 份脂肪	18 颗扁桃仁

食物群份数	菜单
	绿茶（其他茶亦可）

午餐

食物群份数	菜单
1 份面包 / 淀粉	赛百味火鸡胸肉百味卷
2 份蔬菜	百味卷夹的蔬菜
4 份极精益蛋白质	百味卷含 90 克火鸡肉 30 克奶酪
2 份脂肪	奶酪含 1 份脂肪 1 茶匙（5 毫升）橄榄油或 1 汤匙（15 克）沙拉酱
	水

训练前零食

食物群份数	菜单
1 份面包 / 淀粉	23 克全麦椒盐卷饼
1 份牛奶	1 杯（230 克）原味酸奶
1 份水果	3/4 杯（110 克）蓝莓
	水

训练

食物群份数	菜单
	水

训练后奶昔

食物群份数	菜单
1 份水果	1¼（180 克）整粒草莓
1 份牛奶	1 杯（240 毫升）脱脂牛奶
3 份极精益蛋白质	14 克分离乳清蛋白

晚餐

食物群份数	菜单
1 份面包 / 淀粉	1/2 个烤番薯
4 份蔬菜	1 杯（180 克）清蒸芦笋 4 杯（112 克）什锦蔬菜沙拉
4 份精益蛋白质	120 克烤野生鲑鱼
3 份脂肪	1 茶匙（5 毫升）橄榄油，烤鲑鱼用 4 汤匙（60 克）减脂沙拉酱
	绿茶（其他茶亦可）

82公斤男性训练新手（每周训练3次或4次）

每日摄入热量2296千卡（28千卡/公斤），蛋白质180克、碳水化合物245克、脂肪66克。如表15.6和表15.7所示。

表15.6　82公斤男性训练新手用于减脂的食物群份数

食物群	份数
面包/淀粉	6
水果	6
脱脂牛奶	3
添加糖，按茶匙计	0
蔬菜	9
极精益蛋白质	11
精益蛋白质	6
中脂蛋白质	1
脂肪	8

表15.7　82公斤男性训练新手的减脂菜单

食物群份数	菜单
训练前零食	
1份牛奶	1杯（230克）原味酸奶
1份水果	3/4杯（110克）蓝莓
	水
训练中	
	水
早餐	
1份面包/淀粉	1片全谷物面包
1份牛奶	1杯（240毫升）脱脂牛奶
2份水果	1/2杯（120毫升）橙汁 1/2杯冻杞果或其他水果
2份蔬菜	1杯炒蔬菜，加入鸡蛋
1份中脂蛋白质	1个整鸡蛋，用不粘锅炒

食物群份数	菜单
5 份极精益蛋白质	4 个蛋清，与整鸡蛋一起烹饪 21 克分离乳清蛋白，加入牛奶及橙汁，并混合
1 份脂肪	1/8 个牛油果，抹在面包上
喷 1～2 秒喷雾式油	炒蔬菜和蛋用
	水

零食

1 份面包 / 淀粉	毛豆或 Genisoy 牌大豆脆含 1 份淀粉
1 份蔬菜	1 杯（124 克）旱芹杆
1 份极精益蛋白质	1/2 杯（90 克）毛豆或 1 份（约 1/3 袋）Genisoy 牌大豆脆
2 份脂肪	1 汤匙（16 克）天然花生酱

午餐

3 份面包 / 淀粉	15 厘米赛百味三明治
2 份蔬菜	三明治夹的蔬菜
1 份水果	1 根香蕉，小
5 份极精益蛋白质	三明治含 120 克肉（要双份肉） 30 克奶酪
1 份脂肪	奶酪含 1 份脂肪
自由添加	第戎芥末酱

零食

1 份水果	8 个半块杏干
1 份牛奶	1 杯脱脂拿铁
2 份脂肪	12 颗扁桃仁

晚餐

1 份面包 / 淀粉	1/2 个烤番薯
1 份水果	约 15 颗红葡萄
4 份蔬菜	1 杯（180 克）清蒸芦笋 4 杯（112 克）什锦蔬菜沙拉
6 份精益蛋白质	180 克烤野生鲑鱼
2 份脂肪	1 茶匙（5 毫升）橄榄油，烤鲑鱼用 2 汤匙（30 克）减脂沙拉酱
	绿茶（其他茶亦可）

82公斤有训练经验的男性（每周训练5次或更多）

每日摄入热量3116千卡（38千卡/公斤），蛋白质180克、碳水化合物327克、脂肪120克。如表15.8和表15.9所示。

表15.8　82公斤有训练经验的男性用于减脂的食物群份数

食物群	份数
面包/淀粉	7
水果	8
脱脂牛奶	3
添加糖，按茶匙计	0
蔬菜	9
极精益蛋白质	10
精益蛋白质	6
中脂蛋白质	1
脂肪	21

表15.9　82公斤有训练经验的男性的减脂菜单

食物群份数	菜单
训练前零食	
1份牛奶	1杯（230克）原味酸奶
1份水果	3/4杯（110克）蓝莓
	水
训练中	
	水
早餐	
1份面包/淀粉	2片全谷物面包
1份牛奶	1杯（240毫升）脱脂牛奶
3份水果	1杯（240毫升）橙汁 3/4杯冻浆果 1/2根冻香蕉，中
2份蔬菜	1杯炒蔬菜，加入鸡蛋

食物群份数	菜单
1 份中脂蛋白质	1 个整鸡蛋，炒
4 份极精益蛋白质	4 个蛋清与整鸡蛋一起烹饪 14 克分离乳清蛋白，加入牛奶、橙汁和水果，并混合
4 份脂肪	1/4 个牛油果，抹在面包上 1 茶匙（5 克）Heart Smart Omega 人造黄油和 1 茶匙（5 毫升）橄榄油，炒蔬菜和蛋用
	水

零食

2 份面包 / 淀粉	毛豆或 Geinsoy 牌大豆脆含
1 份蔬菜	1 杯（124 克）旱芹杆
2 份极精益蛋白质	1 杯（180 克）毛豆或 2 份（约 2/3 袋）Geinsoy 牌大豆脆
6 份脂肪	3 汤匙（48 克）天然花生酱

午餐

3 份面包 / 淀粉	15 厘米赛百味三明治
2 份蔬菜	三明治夹的蔬菜
1 份水果	1 根香蕉，小
4 份极精益蛋白质	三明治含 120 克肉（要双份肉）
2 份脂肪	2 茶匙（10 毫升）橄榄油或 2 汤匙（30 克）沙拉酱

零食

2 份水果	16 个半块杏干
1 份牛奶	1 杯脱脂拿铁
3 份脂肪	18 颗扁桃仁

晚餐

1 份面包 / 淀粉	1/2 个烤番薯
1 份水果	约 15 颗红葡萄
4 份蔬菜	1 杯（180 克）清蒸芦笋 4 杯（112 克）什锦蔬菜沙拉
6 份精益蛋白质	180 克烤野生鲑鱼
6 份脂肪	8 个黑橄榄 1 茶匙（5 毫升）橄榄油，烤鲑鱼用，以及撒在芦笋上 4 汤匙（60 克）沙拉酱
	绿茶（其他茶亦可）

健美档案：减脂

几年前，我受邀与一位28岁的篮球运动员共事，当时他的身体状况和运动表现已在一年内明显变差。

我们初次会面时，这位身高211厘米的球员体重125公斤，体脂率23%。他十分担忧自己的身体状况与运动表现，他说自己一直在拼命减重，尤其是因为球队合同要求他保持一定的体重和体脂率。他的终极目标为体重减至116.5公斤，体脂率降至13%。

这位球员的日常膳食热量为1700千卡，其中30%为蛋白质，27%为碳水化合物，32%为脂肪，11%为酒精。这显然不是一个运动员应该遵循的最佳比例，尤其是他试图在减脂的同时保持肌肉。

由于饮食安排不佳，这位球员总是感到疲惫，甚至练习完回到家时都没力气进食。更严重的是，他害怕吃东西，担心第二天体重秤上的数字会增加。他处于饮食失调的初期，吃得越少，体脂率就越高。

当时离达到他自己的第一个目标体重只有5周的时间，我让他采用本书中的减脂饮食法。起初，他每日摄入热量4020千卡，蛋白质222克、碳水化合物603克、脂肪80克。此外，每日喝4升液体，并补充500毫克维生素E。训练中，饮用1.4升葡萄糖-电解质溶液；训练后，饮用1份用克莱纳男性必要增肌配方或克莱纳增肌配方制成的思慕雪。

坚持数周后，这位球员的减脂计划已经取得一些成就，我让他在有氧训练时停止饮用葡萄糖-电解质溶液，以增强训练期间的脂肪燃烧，因为他必须在合同截止日期前减重。这是我在他的饮食中做出的唯一重大调整。我还让他每日减少摄入100千卡热量，以促进减脂。

在5周内，他取得惊人进步，减至体重119.5公斤，体脂率12.75%。再过几周，他的体重减到118公斤，体脂率为12.9%。球队和这位球员都为结果高兴，他又能打全场比赛了。

第 16 章

练线条菜单

不管是出于额外的减脂需求，还是参加健美比赛，都可以运用我提供的7日练线条饮食法（表16.1）来稍微调整自己的饮食计划。（这种饮食对那些必须在赛前一周瘦身的健美运动员来说尤其有用。）练线条计划的营养分配基于在有限的热量摄入内获得足够的蛋白质及脂肪。这迫使人们限制摄入碳水化合物，从而快速减脂。只在绝对必要时才采用这种方法。由于女性比男性更难减脂，所以两者的热量水平也不同。坚持这种饮食法不宜超过14天。

表 16.1　练线条饮食法

每周训练次数	女性		男性	
	3次或4次 （新手）	5次或更多 （有训练经验）	3次或4次 （新手）	5次或更多 （有训练经验）
总热量				
千卡 / 公斤	22	29	25	32
蛋白质				
克 / 公斤	2.3	2.3	2.3	2.3

每周训练次数	女性		男性	
	3次或4次（新手）	5次或更多（有训练经验）	3次或4次（新手）	5次或更多（有训练经验）
碳水化合物				
克／公斤	1.8	2.9	2.3	3
脂肪*				
克／公斤	约0.6	约0.9	约0.7	约1.2

* 脂肪总量因总热量而异。为找到自己所需的脂肪克数，应确定总热量、蛋白质克数和碳水化合物克数。从总热量中减去蛋白质与碳水化合物热量（1克蛋白质＝4千卡，1克碳水化合物＝4千卡）之和，然后除以9（1克脂肪＝9千卡）便得到脂肪克数。更多信息请参见第10章。

59公斤女性训练新手（每周训练3次或4次）

每日摄入热量1298千卡（22千卡/公斤），蛋白质136克、碳水化合物106克、脂肪37克。如表16.2和表16.3所示。

表16.2　59公斤女性训练新手用于练线条的食物群份数

食物群	份数
面包/淀粉	1
水果	2
脱脂牛奶	2
添加糖，按茶匙计	0
蔬菜	5
极精益蛋白质	10
精益蛋白质	4
中脂蛋白质	1
脂肪	4

表 16.3　59 公斤女性训练新手的练线条菜单

食物群份数	菜单
早餐	
1 份面包 / 淀粉	1 杯（25 克）Kashi 牌膨化麦片
1 份牛奶	1 杯（240 毫升）脱脂牛奶
1 份水果	3/4 杯（110 克）蓝莓，加入麦片
1 份中脂蛋白质	1 个整鸡蛋，用不粘锅炒
2 份极精益蛋白质	4 个蛋清，与整鸡蛋一起烹饪
1 份脂肪	1 汤匙（12 克）磨碎的亚麻籽，撒在麦片里
	水
零食	
1 份蔬菜	1 杯（128 克）迷你胡萝卜
1 份脂肪	6 颗扁桃仁
	绿茶（其他茶亦可）
午餐	
2 份蔬菜	赛百味烤鸡胸肉菠菜沙拉
6 份极精益蛋白质	沙拉含 90 克鸡肉
1 份脂肪	2 汤匙减脂沙拉酱
	水
训练前零食	
1 份牛奶	1 杯（230 克）原味酸奶
1 份水果	1 根香蕉，小
	水
训练中	
	水
训练后奶昔	
1 份水果	1 杯（240 毫升）脱脂牛奶
2 份极精益蛋白质	14 克分离乳清蛋白，与牛奶混合，加入三四块冰块
晚餐	
2 份蔬菜	1/2 杯（90 克）清蒸芦笋 2 杯（56 克）什锦蔬菜沙拉

食物群份数	菜单
4 份精益蛋白质	120 克烤野生鲑鱼
1 份脂肪	1 茶匙（5 毫升）橄榄油，烤鲑鱼用
自由添加	2 汤匙（30 克）无脂意大利沙拉酱
	绿茶（其他茶亦可）

59 公斤有训练经验的女性（每周训练 5 次或更多）

每日摄入热量 1711 千卡（29 千卡/公斤），蛋白质 136 克、碳水化合物 171 克、脂肪 54 克。如表 16.4 和表 16.5 所示。

表 16.4　59 公斤有训练经验的女性用于练线条的食物群份数

食物群	份数
面包/淀粉	3
水果	4
脱脂牛奶	3
添加糖，按茶匙计	0
蔬菜	6
极精益蛋白质	8
精益蛋白质	5
中脂蛋白质	1
脂肪	7

表 16.5　59 公斤有训练经验的女性的练线条菜单

食物群份数	菜单
早餐	
1 份面包/淀粉	1 片全谷物面包
1 份牛奶	1 杯（240 毫升）脱脂牛奶
1 份水果	1/2 杯（120 毫升）橙汁

食物群份数	菜单
1 份中脂蛋白质	1 个整鸡蛋，用不粘锅炒
2 份极精益蛋白质	4 个蛋清，与整鸡蛋一起烹饪
1 份脂肪	1/8 个牛油果，抹在面包上
	水
零食	
1 份水果	4 个杏干
1 份蔬菜	1 杯（128 克）迷你胡萝卜
2 份脂肪	12 颗扁桃仁
	绿茶（其他茶亦可）
午餐	
1 份面包 / 淀粉	赛百味火鸡胸肉百味卷
2 份蔬菜	百味卷夹的蔬菜
4 份极精益蛋白质	百味卷含 90 克火鸡肉 30 克奶酪
2 份脂肪	奶酪含 1 份脂肪 1 茶匙（5 毫升）橄榄油或 1 汤匙（15 克）沙拉酱
	水
训练前零食	
1 份牛奶	1 杯（230 克）原味酸奶
1 份水果	3/4 杯（110 克）蓝莓
	水
训练中	
	水
训练后奶昔	
1 份水果	3/4 杯（112 克）整粒冻草莓
1 份牛奶	1 杯（240 毫升）脱脂牛奶
2 份极精益蛋白质	14 克分离乳清蛋白
晚餐	
1 份面包 / 淀粉	1/2 个烤番薯

食物群份数	菜单
3 份蔬菜	1/2 杯（90 克）清蒸芦笋 4 杯（112 克）什锦蔬菜沙拉
5 份精益蛋白质	150 克烤野生鲑鱼
2 份脂肪	1 茶匙（5 毫升）橄榄油，烤鲑鱼用 2 汤匙（30 克）减脂沙拉酱
	绿茶（其他茶亦可）

82 公斤男性训练新手（每周训练 3 次或 4 次）

摄入热量 2050 千卡（25 千卡/公斤），蛋白质 188 克、碳水化合物 188 克、脂肪 60 克。如表 16.6 和表 16.7 所示。

表 16.6　82 公斤男性训练新手用于练线条的食物群份数

食物群	份数
面包 / 淀粉	5
水果	3
脱脂牛奶	3
添加糖，按茶匙计	0
蔬菜	6
极精益蛋白质	11
精益蛋白质	8
中脂蛋白质	1
脂肪	8

表 16.7　82 公斤男性训练新手的练线条菜单

食物群份数	菜单
训练前零食	
1 份牛奶	1 杯（230 克）原味酸奶
1 份水果	3/4 杯（110 克）蓝莓

食物群份数	菜单
	水

训练中

	水

早餐

食物群份数	菜单
1 份面包 / 淀粉	1 片全谷物面包
1 份牛奶	1 杯（240 毫升）脱脂牛奶
1 份水果	1/2 杯（120 毫升）橙汁
1 份中脂蛋白质	1 个整鸡蛋，用不粘锅炒
5 份极精益蛋白质	4 个蛋清，与整鸡蛋一起烹饪 21 克分离乳清蛋白，加入牛奶、橙汁和三四块冰块搅拌
1 份脂肪	1/8 个牛油果，切片与鸡蛋一起烹饪
	水

零食

食物群份数	菜单
2 份面包 / 淀粉	毛豆或 Genisoy 牌大豆脆含 2 份淀粉
1 份蔬菜	1 杯（124 克）芹菜杆
2 份极精益蛋白质	1 杯（180 克）毛豆或 2 份（约 2/3 袋）Genisoy 牌大豆脆
2 份脂肪	1 汤匙（16 克）天然花生酱

午餐

食物群份数	菜单
1 份面包 / 淀粉	赛百味火鸡胸肉百味卷
2 份蔬菜	百味卷夹的蔬菜
4 份极精益蛋白质	百味卷含 90 克火鸡肉 30 克奶酪
1 份脂肪	奶酪含 1 份脂肪
自由添加（不计入热量）	第戎芥末酱

零食

食物群份数	菜单
1 份水果	4 个杏干
1 份牛奶	1 杯脱脂拿铁
2 份脂肪	12 颗扁桃仁

晚餐

食物群份数	菜单
1 份面包 / 淀粉	1/2 个烤番薯

食物群份数	菜单
3 份蔬菜	1/2 杯（90 克）清蒸芦笋 4 杯（112 克）什锦蔬菜沙拉
8 份精益蛋白质	240 克烤野生鲑鱼
2 份脂肪	1 茶匙（5 毫升）橄榄油，烤鲑鱼用 2 汤匙（30 克）减脂沙拉酱
	绿茶（其他茶亦可）

82 公斤有训练经验的男性（每周训练 5 次或更多）

每日摄入热量 2624 千卡（32 千卡/公斤），蛋白质 188 克、碳水化合物 245 克、脂肪 98 克。如表 16.8 和表 16.9 所示。

表 16.8　82 公斤有训练经验的男性用于练线条的食物群份数

食物群	份数
面包/淀粉	5
水果	6
脱脂牛奶	3
添加糖，按茶匙计	0
蔬菜	9
极精益蛋白质	10
精益蛋白质	8
中脂蛋白质	1
脂肪	13

表 16.9　82 公斤有训练经验的男性的练线条菜单

食物群份数	菜单
训练前零食	
1 份牛奶	1 杯（230 克）原味酸奶

食物群份数	菜单
1 份水果	3/4 杯（110 克）蓝莓
	水

训练中

	水

早餐

食物群份数	菜单
1 份面包 / 淀粉	1 片全谷物面包
1 份牛奶	1 杯（240 毫升）脱脂牛奶，思慕雪用
2 份水果	1/2 杯（120 毫升）橙汁，思慕雪用 1/2 杯冻杧果或其他水果，思慕雪用
2 份蔬菜	1 杯炒蔬菜，加入鸡蛋
1 份中脂蛋白质	1 个整鸡蛋，炒
4 份极精益蛋白质	4 个蛋清，与整鸡蛋一起烹饪 14 克分离乳清蛋白，加入牛奶、橙汁、水果与冰块搅拌
4 份脂肪	1/4 个牛油果，抹在面包上 1 茶匙（5 克）Heart Smart Omega 人造黄油 1 茶匙（5 毫升）橄榄油，炒蛋和蔬菜用
	水

零食

食物群份数	菜单
2 份面包 / 淀粉	毛豆或 Geinsoy 牌大豆脆含 2 份淀粉
1 份蔬菜	1 杯（124 克）旱芹杆
2 份极精益蛋白质	1 杯（180 克）毛豆或 2 份（约 2/3 袋）Geinsoy 牌大豆脆
4 份脂肪	2 汤匙（32 克）天然花生酱

午餐

食物群份数	菜单
1 份面包 / 淀粉	赛百味火鸡胸肉百味卷
2 份蔬菜	百味卷夹的蔬菜
4 份极精益蛋白质	百味卷含 90 克火鸡肉 30 克奶酪
1 份脂肪	奶酪含 1 份脂肪
自由添加（不计入热量）	第戎芥末酱

零食

食物群份数	菜单
2 份水果	8 个杏干

食物群份数	菜单
1 份牛奶	1 杯脱脂拿铁
2 份脂肪	12 颗扁桃仁
晚餐	
1 份面包 / 淀粉	1/2 个烤番薯
1 份水果	90 克或约 15 颗红葡萄
4 份蔬菜	1 杯（180 克）清蒸芦笋 4 杯（112 克）什锦蔬菜沙拉
8 份精益蛋白质	240 克烤野生鲑鱼
2 份脂肪	8 个黑橄榄 1 茶匙（5 毫升）橄榄油，烤鲑鱼用 2 汤匙减脂沙拉酱
	绿茶（其他茶亦可）

给参赛者的特别建议

许多力量运动员担心在比赛时吃得过饱。但关键的是要有足够的液体、热量和营养素，选手才能感觉良好，状态很棒。也许最好的方法是用流质代餐来补充饮食。这种代餐能为身体补充能量，但是相比固体食物能更快地通过消化系统。

无论选择哪一种代餐品牌和产品，都要确保该品牌及产品经过第三方纯度检验。生产企业应保证产品绝对干净！比赛时可不能出现药检阳性这种情况。许多蛋白质补剂和代餐因有意或无意地添加了能提高成绩的药品而备受诟病。

由于每份代餐与一小份正餐或零食的热量相差无几，因此参赛者应当在比赛前90分钟到两小时饮用代餐，这样才能在比赛中保持最佳状态。如果觉得食用这种流质代餐让人感觉舒适，也可以每日多食用一些低纤维食物来增加营养素摄入，同时排遣只喝东西的乏味。然后，在赛后食用多种食物来丰富每日的营养。

第 17 章

能量食谱

　　尽管市面上有很多补剂，但只要可能，我还是喜欢用新鲜的食材。这些食谱是为与我共事多年的力量训练客户和团队设计的。你可以都试试，从中找出自己最喜欢的食谱。每份食谱都适用于忙碌的训练者，只需要 5 分钟准备，再用 5 分钟烹饪。阅读过本书早期版本的读者会注意到，其中部分食谱已经更新，使用了新配方和新食材。我还加入了一些全新的食谱，相信各位会喜欢！

能量饮料

克莱纳女性必要增肌配方思慕雪

1 杯（240 毫升）脱脂牛奶

1/4杯（60毫升）钙强化橙汁

1/4杯（37克）冻草莓

14克分离乳清蛋白

搅匀。

1份含：

营养素	食物群份数
224千卡热量	1份水果
29克碳水化合物	3份极精益蛋白质
27克蛋白质	1份脱脂牛奶
0克脂肪	
<1克膳食纤维	

克莱纳男性必要增肌配方思慕雪

1杯（240毫升）脱脂牛奶

1/2杯（120毫升）钙强化橙汁

1汤匙（21克）蜂蜜

1/4杯（37克）冻草莓

21克分离乳清蛋白

搅匀。

1份含：

营养素	食物群份数
360千卡热量	1½份水果
54克碳水化合物	4份极精益蛋白质
36克蛋白质	1份脱脂牛奶
0克脂肪	4茶匙添加糖
1克膳食纤维	

克莱纳简易增肌配方思慕雪

1 杯（240 毫升）脱脂牛奶

1 包速食早餐

1 根香蕉

1 汤匙（16 克）花生酱

（可选：添加 25 克分离乳清蛋白，增加 100 千卡热量）

搅匀。

1 份含：

营养素	食物群份数
438 千卡热量	1 份脱脂牛奶
70 克碳水化合物	2 份水果
17 克蛋白质	1 份极精益蛋白质
10 克脂肪	2 份脂肪
6 克膳食纤维	6 茶匙（24 克）添加糖

克莱纳增肌配方思慕雪

1 杯（150 克）冻草莓

1 杯（230 克）脱脂草莓酸奶

15 克分离乳清蛋白

1 汤匙（21 克）蜂蜜

1 杯（240 毫升）脱脂牛奶

1 杯（240 毫升）钙强化橙汁

搅匀。

1份含：

营养素	食物群份数
529千卡热量	3份水果
100克碳水化合物	2份极精益蛋白质
31克蛋白质	2份脱脂牛奶
1克脂肪	6茶匙（24克）添加糖
4克膳食纤维	

克莱纳增肌升级配方思慕雪

21克牛初乳或分离乳清蛋白

1杯（150克）不加糖的冻草莓

1根香蕉，中

1杯（240毫升）钙和维生素A、维生素D强化脱脂香草豆浆

1杯（240毫升）钙和维生素C强化橙汁

搅匀。

1份含：

营养素	食物群份数
436千卡热量	4份水果
86克碳水化合物	3份极精益蛋白质
27克蛋白质	1份脱脂牛奶
0克脂肪	3茶匙（12克）添加糖
8克膳食纤维	

克莱纳增肌轻型升级配方思慕雪

21克牛初乳或分离乳清蛋白

1杯（150克）不加糖的冻草莓

1/2根香蕉，中

1杯（240毫升）钙和维生素A、维生素D强化脱脂香草豆浆

1/2杯（120毫升）钙和维生素C强化橙汁

搅匀。

1份含：

营养素	食物群份数
316千卡热量	2½份水果
58克碳水化合物	3份极精益蛋白质
26克蛋白质	1份脱脂牛奶
0克脂肪	3茶匙（12克）添加糖
6克膳食纤维	

促进骨骼生长思慕雪

1杯（240毫升）脱脂牛奶

1/2杯（120毫升）钙强化橙汁

1/2杯（115克）脱脂香草酸奶

1杯（150克）冻杞果、蓝莓、草莓混合水果

1汤匙（15克）脱脂奶粉

14克分离乳清蛋白

搅匀。

1份含：

营养素	食物群份数
440千卡热量	3份水果
80克碳水化合物	2份极精益蛋白质
30克蛋白质	2份脱脂牛奶
0克脂肪	3茶匙（12克）添加糖
5克膳食纤维	

摩卡早餐思慕雪

1杯（240毫升）脱脂牛奶

1/2杯（120毫升）浓咖啡

2汤匙（32克）天然花生酱

1/2根香蕉，大

1包巧克力混合速食早餐

10块冰块

搅匀。

1份含：

营养素	食物群份数
485千卡热量	1份水果
62克碳水化合物	3份极精益蛋白质
21克蛋白质	2份脱脂牛奶
17克脂肪	3份脂肪
5克膳食纤维	4茶匙（16克）添加糖

豆制思慕雪（不含乳糖）

1/3块软豆腐（150克）

3/4杯（112克）冻草莓

1/2根香蕉，中

1杯（240毫升）钙和维生素A、维生素D强化脱脂香草豆浆

1/2杯（120毫升）钙强化橙汁

2茶匙（14克）蜂蜜

将豆腐放入搅拌机搅匀，随后加入其余5种配料搅匀。

1份含：

营养素	食物群份数
321千卡热量	3份水果
61克碳水化合物	1份中脂蛋白质
11克蛋白质	1/2份脱脂牛奶
5克脂肪	2茶匙（8克）添加糖
4克膳食纤维	

2型植物化学现象思慕雪

1杯（150克）冻杜果与木瓜混合水果

1/2个猕猴桃，中，削皮并四等分

1/2杯（115克）原味脱脂酸奶

1/3杯（79毫升）石榴汁

2/3杯（158毫升）菠萝汁

1杯（240毫升）脱脂牛奶或原味豆浆

搅匀。

1份含：

营养素	食物群份数
383千卡热量	5份水果
83克碳水化合物	3份极精益蛋白质
16克蛋白质	1½份脱脂牛奶
1克脂肪	
4克膳食纤维	

美味柑橘思慕雪

这款思慕雪有助于补充体内水分与电解质，特别适合高温天气。

6厘米新鲜姜片

1杯（148克）柠檬雪葩

2杯（480毫升）冰冻无味气泡水

2汤匙（30毫升）鲜柠檬汁

1汤匙（15毫升）酸橙汁

1/8茶匙盐

2汤匙（24克）糖*

15块冰块

1个大柠檬皮（约2汤匙或30克）

*如果口味偏甜，可加入更多糖、龙舌兰糖浆或甜叶菊。

把姜磨碎，从姜末中挤出汁。

然后将姜汁与其余配料混合搅拌至冻玛格丽塔鸡尾酒一样的浓稠度。

想要热量更低的话，可以用1份配料制成2份饮料。

1份含：

营养素	食物群份数
150千卡热量	9½茶匙（38克）添加糖
38克碳水化合物	
1克蛋白质	
5克脂肪	
1克膳食纤维	

椰林飘香思慕雪

1杯（240毫升）脱脂牛奶

1份香草速食早餐粉

170克低脂椰林飘香酸奶（或其他椰子与菠萝口味酸奶）

1/2杯（120毫升）含碎菠萝的天然果汁

2汤匙（30毫升）轻质椰奶

1/2茶匙（3毫升）朗姆酒提取物

4块冰块

搅匀。

1份含：

营养素	食物群份数
455千卡热量	1份水果
82克碳水化合物	3份脱脂牛奶
21克蛋白质	1份脂肪
5克脂肪	6茶匙（24克）添加糖
1克膳食纤维	

抗氧化优势思慕雪

1杯（240毫升）脱脂牛奶

1/3杯（79毫升）康科德葡萄汁

1汤匙（15毫升）酸橙汁

1/2杯（115克）原味脱脂酸奶

1/2杯（75克）冻草莓

1/4杯（37克）冻蓝莓

5克一水肌酸

搅匀。

1份含：

营养素	食物群份数
255千卡热量	2份水果
50克碳水化合物	1份极精益蛋白质
18克蛋白质	1½份脱脂牛奶
0克脂肪	
3克膳食纤维	

早晨提神思慕雪

2茶匙（10克）印度奶茶叶

2杯（480毫升）脱脂牛奶

1/3杯（40克）脱脂奶粉

1½汤匙（32克）蜂蜜

1/8茶匙（0.5克）肉豆蔻

4块冰块

将茶叶放入牛奶煨5～8分钟，放进冰箱冷却。

滤掉茶叶，将牛奶倒入搅拌器，加入其余配料搅匀。

1份含：

营养素	食物群份数
350千卡热量	3份脱脂牛奶
62克碳水化合物	6茶匙（24克）添加糖
25克蛋白质	
1克脂肪	
0克膳食纤维	

加勒比风味压榨果汁思慕雪

1罐（340毫升）木瓜汁

1/3杯含碎菠萝的天然果汁

1/2根香蕉

21克分离乳清蛋白

6块冰块

搅匀

1份含：

营养素	食物群份数
364千卡热量	4½份水果
69克碳水化合物	3份极精益蛋白质
23克蛋白质	
1克脂肪	
4克膳食纤维	

冰激凌苹果馅饼思慕雪

1杯（240毫升）未过滤苹果汁

1/2杯（115克）无添加糖的苹果酱

1/3杯（48克）香草脱脂冻酸奶

2汤匙（30克）烤小麦胚芽

1/3杯（40克）脱脂奶粉

10克分离乳清蛋白

搅匀。

1份含：

营养素	食物群份数
399千卡热量	3份脱脂牛奶
74克碳水化合物	2份极精益蛋白质
25克蛋白质	1份脱脂牛奶
2克脂肪	3茶匙（12克）添加糖
4克膳食纤维	

柠檬酸橙味劲爽运动饮料

训练者可在运动前两小时内饮用这种力量增强饮料，为给身体提供能量与水分。该饮料能在运动中、运动后或任何活动量大的时候很好地补充液体。

3厘米鲜姜片

2杯（48毫升）冰冻无味气泡水

1汤匙（15毫升）柠檬汁

2茶匙（10毫升）酸橙汁

2汤匙（30克）糖

少量盐，1/8茶匙（0.75克）

把姜磨碎，挤出汁。

将姜汁与其余配料混合搅拌20秒，立即饮用。

1 份含：

营养素	食物群份数
109千卡热量	7茶匙（28克）添加糖
28克碳水化合物	
0克蛋白质	
0克脂肪	
0克膳食纤维	

抗炎恢复奶昔食谱

本节中的食谱会用到优莎娜营养代餐粉（USANA Nutrimeal），因为该产品经过精心设计，可全方位增强营养，纯度有保证，能提供我期望的营养组合。无论使用哪种品牌的代餐粉，要确保其纯度可靠。

将下列配料放入搅拌机中，高速搅拌，即可饮用。

苹果、生姜、菠菜、浆果奶昔

1杯（240毫升）100% 天然苹果汁

1汤匙鲜切姜（约6厘米姜片）

2杯（56克）嫩菠菜

1/2杯（72克）鲜或冻蓝莓

3勺优莎娜巧克力乳清营养代餐粉

1勺分离乳清蛋白

做成 2 份。

1 份含：

营养素	食物群份数
323 千卡热量	2 份水果
48 克碳水化合物	2½ 份极精益蛋白质
21 克蛋白质	1/2 份脱脂牛奶
3 克脂肪	3 茶匙（12 克）添加糖
7 克纤维	1/2 份脂肪

覆盆子、李、罗勒奶昔

1 杯（240 毫升）水或 100% 天然果汁（苹果、浆果等）

1/2 杯（75 克）鲜或冻覆盆子

2 个李，中，切片

1 汤匙鲜罗勒（1 茶匙干罗勒亦可）

3 勺优莎娜香草营养代餐粉

1 勺乳清分离蛋白

做成 2 份。

1 份含：

营养素	食物群份数
370 千卡热量	2½ 份水果
61 克碳水化合物	2½ 份极精益蛋白质
21 克蛋白质	1/2 份脱脂牛奶
4 克脂肪	3 茶匙（12 克）添加糖
7 克纤维	1/2 份脂肪

香蕉、甜菜、橙奶昔

1杯（240毫升）水或100%天然橙汁

1茶匙（2.4克）肉桂

1/4茶匙（0.6克）肉豆蔻粉

1根香蕉，小

1/2杯甜菜，切碎（2或3个甜菜）

3勺优莎娜香草营养代餐粉

1勺分离乳清蛋白

做成2份。

1份含：

营养素	食物群份数
318千卡热量	2份水果
52克碳水化合物	2½份极精益蛋白质
22克蛋白质	1/2份脱脂牛奶
3克脂肪	3茶匙（12克）添加糖
5克纤维	1/2份脂肪

扁桃仁、桃奶昔

1杯（240毫升）水或扁桃仁牛奶

1杯冻桃

1汤匙（16克）坚果黄油

1茶匙（2.4克）肉桂

3勺优莎娜香草营养代餐粉

1勺乳清分离蛋白

做成2份。

1份含：

营养素	食物群份数
275千卡热量	1/2份水果
30克碳水化合物	2½份极精益蛋白质
22克蛋白质	1/2份脱脂牛奶
10克脂肪	3茶匙（12克）添加糖
7克纤维	2份脂肪

为饮料加点料

训练者可以通过添加某些天然成分和营养补剂来创造自己的饮料。我在这里做一个概述。

纤维： 以每日摄入25～35克为目标，要获取足够纤维通常比较困难。果汁和思慕雪商品通常去除了纤维，但不必如此。可用水果、带皮水果、种子、磨碎的亚麻籽或小麦胚芽来增加健身饮料中的纤维含量，也可以用全麦薄脆饼干或面包搭配饮料，轻松增加纤维摄入。

蛋白质： 若不想增加任何其他营养素，蛋白粉可增加蛋白质含量。如果只想添加蛋白质，可使用分离乳清蛋白或大豆分离蛋白。

能量： 用速食早餐和代餐粉来补充能量及营养素效果不错。如果对乳糖不耐受，选择无乳糖能量补剂粉和代餐。

一水肌酸： 若是参加爆发力运动或力量训练，可以在饮食中加入肌酸来提高运动表现。尤其是在运动后饮用1杯健身饮料，训练者能很好地摄入每日4次、每次5毫克肌酸剂量中的1次。

能量早餐

印度早餐沙拉

在印度，人们将这种美味的沙拉当作配菜，不过我们可以将其作为一种极佳的快捷早餐。

它用小豆蔻调味，但由于小豆蔻价格昂贵，我更倾向于使用肉桂。

1/2茶匙（2克）黄油

2汤匙（14克）切片扁桃仁

2根香蕉，中，切成薄片

4汤匙（61克）低脂原味酸奶

3汤匙（45克）淡酸奶油

2汤匙（24克）蜂蜜

1/8茶匙（0.25克）小豆蔻粉或1/4茶匙（0.6克）肉桂粉

将黄油放入小不粘锅，中火融化。

倒入扁桃仁烘烤，翻炒至金黄色，约3分钟。

同时，将香蕉、酸奶、酸奶油、蜂蜜和小豆蔻倒入一个中碗混合。

加入烤好的扁桃仁食用。

做成2份。

1份含：

营养素	食物群份数
250千卡热量	2份水果
42克碳水化合物	1份精益蛋白质
6克蛋白质	1份脂肪
8克脂肪	3茶匙（12克）添加糖
4克膳食纤维	

早餐冻糕

2杯（480克）脱脂希腊酸奶

1杯（110克）木斯里

1¼（180克）鲜浆果

2汤匙亚麻籽粉（13克磨碎的亚麻籽）

2汤匙烤坚果，切碎（种类自选）

在两个容量为480毫升的玻璃杯或塑料杯中，依次分层倒入酸奶、木斯里、亚麻籽粉和浆果，各占1/4。

然后放一小团酸奶，最后各撒上1/2的切碎坚果。

做成2份，共4杯。

1份含：

营养素	食物群份数
340千卡热量	2份面包
50克碳水化合物	1/2份水果
24克蛋白质	1份牛奶
7克脂肪	3份极精益蛋白质
8克膳食纤维	1份脂肪

桃味梅尔巴酸奶雪糕

这种雪糕可以在前一天晚上准备好，当作翌日的美味早餐，方便在夏季温暖的早晨出门时带上食用。

如果觉得在雪糕上插入一根小棍太麻烦，可以用叉吃。

1杯（247克）淡糖浆浸切片桃罐头

1杯（230克）低脂覆盆子酸奶

1杯（240毫升）橙汁

将所有配料混合均匀，倒入4个容量为300毫升的塑料杯。

放进冰箱冷冻。

当混合物部分冻结时，插入小棍或塑料勺。

做成2份。

1份含：

营养素	食物群份数
280千卡热量	2份水果
64克碳水化合物	1份脱脂牛奶
6克蛋白质	5茶匙（20克）添加糖
1克脂肪	
3克膳食纤维	

橙味肉桂法式吐司

这款吐司的制作时间比标准版略长。

2个鸡蛋，轻轻打散

2汤匙（30毫升）橙汁

1/4茶匙（0.6克）肉桂粉

4片全麦面包

喷雾式植物油

取一只浅碗，混合蛋液、橙汁和肉桂粉。

将不粘锅喷上一层油，中火加热1～2分钟，直到变热。

面包裹上混合物，放入锅中，然后倒入剩余的混合物。

每一面煎2分钟左右，直到呈棕色。

做成2份。

1份含：

营养素	食物群份数
220千卡热量	2份面包
28克碳水化合物	1份中脂蛋白质
12克蛋白质	
7克脂肪	
4克膳食纤维	

菠萝奶酪丹麦面包

4片葡萄干面包

4汤匙（62克）无添加糖的碎菠萝罐头，沥干

1/2杯（120克）部分脱脂乳清奶酪

1茶匙（4克）红糖

少量肉桂粉

每一片面包上涂上30克奶酪，放上菠萝。

混合红糖和肉桂粉，撒在菠萝上。

将准备好的面包放进烤箱，烤至糖开始冒泡，约2分钟。

做成2份。

1份含：

营养素	食物群份数
246千卡热量	2份面包
35克碳水化合物	1/3份水果
11克蛋白质	1/2份中脂蛋白质
7克脂肪	1/2份脂肪
3克膳食纤维	

水果芝士三明治

1个红苹果，小，去核切片

1个安茹梨或巴氏梨，小，去核切片

60克薄片切达奶酪

4片全麦吐司

在面包上放上苹果片和梨片，并盖上奶酪，做成无盖三明治。

放入烤箱中烤2～3分钟，直到奶酪融化起泡。

做成2份。

1份含：

营养素	食物群份数
322千卡热量	2份面包
47克碳水化合物	1份水果
13克蛋白质	1份中脂蛋白质
12克脂肪	1份脂肪
7克膳食纤维	

芦笋、菠菜、菲达干酪煎蛋卷 *

1杯（240毫升）纯蛋清

1个整鸡蛋

4支嫩芦笋，去皮

1/2杯（14克）新鲜菠菜叶，切碎

30克低脂菲达干酪

喷雾式芥花油

黑胡椒粉，调味用

海盐，调味用

将菠菜叶洗净切碎，鸡蛋与蛋清混合搅匀，在煎锅里轻轻喷上芥花油并加热。

锅热时倒入鸡蛋混合液，当鸡蛋混合液起泡时，用锅铲翻动。

把火力降低一半，将芦笋与菠菜叶均匀地放到一半蛋饼上，撒上菲达干酪碎，再撒少许盐和黑胡椒粉调味。

继续煎，直到鸡蛋混合液接近全熟。

用一个翻铲翻动另外半个蛋饼，将其盖在菠菜、芦笋和菲达干酪上，把锅铲放在煎蛋卷上15秒（这可以让干酪融化）。

完成后即可食用。

做成2份。

1份含：

营养素	食物群份数
294千卡热量	1份蔬菜
5克碳水化合物	2份极精益蛋白质
41克蛋白质	2份中脂蛋白质
10克脂肪	
2克膳食纤维	

*该食谱由沙尔·索设计，经其许可使用。

简易主菜

橙酱鸡肉配开心果

8块两等分的去皮无骨鸡胸肉

4汤匙（34克）低筋面粉

1½（360毫升）杯鲜榨橙汁

1/4杯（60毫升）白葡萄酒

1/4杯（60毫升）白葡萄酒醋

1/2杯（120毫升）火葱碎

2汤匙（30克）红糖

2汤匙（30毫升）橄榄油

2汤匙（24克）无盐黄油，切成小片

3汤匙（63克）蜂蜜

8片橙和8汤匙（62克）原味开心果，装饰用

盐和胡椒，调味用

食品蜡纸

剔除鸡胸肉上的脂肪，然后用蜡纸将肉块盖住，敲打较厚的部位以便使整块鸡胸肉均匀地受热。

将盐、胡椒粉和低筋面粉混合，撒在鸡胸肉上。

将橙汁、葡萄酒、醋、火葱碎和红糖倒入深锅烧开，炖至剩余大约1杯后保温。

在大平底锅中倒入橄榄油，中火加热，将鸡胸肉分批煎至有弹性，每面煎4分钟。

把煎好的鸡胸肉倒入耐热砂锅，放在一旁备用。

酱汁关火加入冷黄油片搅拌，倒在鸡肉上，鸡肉放入121℃烤箱保温，而后鸡肉可冷藏或冷冻保存。

食用时，将鸡肉放进163℃烤箱彻底加热，使酱汁充分渗入即可。

用2汤匙（30毫升）橙酱混合蜂蜜加热，再在每块鸡胸肉上撒上1汤匙（8克）开心果，最后用橙片装饰。

做成8份。

1份含：

营养素	食物群份数
334千卡热量	4份极精益蛋白质
22克碳水化合物	2份脂肪
30克蛋白质	1/2份水果

13克脂肪   1茶匙（4克）添加糖

2克膳食纤维

　　下面这两个食谱能让人感受到ω−3脂肪酸的情绪提振作用和红辣椒的促进新陈代谢作用。如果能忍受辣味，可以在每日膳食中加入红辣椒来帮助自己保持低体脂，但不要过多。

卡真式煎鲶鱼

1/2杯（69克）玉米面

1茶匙（0.3克）干欧芹碎

1/2茶匙（1克）辣椒粉

1/8茶匙（0.2克）红辣椒（或适量）

1/8茶匙（0.2克）白胡椒

1/8茶匙（0.2克）黑胡椒

1/2茶匙（3克）盐

1/4茶匙（0.4克）百里香

1/2茶匙（1.4克）大蒜粉

1/4茶匙（0.6克）洋葱粉

1个鸡蛋

2½汤匙（37毫升）水

360克鲶鱼片

防粘锅喷雾式油

柠檬角

取一个平碟，倒入玉米面、香草和香料，并混合；另取一盘，加水将鸡蛋打散。

中高火加热不粘煎锅30秒，向锅内喷洒大量喷雾式油。

将每片鱼片浸入蛋水混合物中，然后充分裹上玉米面混合物。

将带皮一面朝下放入煎锅煎5~6分钟，或煎至底部呈金黄色，将鱼片翻面，再煎6~7分钟，如有必要，再次快速翻面并迅速出锅。

仔细观察鱼片的烹饪过程，不要让油冒烟或让鱼片的玉米面混合物外层燃烧。

鱼片外部应该呈棕色，外脆里嫩，趁热搭配柠檬角食用。

做成3份。

1份含：

营养素	食物群份数
281千卡热量	4份极精益蛋白质
18克碳水化合物	1份面包
25克蛋白质	
11克脂肪	
2克膳食纤维	

小头油鲽配芥末酱汁

这份食谱对于不爱吃鱼的人和爱鱼者来说都十分适用。

480克小头油鲽鱼排

1/4杯（60毫升）柠檬汁

1/4杯（60毫升）白葡萄酒

1茶匙（5毫升）玉米淀粉，溶于1/8杯（30毫升）冷水

1杯（240毫升）水

1/4杯（60毫升）苹果汁

2茶匙（10毫升）干白葡萄酒

1茶匙（3克）蒜末

1汤匙（15毫升）酸橙汁，加入1茶匙糖

2茶匙（10克）调制好的黄芥末

1茶匙（5毫升）噏汁

1/8茶匙（0.2克）红辣椒（或适量）

将鱼、柠檬汁和1/4杯（60毫升）白葡萄酒放入锅中，在200℃焗20分钟，或者直到鱼排变薄变白。

将溶解的玉米淀粉、水、苹果汁、干白葡萄酒和蒜末放入深锅，用中火加热至浓稠，频繁搅动。

取一个小碗，倒入加糖酸橙汁、芥末、噏汁和红辣椒搅拌。

将芥末混合物加入玉米淀粉混合物中搅拌均匀，然后继续煮至浓稠。

将鱼装盘并淋上芥末酱汁即可食用。

做成4份。

1份含：

营养素	食物群份数
170千卡热量	1/2份水果
6克碳水化合物	4份极精益蛋白质
26克蛋白质	
2克脂肪	
0克膳食纤维	

至尊金枪鱼 *

金枪鱼十分适合用来制作沙拉或夹在卷饼中食用。参照这份食谱，只需不到5分钟便能制成一份足够美味，让人恨不得每天都能吃上的金枪鱼。烹饪这道菜时，我总会准备双份配料。充分准备加上提前计划会让维持良好的营养计划变得更加容易。

2根旱芹杆（带叶）

1/2个红椒

1/2个红洋葱

1/2杯（120毫升）欧芹

2罐（共400克）水浸金枪鱼罐头（沥干）

1/2杯（73克）玉米粒

2汤匙（20克）低脂蛋黄酱

1/2茶匙（2.5克）第戎芥末酱

现磨胡椒调味

首先准备旱芹、红椒、红洋葱和欧芹，细细切成小丁。

金枪鱼沥干，放入碗中。

加入所有切碎的配料，然后加入玉米粒、胡椒、蛋黄酱和芥末酱。

充分混合，确保蛋黄酱和芥末酱均匀分布。

可与年糕、沙拉或玉米饼卷一起食用。

这道菜制作快捷方便，味道极佳，富含蛋白质。

做成2份。

1份含：

营养素	食物群份数
292千卡热量	3份蔬菜
18克碳水化合物	7份极精益蛋白质
55克蛋白质	1/2份脂肪
4克脂肪	
3克膳食纤维	

*该食谱由沙尔·索设计，经其许可使用。

地中海式抱子甘蓝配金枪鱼 *

抱子甘蓝是可以加进饮食计划的营养最丰富的蔬菜之一。它属十字花科植物，富含维生素C、维生素E、叶酸、β-胡萝卜素和铁，并含有独特的植物营养素和纤维。

只需喷上一点橄榄油，再用新鲜香草、大蒜和香料调味，便能让抱子甘蓝成为美味佳肴。

1汤匙（15毫升）初榨橄榄油或喷雾式芥花油

1个红椒，切成6厘米长的细条状

2瓣蒜，切细碎

3罐（共600克）水浸长鳍金枪鱼块罐头（沥干）

1杯（225克）罗马番茄，去皮切碎

1茶匙（4克）红糖或粗糖

1⅔杯（375克）抱子甘蓝，仔细清洗并切成两半或四等分

1/2杯（约24颗）去核卡拉玛塔橄榄，切片

2汤匙（30毫升）鲜罗勒，切细碎

2汤匙（30毫升）鲜芫荽，切细碎

黑胡椒碎，调味用

松仁，装饰用（可选）

在煎锅或炒锅中倒油并加热，加红椒和大蒜翻炒2～3分钟。

加入金枪鱼、罗马番茄、糖、抱子甘蓝、橄榄和新鲜香草。

加盖煮5～7分钟，频繁搅动。

黑胡椒碎调味后即可食用，撒上松仁作为装饰（可选）。

做成4份。

1份含：

营养素	食物群份数
291千卡热量	4份蔬菜
20克碳水化合物	5份极精益蛋白质
37克蛋白质	1/2份脂肪
7克脂肪	
5克纤维	

*该食谱由沙尔·索设计，经其许可使用。

五分钟金枪鱼饼 *

金枪鱼饼制作快捷又美味，并且营养丰富。这种饼可以趁热吃，也可以放凉后食用，还可以搭配沙拉或蔬菜。你可以制作一大批然后储存在冰箱里，想吃快餐的时候取一块吃即可。

下列食材配料可做成8块鱼饼。

2罐（共400克）水浸长鳍金枪鱼罐头（沥干）

1个洋葱，切细碎

1汤匙鲜姜（2.5厘米根部），切细碎

1瓣蒜，切细碎

2汤匙（30毫升）芫荽碎

2汤匙（30毫升）欧芹碎

1个整鸡蛋

喷雾式芥花油

现磨黑胡椒

将煎锅加热，喷上少量油。

加入洋葱、姜和大蒜，炒1分钟，频繁翻炒。

关火冷却。

将金枪鱼放入碗中。

加入芫荽碎、欧芹碎、黑胡椒和炒好的洋葱混合物。

加入鸡蛋，搅拌均匀。

做成饼状。

在之前用过的煎锅中再次喷上少量油。

将金枪鱼饼放入锅中，大火每面煎2~3分钟，直至呈棕色。

做好的金枪鱼饼应当是湿润的，中间略显粉红。

1份含:

营养素	食物群份数
79千卡热量	2份极精益蛋白质
2克碳水化合物	
14克蛋白质	
2克脂肪	
小于1克纤维	

*该食谱由沙尔·索设计，经其许可使用。

即食蔬菜

艾琳腌制花椰菜

这道食谱最为简易，既可独自享用，也能款待客人。它能把生花椰菜做成极致美味。腌制花椰菜单独食用味道很好，也可以在特殊场合增加可选蘸酱。如果很好地将花椰菜沥干，其脂肪含量就会降低。

1个花椰菜，切成小朵（约3杯或213克）

1/4杯（69毫升）苹果酒或葡萄酒醋

3/4杯（180毫升）初榨橄榄油

2瓣蒜，劈开（可根据需要准备更多）

1茶匙（4克）糖

2茶匙（2克）鲜莳萝

调成腌料

将花椰菜放入密封袋中，用腌料浸泡。

在袋中腌制，冷藏一夜，然后沥干。

可选蘸酱＊

2杯（448克）淡芥花油蛋黄酱（也可用一半蛋黄酱加一半原味酸奶，我在家时经常这样做）

1½茶匙（3克）咖喱粉

1茶匙（5克）番茄酱

1/4茶匙（1毫升）嗯汁

将所有配料混合。

搭配沥干的花椰菜一起食用。

做成6份。

1份不加蘸酱的花椰菜含：

营养素	食物群份数
90千卡热量	1/2份蔬菜
2克碳水化合物	2份脂肪
1克蛋白质	
9克脂肪	
1克膳食纤维	

＊每1汤匙（15毫升）蘸酱增加1份脂肪。

阿洛塔洋葱汤

我在同别人分享这份食谱时，描述总是以"大量洋葱"开头。洋葱汤富含水分和电解质，是运动后很好的液体补充。这份食谱仅可做成二三份，是从家庭多人版缩小而来的。

2瓣鲜蒜，剁碎

1汤匙（15毫升）芥花油

1/2汤匙（7毫升）芝麻油

1½个黄洋葱，大，切成薄片

6杯（1.4升）水

1½汤匙（22毫升）酱油

1/4茶匙（1毫升）现磨黑胡椒

4~6茶匙（8~12克）现磨帕玛森干酪

将大蒜放入浅不粘锅中，用油中火炒3~5分钟，至稍软。

加入洋葱轻轻翻炒，直到稍微焦糖化，约20分钟。

将洋葱和大蒜放入汤锅，加入水、酱油和黑胡椒，大火煮沸，然后把火调小，不加盖炖15分钟。

盛入大碗中，撒上2茶匙（4克）帕玛森干酪。

做成3份。

1份含：

营养素	食物群份数
109千卡热量	1½份蔬菜
8克碳水化合物	1½份脂肪
2克蛋白质	
8克脂肪	
1克膳食纤维	

谷　物

简易能量蒸粗麦粉

4汤匙（27克）扁桃仁片

4汤匙（40克）金色葡萄干

12个杏干，每个四等分

8个无花果干，每个四等分

1/2茶匙（1.2克）肉桂

1/2杯（120毫升）鲜橙汁

1½杯（360毫升）水

1/4茶匙（1毫升）盐

1汤匙（15克）黄油

1杯（173克）全麦蒸粗麦粉

将扁桃仁、葡萄干、杏、无花果与肉桂一起放入碗中，浇上橙汁，冷藏至少30分钟，最长至整夜。

在深锅加水、盐和黄油煮沸，然后加蒸粗麦粉搅动。

加盖用小火炖5分钟，熄火静置5分钟，用叉子轻轻地把蒸粗麦粉弄松。

将水果和坚果混合物放入深锅，中低火彻底加热。

倒入搅拌盆，加入煮熟的蒸粗麦粉，拌匀。

蒸粗麦粉可以趁热吃，也可以放凉后食用。

做成6份。

1份含：

营养素	食物群份数
258千卡热量	2份水果
49克碳水化合物	1份面包
5克蛋白质	1份脂肪
5克脂肪	
7克膳食纤维	

海滨风味荞麦

2/3杯全麦贝壳意大利面（70克）

1汤匙（15毫升）芥花油

1杯（70克）蘑菇片

1个洋葱，小，切丁

2杯（480毫升）鸡高汤

1个整鸡蛋，轻轻打散

1杯（164克）预烤过的荞麦粒或荞麦仁

1小撮白胡椒和盐，调味用

根据包装说明，将贝壳意大利面煮至有嚼劲，沥干备用。

不粘锅用中火热油，加入蘑菇和洋葱炒至洋葱半透明，约7分钟，炒好后备用。

把高汤加热至沸腾。

取一个小搅拌碗，倒入鸡蛋和荞麦混合，直到麦粒被包裹起来。

将混合好的荞麦倒进一个中煎锅，中火加热3～4分钟，直到变热，然后再稍微烘烤一下，裹上鸡蛋的麦粒便会完全分离。

把火调小，小心拌入沸腾的高汤、炒蘑菇和洋葱、白胡椒和盐。

加盖炖10～12分钟，或者直到荞麦粒变软并充分吸饱水分。

将荞麦倒入耐热砂锅，拌入贝壳面，不加盖放入烤箱烤3～5分钟，直到表面变成棕色。

仔细观察，变色后迅速取出。

做成4份。

1份含：

营养素	食物群份数
232千卡热量	2份面包
39克碳水化合物	2份蔬菜
9克蛋白质	1/2份极精益蛋白质
6克脂肪	1/2份脂肪
5克膳食纤维	

附录 A

三日食物摄入记录

选择至少3天代表你的典型饮食（工作日和非工作日、训练日和休息日，或居家日和旅行日），并在24小时饮食日志中记录这些天摄入的食物。可以复印后面提供的饮食日志样本。试着在用餐或者刚吃完的时候记录下食物，因为晚上很难记起8小时前自己吃过什么。记下自己吃喝的每样食物，包括水，尽可能详细。

完成记录后，把一天摄入的所有食物转换成食物群，然后代入饮食分析表，转换成热量及蛋白质、碳水化合物和脂肪的克数。使用第10章中的食物群营养素含量表来了解各食物群的营养信息。

你可以按传统方式自己动手完成记录分析，真正了解自己饮食的细节。也可以选择线上和移动应用程序，其在内容、数据质量和易用性方面各不相同，但它们在不断改进。对你有用的方式便是最好的选择。记录自己的饮食与训练是把旧习惯改成新习惯的好方法之一。

24 小时饮食日志

时间	食物	说明	数量	地点	进食原因

饮食分析表

饮食记录日期：_____

食物群	份数	碳水化合物（克）	蛋白质（克）	脂肪（克）	热量（千卡）
面包/淀粉					
水果					
脱脂牛奶					
低脂牛奶					
添加糖，按茶匙计					
蔬菜					
极精益蛋白质					
精益蛋白质					
中脂蛋白质					
高脂蛋白质					
总计					

附录 B

餐厅指南与健康快餐

外出就餐并不等于不良饮食。在餐厅，你可以自行选择菜单和食物。诀窍就是提前制订一个计划。

首先，挑选一家提供营养选择的餐厅，鸡肉、鱼肉、沙拉、烤土豆和清蒸蔬菜，仅举几个例子。避免自助餐和只提供高热量、高脂肪食物的餐厅。在到达餐厅之前，决定好自己要点什么食物，以及你想要的烹饪方式，例如烤鸡、烤鱼或瘦红肉。

当心部分餐厅食物中隐含的脂肪。开胃菜、主菜和配菜中的酱汁、调味品、黄油、油、蛋黄酱、奶油和富强奶酪都会添加大量不健康脂肪。请服务生把高脂肪的配料去掉。另一种方法为替换，如用烤土豆代替薯条。

可以要求把酱汁、沙拉酱和酸奶油分开上，这样就能自己控制用量。也可以要求使用另一种烹饪方式，如用烤代替炸。

一定要多问！了解菜单上食物的信息。同时还要注意细节！具体到食物是如何准备的？用了什么配料？为了帮助你在餐厅中点餐，下文的菜单字典说明了应当选择和避开的食物。

菜单字典

可选	避免
主菜	
使用食材自带汁液	油炸
煮	炒
烧烤	带脆皮的（外皮由奶酪或面包屑加黄油制成）
焗烤	涂有黄油或加黄油烹饪
烘烤	加奶油或奶油酱汁
炖瘦肉（后腿肉、后腰脊肉、里脊肉、腹胁肉排、菲力牛排）	荷兰酱
田园鲜蔬	帕玛森干酪
番茄汁	油浸
	砂锅菜
	肉汁
	肉末土豆泥
	菜肉馅饼
	酥脆食物
开胃菜	
清蒸海鲜（如贻贝、蛤蜊、螃蟹、龙虾、虾）	浸有黄油
生蔬菜或清蒸蔬菜	奶酪
意式餐前蔬菜小吃	
汤	
西班牙凉菜汤、清炖肉汤、清汤	加奶油的汤
蔬菜	
新鲜、生、清蒸	油炸
烤土豆或芋头	加大量黄油、奶油，或拌有奶酪酱汁
沙拉	
配清淡或减脂沙拉酱	配肉类、培根、奶酪、油煎面包块
	配奶油沙拉酱
面包	
干面包（无黄油）	用黄油、起酥油、奶酪焙烤

可选	避免
全谷物或带种子的发芽谷物	甜味卷
三明治	
金枪鱼、鸡肉、火鸡肉、海鲜、熟瘦牛肉	加工午餐肉、硬质芝士、油炸食物
	带酱汁、肉汁、蛋黄酱、培根的三明治
甜点	
水果、雪葩、果子冰糕、低脂冰激凌、低脂冻酸奶、天使蛋糕，以及其他特制低脂、低糖甜点	馅饼商品、蛋糕、油酥糕点、冰激凌、糖果

十大快餐及其最佳食物选择

这几家快餐追求食物的品质。有时候自己做的食物并不比一家大型快餐连锁店提供的好多少。我在本节中列出了最佳菜单选项。

菜单和食谱的变化相当快，一本书中的营养信息很快便会过时。这10家餐厅都提供食物营养信息，在前台和网上能找到。

以下按字母顺序排列（而非最好到最差）。

Au Bon Pain

最佳选项：全谷物、沙拉、小盘餐点、新鲜水果、素食选项。

Chipotle

最佳选项：玉米粉卷饼碗、生鲜食品（通常为本地食材）、低钠选项。

Einstein Brothers Bagels

最佳选项：Good Grains Bagel 系列、高纤维 Veg Out 系列、减脂涂酱、鹰嘴豆泥、花生酱、半份或整份沙拉。

麦当劳（有时候只能找到这家餐厅）

最佳选项：原味板烧鸡腿堡和原味板烧鸡肉卷（不加蛋黄酱或其他酱汁）、沙拉、鸡蛋麦满分。

Noah's Bagel

最佳选项：Bagel Thin三明治、鸡蛋三明治、新鲜果蔬、沙拉、"精明之选"系列。

Qdoba

最佳选项：Craft 2-Naked 玉米粉卷饼（定制大小和配料）、生鲜食品、素食选项。

赛百味

最佳选项：所有含6克或更少脂肪的配料选项，搭配额外蔬菜和双份蛋白质夹在全麦百味卷中（不加蛋黄酱，加芥末酱、醋和油），鸡肉沙拉。

Taco Del Mar

最佳选项：生鲜食品、鱼类、全谷物、鸡肉玉米粉卷饼、素食选项。

Wendy's

最佳选项：烤土豆加辣椒、花椰菜、香葱（不加酸奶油、芝士、Buttery Best Spread酱）。

参考文献 [1]

Abramowicz, W.N., et al. 2005. Effects of acute versus chronic L-carnitine L-tartrate supplementation on metabolic responses to steady state exercise in males and females. *International Journal of Sport Nutrition and Exercise Metabolism* 15: 386-400.

Achten, J. et al. 2004. Higher dietary carbohydrate content during intensified running training results in better maintenance of performance and mood state. *Journal of Applied Physiology* 96: 1331-1340.

Akermark, C., I. Jacobs, M. Rasmusson, and J. Karlsson. 1996. Diet and muscle glycogen concentration in relation to physical performance in Swedish elite ice hockey

players. *International Journal of Sport Nutrition* 6: 272-284.

Alkhenizan, A.H., et al. 2004. The role of vitamin E in the prevention of coronary events and stroke. Meta-analysis of randomized controlled trials. *Saudi Medical Journal* 25:1808-1814.

Allen, J.D., et al. 1998. Ginseng supplementation does not enhance healthy young adults' peak aerobic exercise performance. *Journal of the American College of Nutrition* 17: 462-466.

American Dietetic Association. 1995. Position of the American Dietetic Association: Phytochemicals and functional foods. *Journal of the American Dietetic Association* 95: 493-496.

American Dietetic Association. 1998. Position of the American Dietetic Association: Use of nutritive and non-nutritive sweeteners. *Journal of the American Dietetic Association* 98: 580-588.

American Dietetic Association. 2009. Position of the American Dietetic Association: Functional Foods. *Journal of the American Dietetic Association* 98: 735-746.

American Institute for Cancer Research. (n.d.). Coconut water: Health or hype? Retrieved from http://preventcancer.aicr.org/site/News2?page=NewsArticle&id=19168&news_iv_ctrl=2303.

Anderson, G.H., et al. 2002. Inverse association between the effect of carbohydrates on blood glucose and subsequent short-term food intake in young men. *American Journal of Clinical Nutrition* 76: 1023-1030.

Anderson, J.W., et al. 2009. Health benefits of dietary fiber. *Nutrition Reviews* 67: 188-205.

Andersson, B., X. Xuefan, M. Rebuffe-Scrive, K. Terning, et al. 1991. The effects of exercise training on body composition and metabolism in men and women. *International Journal of Obesity* 15: 75-81.

---

[1] 参考文献遵从原版书著录格式。

Anomasiri, W., et al. 2004. Low dose creatine supplementation enhances sprint phase of 400 meters swimming performance. *Journal of the Medical Association of Thailand* 87: S228-S232.

Antonio, J., 2000. The effects of Tribulus terrestris on body composition and exercise performance in resistance-trained males. *International Journal of Sports Nutrition and Exercise Metabolism* 10: 208-215.

Antonio, J., et al. 1999. Glutamine: A potentially useful supplement for athletes. *Canadian Journal of Applied Physiology* 24: 1-14.

Applegate, L. 1992. Protein power. *Runner's World*, June, 22-24.

Armstrong, L.E. 2002. Caffeine, body fluid electrolyte balance, and exercise performance. *International Journal of Sport Nutrition and Exercise Metabolism* 12: 189-206.

Aulin, K.P., et al. 2000. Muscle glycogen resynthesis rate in humans after supplementation of DRIsnks containing carbohydrates with low and high molecular masses. *European Journal of Applied Physiology* 81: 346-351.

Avery, N.G., et al. 2003. Effects of vitamin E supplementation on recovery from repeated bouts of resistance exercise. *Journal of Strength and Conditioning Research* 17: 801-809.

Azadbakht, L., et al. 2007. Soy inclusion in the diet improves features of the metabolic syndrome: A randomized crossover study in postmenopausal women. *American Journal of Clinical Nutrition* 85: 735-741.

Bachman, J.G., L.D. Johnston, and P.M. O'Malley. 2011. *Monitoring the future: Questionnaire responses from the nation's high school seniors, 2010*. Ann Arbor, MI: Institute for Social Research.

Backhouse, S.H., et al. 2005. Effect of carbohydrate and prolonged exercise on affect and perceived exertion. *Medicine & Science in Sports & Exercise* 37: 1768-1773.

Bahrke, M.S., et al. 1994. Evaluation of the ergogenic properties of ginseng. *Sports Medicine* 18: 229-248.

Bahrke, M.S., et al. 2004. Abuse of anabolic androgenic steroids and related substances in sport and exercise. *Current Opinion in Pharmacology* 4: 614-620.

Balon, T.W., J.F. Horowitz, and K.M. Fitzsimmons. 1992. Effects of carbohydrate loading and weight-lifting on muscle girth. *International Journal of Sports Nutrition* 2: 328-334.

Balsom, P.D., et al. 1998. Carbohydrate intake and multiple sprint sports: With special reference to football (soccer). *International Journal of Sports Medicine* 20: 48-52.

Baranov, A.I. 1982. Medicinal uses of ginseng and related plants in the Soviet Union: Recent trends in the Soviet literature. *Journal of Ethnopharmacology* 6: 339-353.

Barth, C.A., and U. Behnke. 1997. Nutritional physiology of whey components. *Nahrung* 41: 2-12.

Bazzarre, T.L., et al. 1992. Plasma amino acid responses of trained athletes to two successive exhaustive trials with and without interim carbohydrate feeding. *Journal of the American College of Nutrition* 11 (5): 501-511.

Bean, A. 1996, February 23. Here's to your immunity. *Runner's World*.

Bellisle, F., and C. Perez. 1994. Low-energy substitutes for sugars and fats in the human diet: Impact on nutritional regulation. *Neuroscience Behavioral Review* 18: 197-205.

Belza, A., et al. 2007. Body fat loss achieved by stimulation of thermogenesis by a combination of bioactive food ingredients: A placebo-controlled, double-blind 8-week intervention in obese subjects. *International Journal of Obesity* 31: 121-130.

Bemben, M.G., et al. 2005. Creatine supplementation and exercise performance: Recent findings. *Sports Medicine* 35: 107-125.

Bent, S., et al. 2006. Saw palmetto for benign prostatic hyperplasia. *New England Journal of Medicine* 354: 557-566.

Benton, D., et al. 2001. The influence of phosphatidylserine supplementation on mood and heart rate when faced with an acute stressor. *Nutritional Neuroscience* 4: 169-178.

Biolo, G., et al. 1997. An abundant supply of amino acids enhances the metabolic effect of exercise on muscle protein. *American Journal of Physiology* 273: E122-E129.

Bird, S.P., et al. 2006. Effects of liquid carbohydrate/essential amino acid ingestion on acute hormonal response during a single bout of resistance exercise in untrained men. *Nutrition* 22: 367-375.

Birketvedt, G.S., et al. 2005. Experiences with three different fiber supplements in weight reduction. *Medical Science Monitor* 11: P15-P18.

Bjorntorp, P. 1991. Importance of fat as a support nutrient for energy: Metabolism of athletes. *Journal of Sports Sciences* 9: 71-76.

Blankson, H., et al. 2000. Conjugated linoleic acid reduces body fat mass in overweight and obese humans. *Journal of Nutrition* 130: 2943-2948.

Blomstrand, E. 2006. A role for branched-chain amino acids in reducing central fatigue. *Journal of Nutrition* 136: 544S-547S.

Blomstrand, E., et al. 2006. Branched-chain amino acids activate key enzymes in protein synthesis after physical exercise. *Journal of Nutrition* 136: 269S-273S.

Bloomer, R.J., et al. 2000. Effects of meal form and composition on plasma testosterone, cortisol, and insulin following resistance exercise. *International Journal of Sport Nutrition and Exercise Metabolism* 10: 415-424.

Blumenthal, M. (Ed.). 1998. *The complete German Commission E monographs*. Austin, TX: American Botanical Council.

Blumenthal Mark. 2000. Herbal Medicine: Expanded Commission E Monographs. *American Botanical Council, Integrative Medicine Communications*: 174.

Borsheim, E., et al. 2002. Essential amino acids and muscle protein recovery from resistance exercise. *American Journal of Physiology, Endocrinology, and Metabolism* 4(283): E648-E657.

Borsheim, E., et al. 2004. Effect of an amino acid, protein, and carbohydrate mixture on net muscle protein balance after resistance exercise. *International Journal of Sport Nutrition and Exercise Metabolism* 14: 255-271.

Boullata, J.I., et al. 2003. Anaphylactic reaction to a dietary supplement containing willow bark. *The Annals of Pharmacotherapy* 37: 832-835.

Brass, E.P. 2004. Carnitine and sports medicine: Use or abuse? *Annals of the New York Academy of Sciences* 1033: 67-78.

Bremner, K., et al. 2002. The effect of phosphate loading on erythrocyte 2,3-bisphoshoglycerate levels. *Clinica Chimica Acta* 323: 111-114.

Brilla, L.R., and V. Conte. 1999. Effects of zinc-magnesium (ZMA) supplementation on muscle attributes of football players. *Medicine & Science in Sports & Exercise* 31 (Suppl. 5): Abstract No. 483.

Brilla, L.R., and T.F. Haley. 1992. Effect of magnesium supplementation on strength training in humans. *Journal of the American College of Nutrition* 11: 326-329.

Brown, G.A., et al. 2000. Effects of anabolic precursors on serum testosterone concentrations and adaptations to resistance training in young men. *International Journal of Sports Nutrition and Exercise Metabolism* 10: 340-359.

Brown, J., M.C. Crim, V.R. Young, and W.J. Evans. 1994. Increased energy requirements and changes in body composition with resistance training in older adults. *The American Journal of Clinical Nutrition* 60: 167-175.

Bryner, R.W., R.C. Toffle, I.H. Ullrich, and R.A. Yeager. 1997. The effects of exercise intensity on body composition, weight loss, and dietary composition in women. *Journal of the American College of Nutrition* 16: 68-73.

Bucci, L.R. 2000. Selected herbals and human exercise performance. T*he American Journal of Clinical Nutrition* 72 (Suppl. 2): 624S-636S.

Buckley, J.D., et al. 1998. Effect of an oral bovine colostrum supplement (Intact) on running performance. Abstract, 1998 Australian Conference of Science and Medicine in Sport, Adelaide, South Australia.

Buckley, J.D., et al. 1999. Oral supplementation with bovine colostrum (Intact) increases vertical jump performance. Abstract, 4th Annual Congress of the European College of Sport Science, Rome.

Bujko, J., et al. 1997. Benefit of more but smaller meals at a fixed daily protein intake. *Zeitschrift Fur Ernahrungswissenschaft* 36: 347-349.

Burke, E.R. 1999. *D-ribose: What you need to know.* Garden City Park, NY: Avery.

Burke, L.E., et al. 2008. A randomized clinical trial of a standard versus vegetarian diet for weight loss: The impact of treatment preference. *International Journal of Obesity* 32: 166-176.

Burke, L.M. 1997. Nutrition for post-exercise recovery. *International Journal of Sports Nutrition* 1: 214-224.

Burke, L.M., et al. 1998. Carbohydrate intake during prolonged cycling minimizes effect of glycemic index of preexercise meal. *Journal of Applied Physiology* 85: 2220-2226.

Butteiger, D.N., M. Cope, P. Liu, R. Mukherjea, E. Volpi, B.B. Rasmussen, and E.S. Krul. 2012, October 13. A soy, whey and caseinate blend extends postprandial skeletal muscle protein synthesis in rats. *Clinical Nutrition* [Epub ahead of print]. pii: S0261-5614(12)00216-6. doi: 10.1016/j.clnu.2012.10.001.

Butterfield, G., et al. 1991. Amino acids and high protein diets. In D. Lamb and M. Williams (Eds.), *Perspectives in exercise science and sports medicine.* Vol. 4, pp. 87-122. Madison, WI: Brown & Benchmark.

Calder, A., et al. 2011. A review on the dietary flavonoid kaempferol. *Mini Reviews in Medicinal Chemistry* 11: 298-344.

Campbell, B.I., et al. 2004. The ergogenic potential of arginine. *Journal of the International Society of Sports Nutrition* 1: 35-38.

Campbell, W.W., M.C. Crim, V.R. Young, et al. 1995. Effects of resistance training and dietary protein intake on protein metabolism in older adults. *American Journal of Physiology* 268: E1143-E1153.

Campbell, W.W., et al. 1999. Effects of an omnivorous diet compared with a lactoovovegetarian diet on resistance-training-induced changes in body composition and skeletal muscle in older men. *American Journal of Clinical Nutrition* 70: 1032-1039.

Carli, G., et al. 1992. Changes in exercise-induced hormone response to branched chain amino acid administration. *European Journal of Applied Physiology* 64: 272-277.

Carlson, J.J., et al. 2011. Dietary fiber and nutrient density are inversely associated with the metabolic syndrome in US adolescents. *Journal of the American Dietetic Association* 111: 1688-1695.

Castell, L.M. 1996. Does glutamine have a role in reducing infections in athletes? *European Journal of Applied Physiology* 73: 488-490.

Center for Science in the Public Interest.2006. Choosing safer beef to eat. Retrieved from www.cspinet.org/foodsafety/saferbeef.html.

Chandler, R.M., H.K. Byrne, J.G. Patterson, and J.L. Ivy. 1994. Dietary supplements affect the anabolic hormones after weight-training exercise. Journal of Applied Physiology 76: 839-845.

Charley, H. 1982. *Food science*. New York: John Wiley & Sons.

Chilibeck, P.D., et al. 2004. Effect of creatine ingestion after exercise on muscle thickness in males and females. *Medicine & Science in Sports & Exercise* 36: 1781-1788.

Chilibeck, P.D., et al. 2005. Creatine monohydrate and resistance training increase bone mineral content and density in older men. *The Journal of Nutrition, Health & Aging* 9: 352-353.

Clancy, S.P., P.M. Clarkson, M.E. DeCheke, et al. 1994. Effects of chromium picolinate supplementation on body composition, strength, and urinary chromium loss in football players. *International Journal of Sport Nutrition* 4: 142-153.

Clark, N. 1993. Athletes with amenorrhea. The Physician and Sportsmedicine 21: 45-48. Clarkson, P.M. 1991. Nutritional ergogenic aids: Chromium, exercise, and muscle mass. *International Journal of Sport Nutrition* 1: 289-293.

Clarkson, P.M. 1996. Nutrition for improved sports performance: Current issues on ergogenic aids. *Sports Medicine* 21: 393-401.

Coleman, E. 1997. Carbohydrate unloading: A reality check. *The Physician and Sportsmedicine* 25: 97-98.

Collomp, K. 1991. Effects of caffeine ingestion on performance and anaerobic metabolism during the Wingate Test. *International Journal of Sports Medicine* 12: 439-443.

Collomp, K., A. Ahmaidi, M. Audran, and C. Prefaut. 1992. Benefits of caffeine ingestion on sprint performance in trained and untrained swimmers. *European Journal of Applied Physiology* 64: 377-380.

Colson, S.N., et al. 2005. Cordyceps sinensis- and Rhodiola rosea-based supplementation in male cyclists and its effect on muscle tissue oxygen saturation. *Journal of Strength and Conditioning Research* 19: 358-363.

Conjugated linoleic acid overview. 2001, March 1. Professional monographs: Herbal, mineral, vitamin, nutraceuticals. Westlake Village, CA: Intramedicine.

Convertino, V.A., et al. 1996. ACSM position stand. Exercise and fluid replacement. *Medicine & Science in Sports & Exercise* 28: i-vii.

Coyle, E.F. 1991. Timing and method of increased carbohydrate intake to cope with heavy training, competition and recovery. *Journal of Sports Sciences* 9 Spec No: 29-51. Coyle, E.F.

1995. Fat metabolism during exercise. *Sports Science Exchange* 8: 1-7.

Coyle, E.F. 1997. Fuels for sport performance. In D. Lamb and R. Murray (Eds.), *Perspectives in exercise science and sports medicine*. Carmel, IN: Cooper.

Craciun, A.M., et al. 1998. Improved bone metabolism in female elite athletes after vitamin K supplementation. *International Journal of Sports Medicine* 19: 479-484.

Daley, C.A., A. Abbott, P.S. Doyle, G.A. Nader, and S. Larson. (2010, March). A review of fatty acid profiles and antioxidant content in grass-fed and grain-fed beef. *Nutrition Journal* 9: 10. doi: 10.1186/1475-2891-9-10

Dalton, R.A., et al. 1999. Acute carbohydrate consumption does not influence resistance exercise performance during energy restriction. *International Journal of Sport Nutrition* 9: 319-332.

Davis, J.M., et al. 1999. Effects of branched-chain amino acids and carbohydrate on fatigue during intermittent, high-intensity running. *International Journal of Sports Medicine* 20: 309-314.

Delzenne, N.M., et al. 2011. Modulation of the gut microbiota by nutrients with prebiotic properties: Consequences for host health in the context of obesity and metabolic syndrome. *Microbial Cell Factories* 10 (Suppl. 1): S10.

DeMarco, H.M., et al. 1999. Pre-exercise carbohydrate meals: Application of glycemic index. *Medicine & Science in Sports & Exercise* 31: 164-170.

Deschenes, M.R., and W.J. Kraemer. 1989. The biochemical basis of muscular fatigue. *National Strength and Conditioning Association Journal* 11: 41-44.

Diepvens, K., et al. 2006. Metabolic effects of green tea and of phases of weight loss. *Physiology & Behavior* 87: 185-191.

Diepvens, K., et al. 2007. Obesity and thermogenesis related to the consumption of caffeine, epheDRIsne, capsaicin, and green tea. *American Journal of Physiology* 292: R77-R85.

Dimeff, R.J. 1993. Steroids and other performance enhancers. In R.N. Matzen and R.S. Lang (Eds.), *Clinical preventive medicine*. St. Louis: Mosby-Year Book, Inc.

Dimeff, R.J. May 19, 1996. Drugs and sports: Prescription and non-prescription. Presented at Sports Medicine for the Rheumatologist, American College of Rheumatology, Phoenix, Arizona.

Doherty, M., et al. 2005. Effects of caffeine ingestion on rating of perceived exertion during and after exercise: A meta-analysis. *Scandinavian Journal of Medicine & Science in Sports* 15: 69-78.

Dowling, E.A., et al. 1996. Effect of Eleutherococcus senticosus on submaximal and maximal performance. *Medicine & Science in Sports & Exercise* 28: 482-489.

Dulloo, A.G. 1999. Efficacy of a green tea extract rich in catechin polyphenols and caffeine in increasing 24-h energy expenditure and fat oxidation in humans. *The American Journal of Clinical Nutrition* 70: 1040-1045.

Earnest, C.P., et al. 2004. Effects of a commercial herbal-based formula on exercise performance in cyclists. *Medicine & Science in Sports & Exercise* 36: 504-509.

Engels, H.J., et al. 1997. No ergogenic effects of ginseng (Panax C.A. Meyer) during graded maximal aerobic exercise. *Journal of the American Dietetic Association* 97: 1110-1115.

Ergogenic aids: Reported facts and claims. 1997, Winter. *Scan's Pulse Supplement*: 15-19.

Essen-Gustavsson, B., and P.A. Tesch. 1990. Glycogen and triglyceride utilization in relation to muscle metabolic characteristics in men performing heavy-resistance exercise. *European Journal of Applied Physiology* 61: 5-10.

Evans, W. 1996, April 28. The protective role of antioxidants in exercise induced oxidative stress. Keynote address, 13th Annual SCAN Symposium, Scottsdale, Arizona.

Fairfield, K.M., and R.H. Fletcher. 2002. Vitamins for chronic disease prevention in adults. *Journal of the American Medical Association* 287: 3116-3126.

Fawcett, J.P., S.J. Farquhar, R.J. Walker, et al. 1996. The effect of oral vanadyl sulfate on body composition and performance in weight-training athletes. *International Journal of Sport Nutrition* 6: 382-390.

Fedor, D., and D.S. Kelley. 2009. Prevention of insulin resistance by n-3 polyunsaturated fatty acids. *Current Opinion in Clinical Nutrition and Metabolic Care* 12: 138-146.

Ferreira, M., et al. 1997. Effects of conjugated linoleic acid supplementation during resistance training on body composition and strength. *Journal of Strength and Conditioning Research* 11: 280.

Fogelholm, M. 1992. Micronutrient status in females during a 24-week fitness-type exercise program. *Annals of Nutrition and Metabolism* 36: 209-218.

Fogt, D.L., et al. 2000. Effects of post exercise carbohydrate-protein supplement on skeletal muscle glycogen storage. *Medicine & Science in Sports & Exercise* 2 (Suppl.): Abstract No. 131.

Foley, D. 1984, April. Best health bets from the B team. *Prevention*, 62-67.

Frentsos, J.A., and J.R. Baer. 1997. Increased energy and nutrient intake during training and competition improves elite triathletes' endurance performance. *International Journal of Sport Nutrition* 7: 61-71.

Frey-Hewitt, K.M., K.M. Vranizan, D.M. Dreon, and P.D. Wood. 1990. The effect of weight loss by dieting or exercise on resting metabolic rate in overweight men. *International Journal of Obesity* 14: 327-334.

Friedl, K.E., R.J. Moore, L.E. Martinez-Lopez, et al. 1994. Lower limit of body fat in healthy active men. *Journal of Applied Physiology* 77: 933-940.

Galgani, J.E., et al. 2010. Effect of dihydrocapsiate on resting metabolic rate in humans. *American Journal of Clinical Nutrition* 92: 1089-1093.

Gaullier, J.M., et al. 2007. Six months supplementation with conjugated linoleic acid induces regional-specific fat mass decreases in overweight and obese. *British Journal of Nutrition* 97: 550-560.

Gerster, H. 1989. The role of vitamin C in athletic performance. *Journal of the American College of Nutrition* 8: 636-643.

Gerster, H. 1991. Function of vitamin E in physical exercise: A review. *Zeitschrift fur Ernahrungswissenschaft* 30: 89-97.

Gibala, M. 2009. Molecular responses to high-intensity interval exercise. *Applied Physiology, Nutrition, and Metabolism* 34 (3): 428-432. doi: 10.1139/H09-046.

Gillette, C.A., R.C. Bullough, and C.L. Melby. 1994. Postexercise energy expenditure in response to acute aerobic or resistive exercise. *International Journal of Sport Nutrition* 4: 347-360.

Gillman, M.W., L.A. Cupples, D. Gagnon, et al. 1995. Protective effect of fruits and vegetables on development of stroke in men. *Journal of the American Medical Association* 273: 1113-

1117.

Giovannucci, E., A. Ascherio, E.B. Rimm, et al. 1995. Intake of carotenoids and retinol in relation to risk of prostate cancer. *Journal of the National Cancer Institute* 87: 1767-1776.

Gisolfi, C.V., et al. 1992. Guidelines for optimal replacement beverages for different athletic events. *Medicine & Science in Sports & Exercise* 24: 679-687.

Goldfarb, A.H. 1999. Nutritional antioxidants as therapeutic and preventive modalities in exercise-induced muscle damage. *Canadian Journal of Applied Physiology* 24: 249-266.

Goldstein, E.R., et al. 2010. International Society of Sports Nutrition position stand: caffeine and performance. *Journal of the International Society of Sports Nutrition* 7: 5.

Gornall, J., and R.G. Villani. 1996. Short-term changes in body composition and metabolism with severe dieting and resistance exercise. *International Journal of Sport Nutrition* 6: 285-294.

Goulet, E.D., et al. 2005. Assessment of the effects of eleutherococcus senticosus on endurance performance. *International Journal of Sport Nutrition and Exercise Metabolism* 15: 75-83.

Graef, J.L., et al. 2009. The effects of four weeks of creatine supplementation and high-intensity interval training on cardio-respiratory fitness: A randomized controlled trial. *Journal of the International Society of Sports Nutrition* 6: 18.

Green, A.L., E. Hultman, I.A. MacDonald, D.A. Sewell, and P.L. Greenhaff. 1996. Carbohydrate ingestion augments skeletal muscle creatine accumulation during creatine supplementation in humans. *American Journal of Physiology* 271: E821-E826.

Green, N.R., and A.A. Ferrando. 1994. Plasma boron and the effects of boron supplementation in males. *Environmental Health Perspective Supplement* 7: 73-77.

Groeneveld, G.J., et al. 2005. Few adverse effects of long-term creatine supplementation in a placebo-controlled trial. *International Journal of Sports Medicine* 26: 307-313.

Gross, M., et al. 1991. Ribose administration during exercise: Effects on substrates and products of energy metabolism in healthy subjects and a patient with myoadenylate deaminase deficiency. *Klinische Wochenschrift* 69: 151-155.

Haaz, S., et al. 2006. Citrus aurantium and synephrine alkaloids in the treatment of overweight and obesity: An update. *Obesity Reviews* 7: 79-88.

Habeck, M. 2002. A succulent cure to end obesity. *Drug Discovery Today* 7: 280-281.

Haff, G.G., et al. 1999. The effect of carbohydrate supplementation on multiple sessions and bouts of resistance exercise. *Journal of Strength and Conditioning Research* 13: 111-117.

Haff, G.G., et al. 2000. Carbohydrate supplementation attenuates muscle glycogen loss during acute bouts of resistance exercise. *International Journal of Sport Nutrition and Exercise Metabolism* 10: 326-339.

Harberson, D.A. 1988. Weight gain and body composition of weightlifters: Effect of high-calorie supplementation vs. anabolic steroids. In W.E. Garrett Jr. and T.E. Malone (Eds.). *Report of the Ross Laboratories Symposium on muscle development: Nutritional alternatives to anabolic steroids.* Columbus, OH: Ross Laboratories, 72-78.

Hargreaves, M. 2000. Skeletal muscle metabolism during exercise in humans. Clinical and Experimental Pharmacology and Physiology 27: 225-228.

Hartung, G.H., J.P. Foreyt, R.S. Reeves, et al. 1990. Effect of alcohol dose on plasma lipoprotein subfractions and lipolytic enzyme activity in active and inactive men. *Metabolism* 39: 81-86.

Hasler, C.M. 1996. Functional foods: The western perspective. *Nutrition Reviews* 54 (11 Part 2): S6-S10.

Hassmen, P., et al. 1994. Branched-chain amino acid supplementation during 30-km competitive run: Mood and cognitive performance. *Nutrition* 10: 405-410.

Haub, M.D., et al. 2002. Effect of protein source on resistive-training-induced changes in body composition and muscle size in older men. *American Journal of Clinical Nutrition* 76: 511-517.

Hymowitz, T. 2007. History of soy. National Soybean Research Laboratory. Retrieved from www.nsrl.uiuc.edu/aboutsoy/history.html

Health, M.K. (Ed.). 1982. *Diet manual, including a vegetarian meal plan* (6th ed.). Loma Linda, CA: Seventh Day Adventist Dietetic Association.

Heaney, R.P. 1993. Protein intake and the calcium economy. *Journal of the American Dietetic Association* 93: 1259-1260.

Hegewald, M.G., et al. 1991. Ribose infusion accelerates thallium redistribution with early imaging compared with late 24-hour imaging without ribose. *Journal of the American College of Cardiology* 18: 1671-1681.

Heinonen, O.J. 1996. Carnitine and physical exercise. *Sports Medicine* 22: 109-132.

Hemila, H. 1996. Vitamin C and common cold incidence: A review of studies with subjects under heavy physical stress. *International Journal of Sports Medicine* 17: 379-383.

Henderson, S., et al. 2005. Effects of coleus forskohlii supplementation on body composition and hematological profiles in mildly overweight women. *Journal of the International Society of Sports Nutrition* 2: 54-62.

Herbert, V., and K.C. Dos. 1994. Folic acid and vitamin B12. In M. Shils, J. Olson, and M. Shike (Eds.), *Modern nutrition in health and disease*. Philadelphia: Lea & Febiger, 1430-1435.

Hickson, J.F., et al. 1987. Nutritional intake from food sources of high school football athletes. *Journal of the American Dietetic Association* 87: 1656-1659.

Hitchins, S., et al. 1999. Glycerol hyperhydration improves cycle time trial performance in hot, humid conditions. *European Journal of Applied Physiology and Occupational Physiology* 80: 494-501.

Hoffman, J.R., et al. 2004. Effects of beta-hydroxy beta-methylbutyrate on power performance and indices of muscle damage and stress during high-intensity training. *Journal of Strength and Conditioning Research* 1: 747-752.

Holt, S.H., et al. 1999. The effects of high-carbohydrate vs high-fat breakfasts on feelings of fullness and alertness, and subsequent food intake. *International Journal of Food Sciences and Nutrition* 50: 13-28.

The hoopla about hoodia. 2006. Retrieved from www.bestdietforme.com.

Hulmi, J.J., et al. 2005. Protein ingestion prior to strength exercise affects blood hormones and metabolism. *Medicine & Science in Sports & Exercise* 37: 1990-1997.

Irving, B.A., et al. 2008. Effect of exercise training intensity on abdominal visceral fat and body composition. *Medicine & Science in Sports & Exercise* 40: 1863-1872.

Ivy, J.L. 2002. Early postexercise muscle glycogen recovery is enhanced with a carbohydrate-protein supplement. *Journal of Applied Physiology* 93: 1337-1344.

Ivy, J.L., et al. 1988. Muscle glycogen storage after different amounts of carbohydrate ingestion. *Journal of Applied Physiology* 65: 2018-2023.

Jackman, M., P. Wendling, D. Friars, et al. 1994. Caffeine ingestion and high-intensity intermittent exercise. Abstract. Personal communication with Larry Spriet, University of Guelph, Ontario, Canada.

Jacobsen, B.H. 1990. Effect of amino acids on growth hormone release. *The Physician and Sportsmedicine* 18: 68.

Jäger, R. et al. 2008. The effects of creatine pyruvate and creatine citrate on performance during high intensity exercise. *Journal of the International Society of Sports Nutrition* 5: 4.

Jamurtas, A.Z., et al. 2011. The effects of low and high glycemic index foods on exercise performance and beta-endorphin responses. *Journal of the International Society of Sports Nutrition* 8: 15.

Jennings, E. 1995. Folic acid as a cancer-preventing agent. *Medical Hypotheses* 45: 297-303.

Ji, L.L. 1996. Exercise, oxidative stress, and antioxidants. *The American Journal of Sports Medicine* 24: S20-S24.

Kalman, D., et al. 1999. The effects of pyruvate supplementation on body composition in overweight individuals. *Nutrition* 15: 337-340.

Kanarek, R. 1997. Psychological effects of snacks and altered meal frequency. *British Journal of Nutrition* 77 (Suppl.): S105-S118.

Kanter, M.M., et al. 1995. Antioxidants, carnitine and choline as putative ergogenic aids. *International Journal of Sport Nutrition* 5: S120-S131.

Kanter, M.M., L.A. Nolte, and J.O. Holloszy. 1993. Effects of an antioxidant vitamin mixture on lipid peroxidation at rest and postexercise. *Journal of Applied Physiology* 74: 965-969.

Kaplan, S.A., et al. 2004. A prospective, 1-year trial using saw palmetto versus finasteride in the treatment of category III prostatitis/chronic pelvic pain syndrome. *Journal of Urology* 171: 284-288.

Kelly, G.S. 2001. Conjugated linoleic acid: A review. *Alternative Medicine Review* 6: 367-382. Keim, N.L., T.F Barbieri, M.D. Van Loan, and B.L. Anderson. 1990. Energy expenditure and physical performance in overweight women: Response to training with and without caloric restriction. *Metabolism* 39: 651-658.

Keim, N.L., A.Z. Belko, and T.F. Barbieri. 1996. Body fat percentage and gender: Associations with exercise energy expenditure, substrate utilization, and mechanical work efficiency. *International Journal of Sport Nutrition* 6: 356-369.

Keith, R.E., K.A. O'Keefe, D.L. Blessing, and G.D. Wilson. 1991. Alterations in dietary carbohydrate, protein, and fat intake and mood state in trained female cyclists. *Medicine & Science in Sports & Exercise* 2: 212-216.

KenDRIsck, Z.V., M.B. Affrime, and D.T. Lowenthal. 1993. Effect of ethanol on metabolic responses to treadmill running in well-trained men. *Journal of Clinical Pharmacology* 33: 136-139.

Kennedy A, et al. 2010. Antiobesity mechanisms of action of conjugated linoleic acid. *Journal of Nutritional Biochemistry* 21 (3): 171-179.

Kerksick, C., et al. 2001. Bovine colostrum supplementation on training adaptations II: Performance. Abstract presented at Federation of American Societies for Experimental Biology (FASEB) meeting, Orlando, FL, March 31-April 4.

Kim, S.H., et al. 2005. Effects of Panax ginseng extract on exercise-induced oxidative stress.

The Journal of Sports Medicine and Physical Fitness 45: 178-182.

Kingsley, M.I., et al. 2005. Effects of phosphatidylserine on oxidative stress following intermittent running. *Medicine & Science in Sports & Exercise* 37: 1300-1306.

Kingsley, M.I., et al. 2006. Effects of phosphatidylserine on exercise capacity during cycling in active males. *Medicine & Science in Sports & Exercise* 38: 64-71.

Kirkendall, D.T. 1998. Fluid and electrolyte replacement in soccer. *Clinics in Sports Medicine* 17: 729-738.

Kleiner, S.M. 1991. Performance-enhancing aids in sport: Health consequences and nutritional alternatives. *Journal of the American College of Nutrition* 10: 163-176.

Kleiner, S.M. 1999. Water: An essential but overlooked nutrient. *Journal of the American Dietetic Association* 99: 200-206.

Kleiner, S.M. 2000. Bodybuilding. In C.A. Rosenbloom (Ed.), *Sports nutrition: A guide for the professional working with active people* (3rd ed.). Chicago: SCAN, American Dietetic Association.

Kleiner, S.M., et al. 1989. Dietary influences on cardiovascular disease risk in anabolic steroid-using and non-using bodybuilders. *Journal of the American College of Nutrition* 8: 109-119.

Kleiner, S.M., et al. 1990. Metabolic profiles, diet, and health practices of championship male and female bodybuilders. *Journal of the American Dietetic Association* 90: 962-967.

Kleiner, S.M., et al. 1994. Nutritional status of nationally ranked elite bodybuilders. *International Journal of Sport Nutrition* 1: 54-69.

Koopman, R., et al. 2009. Ingestion of a protein hydrolysate is accompanied by an accelerated in vivo digestion and absorption rate when compared with its intact protein. *American Journal of Clinical Nutrition* 90: 106-115.

Kraemer, W.J., et al. 1998. Hormonal responses to consecutive days of heavy-resistance exercise with or without nutritional supplementation. *Journal of Applied Physiology* 85: 1544-1555.

Kreider, R.B. 1999. Dietary supplements and the promotion of muscle growth. *Sports Medicine* 27: 97-110.

Kreider, R.B. 2000. Nutritional considerations of overtraining. In J.R. Stout and J. Antonio (Eds.), *Sport supplements: A complete guide to physique and athletic enhancement.* Baltimore: Lippincott, Williams & Wilkins.

Krieder, R.B. 2003. Effects of creatine supplementation on performance and training adaptations. *Molecular and Cellular Biochemistry* 244: 89-94.

Krieder, R.B. 2007. Effects of ingesting protein with various forms of carbohydrate following resistance-exercise on substrate availability and markers of anabolism, catabolism, and immunity. *Journal of the International Society of Sports Nutrition* 4: 18.

Kreider, R.B., R. Klesges, K. Harmon, et al. 1996. Effects of ingesting supplements designed to promote lean tissue accretion on body composition during resistance training. *International Journal of Sport Nutrition* 6: 234-246.

Kreider, R.B., V. Miriel, and E. Bertun. 1993. Amino acid supplementation and exercise performance: Analysis of the proposed ergogenic value. *Sports Medicine* 16: 190-209.

Kreider, R., et al. 1998a. Effects of conjugated linoleic acid (CLA) supplementation during resistance training on bone mineral content, bone mineral density, and markers of immune stress. *FASEB Journal* 12: A244.

Kreider, R.B., et al. 1998b. Effects of creatine supplementation on body composition, strength, and sprint performance. *Medicine & Science in Sports & Exercise* 30: 73-82.

Kreider, R.B., et al. (Eds.). 1998c. Overtraining in sport. Champaign, IL: Human Kinetics.

Kreider, R.B., et al. 1999a. Effects of calcium b-hydroxy b-methylbutyrate (HMB) supplementation during resistance-training on markers of catabolism, body composition and strength. *International Journal of Sports Medicine* 22: 1-7.

Kreider, R.B., et al. 1999b. Effects of protein and amino-acid supplementation on athletic performance. *Sportscience* 3. Retrieved from http://sportscie.org/jour/9901/rbk.html.

Kreider, R.B., et al. 2000. Nutrition in exercise and sport. In T. Wilson and N. Temple (Eds.), *Frontiers in nutrition*. Totowa, NJ: Humana Press.

Kreider, R.B., et al. 2001. Bovine colostrum supplementation on training adaptations I: Body composition. Abstract presented at Federation of American Societies for Experimental Biology (FASEB) meeting, Orlando, FL, March 31-April 4.

Kreider, R.B., et al. 2007. Effects of ingesting protein with various forms of carbohydrate following resistance-exercise on substrate availability and markers of anabolism, catabolism, and immunity. *Journal of the International Society of Sports Nutrition* 4: 18.

Krieder, R.B., et al. 2010. Research and recommendations. *Journal of the International Society of Sports Nutrition* 7: 7.

Krochmal, R., et al. 2004. Phytochemical assays of commercial botanical dietary supplements. *Evidence-Based Complementary and Alternative Medicine* 1: 305-313.

Laaksonen, R., et al. 1995. Ubiquinone supplementation and exercise capacity in trained young and older men. *European Journal of Applied Physiology* 72: 95-100.

Lamb, D.R., K.F. Rinehardt, R.L. Bartels, et al. 1990. Dietary carbohydrate and intensity of interval swim training. *The American Journal of Clinical Nutrition* 52: 1058-1063.

Lambert, C.P., M.G. Flynn, J.B. Boone, et al. 1991. Effects of carbohydrate feeding on multiple-bout resistance exercise. *Journal of Applied Sport Science Research* 5: 192-197.

Lambert, C.P., et al. 2004. Macronutrient considerations for the sport of bodybuilding. *Sports Medicine* 34: 317-327.

Lambert, M.I., et al. 1993. Failure of commercial oral amino acid supplements to increase serum growth hormone concentrations in male body-builders. *International Journal of Sport Nutrition* 3: 298-305.

Lands, L.C., et al. 1999. Effect of supplementation with cysteine donor on muscular performance. *Journal of Applied Physiology* 87: 1381-1385.

Lane, L. 1999, September 17. Nutritionist calls for tighter regulation of supplements. CNN.com News.

Langfort, J., et al. 1997. The effect of a low-carbohydrate diet on performance, hormonal and metabolic responses to a 30-s bout of supramaximal exercise. *European Journal of Applied Physiology and Occupational Physiology* 76: 128-133.

Layman, D.K. 2002. Role of leucine in protein metabolism during exercise and recovery. *Canadian Journal of Applied Physiology* 27: 646-663.

Lee, E.C., et al. 2010. Ergogenic effects of betaine supplementation on strength and power performance. *Journal of the International Society of Sports Nutrition* 7: 27.

Lefavi, R.G., R.A. Anderson, R.E. Keith, et al. 1992. Efficacy of chromium supplementation in athletes: Emphasis on anabolism. *International Journal of Sport Nutrition* 2: 111-122.

Leiper, J.B., et al. 2000. Improved gastric emptying rate in humans of a unique glucose polymer with gel-forming properties. *Scandinavian Journal of Gastroenterology* 35: 1143-1149.

Lemon, P.W.R. 1991. Effect of exercise on protein requirements. *Journal of Sports Sciences* 9: 53-70.

Lemon, P.W.R. 1994, November 11-12. Dietary protein and amino acids. Presented at Nutritional Ergogenic Aids Conference sponsored by the Gatorade Sports Institute, Chicago.

Lemon, P.W.R. 2000. Beyond the zone: Protein needs of active individuals. *Journal of the American College of Nutrition* 19: 513S-521S.

Lemon, P.W.R., et al. 1992. Protein requirements and muscle mass/strength changes during intensive training in novice body-builders. *Journal of Applied Physiology* 73: 767-775.

Lemon, P.W., et al. 2002. The role of protein and amino acid supplements in the athlete's diet: Does type or timing of ingestion matter? *Current Sports Medicine Reports* 1: 214-221.

Li, J.J., et al. 2008. Anti-obesity effects of conjugated linoleic acid, docosahexaenoic acid, and eicosapentaenoic acid. *Molecular Nutrition & Food Research* 52: 631-645.

Liang, M.T., et al. 2005. Panax notoginseng supplementation enhances physical performance during endurance exercise. *Journal of Strength and Conditioning Research* 19: 108-114.

Liberti, L.E., et al. 1978. Evaluation of commercial ginseng products. *Journal of Pharmaceutical Sciences* 67: 1487-1489.

Liese, A.D., et al. 2005. Dietary glycemic index and glycemic load, carbohydrate and fiber intake, and measures of insulin sensitivity, secretion, and adiposity in the Insulin Resistance Atherosclerosis Study. *Diabetes Care* 12: 2832-2838.

Lim, S., H. Won, Y. Kim, M. Jang, K.R. Jyothi, Y. Kim, P. Dandona, J. Ha, and S.S. Kim, 2011.Antioxidant enzymes induced by repeated intake of excess energy in the form of high-fat, high-carbohydrate meals are not sufficient to block oxidative stress in healthy lean individuals. *British Journal of Nutrition* 106 (10): 1544-1551. doi: 10.1017/S0007114511002091.

Linde, K., et al. 2006, January 25. Echinacea for preventing and treating the common cold. *Cochrane Database of Systematic Reviews*: CD000530.

Little, J.P., et al. 2010. A practical model of low-volume high-intensity interval training induces mitochonDRIsal biogenesis in human skeletal muscle: Potential mechanisms. *Journal of Physiology* 588: 1011-1022.

Loucks, A.B. 2007. Low energy availability in the marathon and other endurance sports. *Sports Medicine* 37: 348-352.

Louis-Sylvestre, J., et al. 2003. Highlighting the positive impact of increasing feeding frequency on metabolism and weight management. *Forum of Nutrition* 56: 126-128.

Lowe, B. 2000. Powerful products. *Nutritional Outlook* 3: 37-43.

Lowery, L., et al. 2006. Protein and overtraining: Potential applications for free-living athletes. *Journal of the International Society of Sports Nutrition* 3: 42-50.

Ludwig, D.S., et al. 2001. Relation between consumption of sugar-sweetened DRIsnks and childhood obesity: A prospective, observational analysis. *Lancet* 357: 505-508.

Luhovyy, B.L., et al. 2007. Whey proteins in the regulation of food intake and satiety. *Journal of the American College of Nutrition* 26: 704S-712S.

Lukaski, H.C. 2000. Magnesium, zinc, and chromium nutriture and physical activity. *American Journal of Clinical Nutrition* 72 (Suppl. 2): 585S-593S.

Lukaszuk, J.M., et al. 2005. Effect of a defined lacto-ovo-vegetarian diet and oral creatine monohydrate supplementation on plasma creatine concentration. *Journal of Strength and Conditioning Research* 19: 735-740.

MacLean, D.B., and L.G. Luo. 2004. Increased ATP content/production in the hypothalamus may be a signal for energy-sensing of satiety: Studies of the anorectic mechanism of a plant steroidal glycoside. *Brain Research* 1020: 1-11.

Maki, K.C., et al. 2009. Green tea catechin consumption enhances exercise-induced abdominal fat loss in overweight and obese adults. *Journal of Nutrition* 139: 264-270.

Malm, C., et al. 1996. Supplementation with ubiquinone-10 causes cellular damage during intense exercise. *Acta Physiologica Scandinavica* 157: 511-512.

Manabe, I. 2011. Chronic inflammation links cardiovascular, metabolic and renal diseases. *Circulation Journal* 75: 2739-2748.

Manore, M.M. 2000a. Effect of physical activity on thiamine, riboflavin, and vitamin B-6 requirements. *American Journal of Clinical Nutrition* 72: 598S-606S.

Manore, M.M. 2000b. *Sports nutrition for health and performance.* Champaign, IL: Human Kinetics.

Manore, M.M., J. Thompson, and M. Russo. 1993. Diet and exercise strategies of a world-class bodybuilder. *International Journal of Sport Nutrition* 3: 76-86.

Manson, J.E., W.C. Willett, M.J. Stampfer, et al. 1994. Vegetable and fruit consumption and incidence of stroke in women. *Circulation* 89: 932.

Marette, A., et al. 2001. Prevention of skeletal muscle insulin resistance by dietary cod protein in high fat-fed rats. *American Journal of Physiology, Endocrinology, and Metabolism* 281: E62-E71.

Marquezi, M.L., et al. 2003. Effect of aspartate and asparagine supplementation on fatigue determinants in intense exercise. *International Journal of Sport Nutrition and Exercise Metabolism* 13: 65-75.

Matthan, N.R. 2007. Effect of soy protein from differently processed products on cardiovascular disease risk factors and vascular endothelial function in hypercholoesterolemic subjects. *American Journal of Clinical Nutrition* 85: 960-966.

Maughan, R.J., and D.C. Poole. 1981. The effects of a glycogen-loading regimen on the capacity to perform anaerobic exercise. *European Journal of Applied Physiology* 46: 211-219.

Mazer, E. 1981, July. Biotin—The little known lifesaver. *Prevention*, 97-102.

McAfee, A.J., E.M. McSorley, G.J. Cuskelly, A.M. Fearon, B.W. Moss, J.A. Beattie, J.M. Wallace, M.P. Bonham, and J.J. Strain. 2011. Red meat from animals offered a grass diet increases plasma and platelet n-3 PUFA in healthy consumers. *British Journal of Nutrition* 105 (1): 80-89. doi: 10.1017/S0007114510003090.

McAnulty, S.R., et al. 2005. Effect of resistance exercise and carbohydrate ingestion on oxidative stress. *Free Radical Research* 39: 1219-1224.

McNaughton, L.R., et al. 1997. Neutralize acid to enhance performance. *Sportscience Training & Technology*. Retrieved from www.sportsci.org/traintech/buffer/lrm.htm.

McNulty, S.R., et al. 2005. Effect of alpha-tocopherol supplementation on plasma homocysteine and oxidative stress in highly trained athletes before and after exhaustive exercise. *The Journal of Nutritional Biochemistry* 16: 530-537.

Mendel, R.W., et al. 2005. Effects of creatine on thermoregulatory responses while exercising in the heat. *Nutrition* 21: 301-307.

Mero, A. 1999. Leucine supplementation and intensive training. *Sports Medicine* 27: 347-358.

Meydani, M., et al. 1993. Protective effect of vitamin E on exercise-induced oxidative damage in young and older adults. *American Journal of Physiology* 264 (5 Part 2): R992-998.

Miller, W.C., M.G. Niederpruem, J.P. Wallace, and A.K. Lindeman. 1994. Dietary fat, sugar, and fiber predict body fat content. Journal of the American Dietetic Association 94: 612-615.

Montain, S.N., et al. 2006. Exercise associated hyponatraemia: Quantitative analysis to understand the aetiology. *British Journal of Sports Medicine* 40: 98-106.

Morifuji, M., et al. 2005. Dietary whey protein downregulates fatty acid synthesis in the liver, but upregulates it in skeletal muscle of exercise-trained rats. *Nutrition* 21: 1052-1058.

Mosoni, L., et al. 2003. Type and timing of protein feeding to optimize anabolism. *Current Opinion in Clinical Nutrition and Metabolic Care* 6: 301-306.

Nagao, T., et al. 2005. Ingestion of a tea rich in catechins leads to a reduction in body fat and malondialdehyde-modified LDL in men. *American Journal of Clinical Nutrition* 81: 122-129.

National Cholesterol Education Program. 2006. *ATP III guidelines at-a-glance quick desk reference*. Washington, DC: USDHHS, Public Health Service, NIH, NHLBI.

National Research Council. 1989. *Diet and health: Implications for reducing chronic disease risk*. Washington, DC: National Academy Press.

National Research Council, Food and Nutrition Board. 1989. *Recommended dietary allowances* (10th ed.). Washington, DC: National Academy Press.

Nazar, K., et al. 1996. Phosphate supplementation prevents a decrease of triiodothyronine and increases resting metabolic rate during low energy diet. *Journal of Physiology and Pharmacology* 47: 373-383.

Nelson, G. 2001, September/October. American Heart Association calls for eating fish twice per week—What's a vegetarian to do? *Vegetarian Journal*. http://www.vrg.org/journal/vj2001sep/2001sepomega3.htm.

Nestle, M. 2012, June 19. Debunking the health claims of genetically modified foods. *The Atlantic Monthly*. http://www.theatlantic.com/health/archive/2012/06/debunking-the-health-claims-of-genetically-modified-foods/258665/.

The new diet pills: Fairly but not completely safe. 1996. *Harvard Heart Letter* 7: 1-2.

Newhouse, I.J., et al. 2000. The effects of magnesium supplementation on exercise performance. *Clinical Journal of Sport Medicine* 10: 195-200.

Neychev, V.K. 2005. The aphrodisiac herb Tribulus terrestris does not influence the androgen production in young men. *Journal of Ethnopharmacology* 101: 319-323.

Nicholas, C.W., et al. 1999. Carbohydrate-electrolyte ingestion during intermittent high-intensity running. *Medicine & Science in Sports & Exercise* 31: 1280-1286.

Nielsen, F.H., et al. 2004. A moderately high intake compared to a low intake of zinc depresses magnesium balance and alters indices of bone turnover in postmenopausal women.

European Journal of Clinical Nutrition 58: 703-710.

Nissen, S., R. Sharp, M. Ray, et al. 1996. Effect of leucine metabolite beta-hydroxy betamethylbutyrate on muscle metabolism during resistance-exercise training. *Journal of Applied Physiology* 81: 2095-2104.

Noakes, M., et al. 2004. Meal replacements are as effective as structured weight-loss diets for treating obesity in adults with features of metabolic syndrome. *Journal of Nutrition* 134: 1894-1899.

Noakes, T.D., et al. 2005. Three independent biological mechanisms cause exercise-associated hyponatremia: Evidence from 2,135 weighed competitive athletic performances. *Proceedings of the National Academy of Sciences of the United States* 102: 18550-18550.

Norris LE, et al. 2009. Comparison of dietary conjugated linoleic acid with safflower oil on body composition in obese postmenopausal women with type 2 diabetes mellitus. *American Journal of Clinical Nutrition* 90: 468-476.

Oakley, G.P., M.J. Adams, and C.M. Dickinson. 1996. More folic acid for everyone, now. *Journal of Nutrition* 126: 751S-755S.

O'Connor, D.M., et al. 2003. The effects of beta-hydroxy-beta-methylbutyrate (HMB) and HMB/creatine supplementation on indices of health in highly trained athletes. *International Journal of Sport Nutrition and Exercise Metabolism* 13: 184-197.

Olney, J. 1996, December 29. Transcript from *60 Minutes*. New York: CBS.

Parcells, A.C., et al. 2004. Cordyceps Sinensis (CordyMax Cs-4) supplementation does not improve endurance exercise performance. *International Journal of Sport Nutrition and Exercise Metabolism* 14: 236-242.

Parker, A.G., et al. 2011. The effects of IQPLUS Focus on cognitive function, mood and endocrine response before and following acute exercise. *Journal of the International Society of Sports Nutrition* 8: 16.

Parrott, S. 1999, October 14. Herbs said harmful before surgery. AOL News.

Peake, J., et al. 2004. Neutrophil activation, antioxidant supplements and exercise-induced oxidative stress. *Exercise Immunology Review* 10: 129-141.

Peyrot des Gachons, C., et al. 2011. Unusual pungency from extra-virgin olive oil is attributable to restricted spatial expression of the receptor of oleocanthal. *The Journal of Neuroscience* 31: 999-1009.

Phillips, S.M. 2009. The role of milk- and soy-based protein in support of muscle protein synthesis and muscle protein accretion in young and elderly persons. *Journal of the American College of Nutrition* 28: 343-354.

Phillips, S.M., et al. 2005. Dietary protein to support anabolism with resistance exercise in young men. *Journal of the American College of Nutrition* 24: 134S-139S.

Phillips, S.M., et al. 2009. Effects on mixed muscle protein synthesis at ingestion. *Journal of Applied Physiology* 107: 987-992.

Pieralisi, G. 1991. Effects of standardized ginseng extract combined with dimethyl-aminoethanol bitartrate, vitamins, minerals, and trace elements on physical performance during exercise. *Clinical Therapeutics* 13: 373-382.

Pline, K.A., et al. 2005. The effect of creatine intake on renal function. *The Annals of Pharmacotherapy* 39: 1093-1096.

Plourde M, et al. 2008. Conjugated linoleic acids: Why the discrepancy between animal and human studies? *Nutrition Reviews* 66 (7): 415-421.

Poortmans, J.R., et al. 2000. Do regular high protein diets have potential health risks on kidney function in athletes? *International Journal of Sport Nutrition and Exercise Metabolism* 10: 28-38.

Ramel, A., et al. 2008. Beneficial effects of long-chain n-3 fatty acids included in an energy-restricted diet on insulin resistance in overweight and obese European young adults. *Diabetologia* 51: 1261-1268.

Rehrer, N.J. 2001. Fluid and electrolyte balance in ultra-endurance sport. *Sports Medicine* 31: 701-715.

Reilly, T. 1997. Energetics of high-intensity exercise (soccer) with particular reference to fatigue. *Journal of Sports Science* 15: 257-263.

Richards, J.B., et al. 2007. Higher serum vitamin D concentrations are associated with longer leukocyte telomere length in women. *American Journal of Clinical Nutrition* 86: 1420-1425.

Riserus, U., et al. 2001. Conjugated linoleic acid (CLA) reduced abdominal adipose tissue in obese middle-aged men with signs of the metabolic syndrome: A randomized controlled trial. *International Journal of Obesity and Related Metabolic Disorders* 25: 1129-1135.

Robergs, R.A. 1998. Glycerol hyperhydration to beat the heat? *Sportscience Training & Technology*. Retrieved from http://www.sportsci.org/traintech/glycerol/rar.htm.

Roberts, M.D., et al. 2011. Ingestion of a high-molecular-weight hydrothermally modified waxy maize starch alters metabolic responses to prolonged exercise in trained cyclists. *Nutrition* 27: 659-665.

Rolls, B.J., et al. 1988. The specificity of satiety: The influence of foods of different macronutrient content on the development of satiety. *Physiology and Behavior* 43: 145-153.

Rosse, A.R., et al. 2010. Effects of capsinoid ingestion on energy expenditure and lipid oxidation at rest and during exercise. *Nutrition & Metabolism* 7: 65.

Rowlands, D.S., et al. 2011. Effect of high-protein feeding on performance and nitrogen balance in female cyclists. *Medicine & Science in Sports & Exercise* 43: 44-53.

Roy, B.D., et al. 2002. The influence of post-exercise macronutrient intake on energy balance and protein metabolism in active females participating in endurance training. *International Journal of Sport Nutrition and Exercise Metabolism* 12: 172-188.

Roy, B.D., et al. 2005. Creatine monohydrate supplementation does not improve functional recovery after total knee arthroplasty. *Archives of Physical Medicine and Rehabilitation* 86: 1293-1298.

Sachan, D.S., et al. 2005. Decreasing oxidative stress with choline and carnitine in women. *Journal of the American College of Nutrition* 24: 172-176.

Sandsa, A.L., et al. 2009. Consumption of the slow-digesting waxy maize starch leads to blunted plasma glucose and insulin response but does not influence energy expenditure or appetite in humans. *Nutrition Research* 29: 383-390.

Sapone, A., et al. 2011. Divergence of gut permeability and mucosal immune gene expression in two gluten-associated conditions: celiac disease and gluten sensitivity. *BMC Medicine* 9: 23.

Sarubin, A. 2000. *The health professional's guide to popular dietary supplements*. Chicago:

The American Dietetic Association, 184-188.

Saunders, M.J., et al. 2005. Effects of a carbohydrate/protein gel on exercise performance in male and female cyclists. *Journal of the International Society of Sports Nutrition* 2(1): 1-30.

Schabort, E.J., et al. 1999. The effect of a preexercise meal on time to fatigue during prolonged cycling exercise. *Medicine & Science in Sports & Exercise* 31: 464-471.

Schardt, D. 2006. Soyonara? *Nutrition Action Health Letter* 33(8): 1-7.

Schenk, S., et al. 2003. Different glycemic indexes of breakfast cereals are not due to glucose entry into blood but to glucose removal by tissue. *American Journal of Clinical Nutrition* 78: 742-748.

Schoenfeld, B. 2011. Does cardio after an overnight fast maximize fat loss? *Journal of the National Strength and Conditioning Association* 33(1): 23-25.

Schwalfenberg, G.K. 2012. The alkaline diet: Is there evidence that an alkaline pH diet benefits health? *Journal of Environmental and Public Health* 727630.

Seaton, T.B., S.L. Welle, M.K. Warenko, and R.G. Campbell. 1986. Thermic effect of medium and long chain triglycerides in man. *The American Journal of Clinical Nutrition* 44: 630-634.

Seidle, R., et al. 2000. A taurine and caffeine-containing DRIsnk stimulates cognitive performance and well-being. *Amino Acids* 19: 635-642.

Shaw, S.D., D. Brenner, M.L. Berger, D.O. Carpeter, C.S. Hong, and K. Kannan. 2006. PCBs, PCDD/Fs, and organochlorine pesticides in farmed Atlantic salmon from Maine, eastern Canada, and Norway, and wild salmon from Alaska. *Environmental Science & Technology* 40 (17): 5347-5354.

Shugarman, A.E. 1999. Trends in the sports nutrition industry. *Nutraceuticals World* 2:56-59.

Simko, M.D., and J. Jarosz. 1990. Organic foods: Are they better? *Journal of the American Dietetic Association* 90: 367-370.

Singh, A., et al. 1994. Exercise-induced changes in immune function: Effects of zinc supplementation. *Journal of Applied Physiology* 76: 2298-2303.

Slavin, J.L. 1991. Assessing athletes' nutritional status. *The Physician and Sportsmedicine* 19: 79-94.

Smart waters. 2000. BevNet. Retrieved from www.bevnet.com/reviews/smartwater/index/asp.

Snitker, S., et al. 2009. Effects of novel capsinoid treatment on fatness and energy metabolism in humans: Possible pharmacogenetic implications. *American Journal of Clinical Nutrition* 89: 45-50.

Somer, E. 1996, May. Maximum energy: How to eat and exercise for it. *Working Woman*, 72-76.

Speechly, D.P., et al. 1999. Greater appetite control associated with an increased frequency of eating in lean males. *Appetite* 33: 285-297.

Spriet, L.L. 1995. Caffeine and performance. *International Journal of Sport Nutrition* 5: S84-S99.

Spriet, L.L., et al. 2004. Nutritional strategies to influence adaptations to training. *Journal of Sports Sciences* 22: 127-141.

St-Onge, M-P. 2005. Dietary fats, teas, dairy, and nuts: Potential functional foods for weight control. *American Journal of Clinical Nutrition* 81: 7-15.

St-Onge, M-P., and Bosarge, A. 2008. Weight-loss diet that includes consumption of medium-chain triacylglycerol oil leads to a greater rate of weight and fat mass loss than does olive oil. *American Journal of Clinical Nutrition* 87: 621-626.

St-Onge, M-P., et al. 2007. Supplementation with soy-protein-rich foods does not enhance weight loss. *Journal of the American Dietetic Association* 107: 500-505.

Stanko, R.T., et al. 1996. Inhibition of regain in body weight and fat with addition of 3-carbon compounds to the diet with hyperenergetic refeeding after weight reduction. International *Journal of Obesity Related Metabolic Disorders* 20: 925-930.

Steinmetz, K.A., et al. 1996. Vegetables, fruit, and cancer prevention: A review. *Journal of the American Dietetic Association* 96: 1027-1039.

Stephens, F.B., et al. 2006a. An acute increase in skeletal muscle carnitine content alters fuel metabolism in resting human skeletal muscle. *The Journal of Clinical Endocrinology & Metabolism* 91: 5013-5018.

Stephens, F.B., et al. 2006b. Insulin stimulates L-carnitine accumulation in human skeletal muscle. *The FASEB Journal* 20: 377-379. Stephens, F.B., et al. 2007. Carbohydrate ingestion augments L-carnitine retention in humans. *Journal of Applied Physiology* 102: 1065-1070.

Stephens, F.B., et al. 2007a. New insights concerning the role of carnitine in the regulation of fuel metabolism in skeletal muscle. *Journal of Physiology* 581: 431-444.

Stephens, F.B., et al. 2007b. A threshold exists for the stimulatory effect of insulin on plasma L-carnitine clearance in humans. *American Journal of Physiology, Endocrinology and Metabolism* 292: E637-E641.

Stewart, A.M. 1999. Amino acids and athletic performance: A mini-conference in Oxford. *Sportscience Training & Technology*. Retrieved from www.sportsci.org/jour/9902/ams.html.

Stone, N. 1996. AHA medical/scientific statement on fish consumption, fish oil, lipids, and coronary heart disease. Retrieved from www.americanheart.org.

Stout, J.R., et al. 2008. Effects of 28 days of beta-alanine and creatine monohydrate supplementation on physical working capacity at neuromuscular fatigue threshold. *Journal of the International Society of Sports Nutrition* (5)21: 1550-2783.

Stout, J.R., et al. 2001. Effects of resistance exercise and creatine supplementation on myasthenia gravis: A case study. *Medicine & Science in Sports & Exercise* 33: 869-872.

Stuessi, C., et al. 2005. L -Carnitine and the recovery from exhaustive endurance exercise: A randomised, double-blind, placebo-controlled trial. *European Journal of Applied Physiology* 95: 431-435.

Szlyk, P.C., R.P. Francesconi, M.S. Rose, et al. 1991. Incidence of hypohydration when consuming carbohydrate-electrolyte solutions during field training. *Military Medicine* 156: 399-402.

Taku, K., et al. 2007. Soy isoflavones lower serum total and LDL cholesterol in humans: A meta-analysis of 11 randomized controlled trials. *American Journal of Clinical Nutrition* 85: 1148-1156.

Talanian, J.I., et al. 2007. Two weeks of high-intensity aerobic interval training increases the capacity for fat oxidation during exercise in women. *Journal of Applied Physiology* 102: 1439-1447.

Tarnopolsky, M.A. 1998. Influence of differing macronutrient intakes on muscle glycogen resynthesis after resistance training. *Journal of Applied Physiology* 84: 890-896.

Tarnopolsky, M.A., et al. 1992. Evaluation of protein requirements for trained strength athletes. *Journal of Applied Physiology* 73: 1986-1995.

Tarnopolsky, M.A., et al. 1997. Postexercise protein-carbohydrate supplements increase muscle glycogen in men and women. Journal of Applied Physiology 83: 1877-1883.

Thomas, D.E., et al. 1991. Carbohydrate feeding before exercise: Effect of glycemic index. *International Journal of Sports Medicine* 12: 180-186.

Thornton, J.S. 1990. How can you tell when an athlete is too thin? *The Physician and Sportsmedicine* 18: 124-133.

Tiidus, P.M., et al. 1995. Vitamin E status and response to exercise training. *Sports Medicine* 20: 12-23.

The triad. 2006. Retrieved from www.femaleathletetriad.org.

Trimmer, R., et al. 2005. Effects of two naturally occurring aromatase inhibitors on male hormonal and blood chemistry profiles. *Journal of the International Society of Sports Nutrition* 2: 14.

Trumbo, P., et al. 2001. Dietary reference intakes. *Journal of the American Dietetic Association* 101 (3): 294-301.

Tsang. G. 2006. Which sweeteners are safe? Retrieved from www.healthcastle.com/sweeteners.shtml.

Tullson, P.C., et al. 1991. Adenine nucleotide synthesis in exercising and endurance-trained skeletal muscle. *American Journal of Physiology* 261 (2 Part 1): C342-347.

Tyler, V.E. 1987. *The new honest herbal: A sensible guide to the use of herbs and related remedies*. Philadelphia: George F. Stickley Co. U.S. Department of Agriculture. 1998, August 11. USDA urges consumers to use food thermometer when cooking ground beef patties. Washington, DC: USDA.

U.S. Department of Agriculture, Agriculture Research Service. 2008. USDA National Nutrient Database for Standard Reference, Release 21.

U.S. Department of Agriculture and U.S. Department of Health and Human Services. 1995. Nutrition and your health: Dietary guidelines for Americans. Washington, DC: Government Printing Office.

Van Someren, K.A., et al. 2005. Supplementation with beta-hydroxy-beta-methylbutyrate (HMB) and alpha-ketoisocaproic acid (KIC) reduces signs and symptoms of exercise-induced muscle damage in man. *International Journal of Sport Nutrition and Exercise Metabolism* 15: 413-424.

Van Zyl, C.G., et al. 1996. Effects of medium-chain triglyceride ingestion on fuel metabolism and cycling performance. *Journal of Applied Physiology* 80: 2217-2225.

Vanhatalo, A., et al. 2010. Acute and chronic effects of dietary nitrate supplementation on blood pressure and the physiological responses to moderate-intensity and incremental Exercise. *American Journal of Physiology—Regulatory, Integrative and Comparative Physiology* 299: R1121–R1131.

Viitala, P.E., et al. 2004a. The effects of antioxidant vitamin supplementation on resistance exercise induced lipid peroxidation in trained and untrained participants. *Lipids in Health and Disease* 3: 14.

Viitala, P.E., et al. 2004b. Vitamin E supplementation, exercise and lipid peroxidation in human participants. *European Journal of Applied Physiology* 93: 108-115.

Vitamin DRIsnk. 2000. *Nutritional Outlook* 3: 70.

Vitamin E pills: Now it's thumbs down. 2005.*Consumer Reports*. 70(7): 55.

Volpe, S.L., et al. 2001. Effect of chromium supplementation and exercise on body composition, resting metabolic rate and selected biochemical parameters in moderately obese women following an exercise program. *Journal of the American College of Nutrition* 20: 293-306.

Wagner, D.R. 1999. Hyperhydrating with glycerol: Implications for athletic performance. *Journal of the American Dietetic Association* 99: 207-212.

Wagner, D.R., et al. 1992. Effects of oral ribose on muscle metabolism during bicycle ergometer exercise in AMPD-deficient patients. *Annals of Nutrition and Metabolism* 35: 297-302.

Wagner, J.C. 1991. Enhancement of athletic performance with drugs: An overview. *Sports Medicine* 12: 250-265.

Walberg, J.L., et al. 1988. Macronutrient content of a hypoenergy diet affects nitrogen retention and muscle function in weight lifters. *International Journal of Sports Medicine* 9: 261-266.

Walberg-Rankin, J.L. 1994, November 11-12. Ergogenic effects of carbohydrate intake during long- and short-term exercise. Presented at Nutritional Ergogenic Aids Conference sponsored by the Gatorade Sports Institute, Chicago.

Walberg-Rankin, J.L. 1995. Dietary carbohydrate as an ergogenic aid for prolonged and brief competitions in sport. *International Journal of Sport Nutrition* 5: S13-S28.

Walberg-Rankin, J.L., et al. 1994. The effect of oral arginine during energy restriction in male weight lifters. *Journal of Strength and Conditioning Research* 8: 170-177.

Wall, B.T., et al. 2011. Chronic oral ingestion of L-carnitine and carbohydrate increases muscle carnitine content and alters muscle fuel metabolism during exercise in humans. *Journal of Physiology* 589: 963-973.

Walton, R.G., R. Hudak, and R.J. Green-Waite. 1993. Adverse reactions to aspartame: Double-blind challenge in patients from a vulnerable population. *Biological Psychiatry* 34: 13-17.

Ward, R.J., et al. 1999. Changes in plasma taurine levels after different endurance events. *Amino Acids* 16 (1): 71-77.

Wardlaw, G.M., P.M. Insel, and M.F. Seyler. 1994. *Contemporary nutrition*. St. Louis: Mosby-Year Book, Inc.

Washington State Department of Agriculture.1995. Organic food standards. Organic Food Program, Food Safety and Animal Health Division.

Watras, A.C., et al. 2007. The role of conjugated linoleic acid in reducing body fat and preventing holiday weight gain. *International Journal of Obesity* 31: 481-487.

Watson S. 2006. Diet pills: What you need to know. Retrieved from http://health.how-stuffworks.com/diet-pill.htm.

Wein, D., et al. 2011. To eat or not to eat: the truth behind exercising on an empty stomach. *National Strength and Conditioning Association's Performance Training Journal* 10: 25-26.

Wesson, M., L. McNaughton, P. Davies, and S. Tristram. 1988. Effects of oral administration of aspartic acid salts on the endurance capacity of trained athletes. *Research Quarterly for Exercise and Sport* 59: 234-239.

Wilborn, C.D., et al. 2004a. Effects of methoxyisoflavone, ecdysterone, and sulfopolysaccharide

(CSP3) supplementation during training on body composition and training adaptations. White paper from Exercise and Sport Nutrition Laboratory, Texas A&M University, Waco.

Wilborn, C.D., et al. 2004b. Effects of zinc magnesium aspartate (ZMA) supplementation on training adaptations and markers and anabolism and catabolism. *Journal of the International Society of Sports Nutrition* 1: 12-20.

Williams, C. 1995. Macronutrients and performance. Journal of Sports Sciences 13: S1- S10.

Williams, M.H. 2005. Dietary supplements and sports performance: Minerals. *Journal of the International Society of Sports Nutrition* 2: 43-49.

Williams, M.B., et al. 2003. Effects of recovery beverages on glycogen restoration and endurance exercise performance. *Journal of Strength and Conditioning Research* 17: 12-19.

Williams, M.H. 1989. Vitamin supplementation and athletic performance. *International Journal for Vitamin and Nutrition Research* (Suppl.) 30: 163-191.

Williams, M.H., et al. 1998. *The ergogenics edge*. Champaign, IL: Human Kinetics.

Williams, M.H., et al. 1999. *Creatine: The power supplement*. Champaign, IL: Human Kinetics.

Wilmore, J.H., and D.L. Costill. 1994. *Physiology of sport and exercise*. Champaign, IL: Human Kinetics, 392-395.

Winters, L.R., R.S. Yoon, H.J. Kalkwarf, J.C. Davies, et al. 1992. Riboflavin requirements and exercise adaption in older women. *The American Journal of Clinical Nutrition* 56: 526-532.

Wu, C-L., et al. 2010. Sodium bicarbonate supplementation prevents skilled tennis performance decline after a simulated match. *Nutrition* 7: 33.

Xu, Q., et al. 2009. Multivitamin use and telomere length in women. *American Journal of Clinical Nutrition* 89: 1857-1863.

Yaspelkis, B.B., et al. 1999. The effect of a carbohydrate-arginine supplement on postexercise carbohydrate metabolism. *International Journal of Sports Nutrition* 9: 241-250.

Yates, D. 2007, May 16. Soy estrogens and breast cancer: Research offers over-view. News Bureau, University of Illinois. Retrieved from www.news.uiuc.edu/news/07/0516helferich.html.

Youl Kang, H., et al. 2002. Effects of ginseng ingestion on growth hormone, testosterone, cortisol, and insulin-like growth factor 1 responses to acute resistance exercise. *Journal of Strength and Conditioning Research* 16: 179-183.

Zawadzki, K.M., B.B. Yaselkis, and J.L. Ivy. 1992. Carbohydrate-protein complex increases the rate of muscle glycogen storage after exercise. *Journal of Applied Physiology* 72: 1854-1859.

Zhang, M., et al. 2004. Role of taurine supplementation to prevent exercise-induced oxidative stress in healthy young men. *Amino Acids* 26: 203-207.

Zhou, S., et al. 2005. Muscle and plasma coenzyme Q10 concentration, aerobic power and exercise economy of healthy men in response to four weeks of supplementation. *The Journal of Sports Medicine and Physical Fitness* 45: 337-346.

Ziegenfuss, T.N., et al. 2006. Safety and efficacy of a commercially available, naturally occurring aromatase inhibitor in healthy men. *Journal of the International Society of Sports Nutrition* 2: 28.